JN194200

食品・栄養を学ぶ学生に ゼロ からわかる

分子栄養学

編著 叶内 宏明・山内　明・竹中 重雄

共著 飯塚 勝美・石原 健吾・大石 勝隆
神戸 大朋・窪薗 琢郎・杉元 康志
瀬川 博子・立花 宏文・平坂 勝也
藤村 由紀・松村 成暢

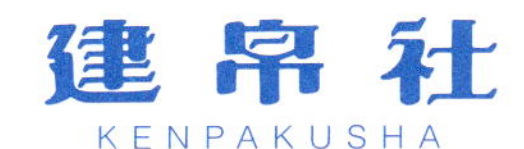

KENPAKUSHA

まえがき

食事は健康を維持するために重要な因子の一つである。健康維持のためには栄養素のバランスが整った食事を摂るべきであり，このことは多くの観察研究によって裏付けられている。あたりまえとされる「バランスのよい食事」が，なぜ健康に重要であるかを真に理解するには，個々の栄養素や非栄養素がどのように代謝され，どのように生体に影響しているかを知らなければならない。摂取した食品成分が，消化・吸収，代謝，蓄積もしくは排泄されることにより生命を維持する現象を栄養と呼ぶ。近年，分子生物学的視点すなわち遺伝子発現レベルや様々な分子のクロストークにより，栄養の制御メカニズムの理解が進みつつある。

本書は2003年に発行された『分子栄養学』（榊原隆三編，建帛社）のよい内容を踏襲しつつ最新の情報に刷新することを目的として編纂した。榊原隆三先生は「分子栄養学の領域に属す学問は比較的新しく進歩は急速である。内容は今後ますます複雑になると思われる」と述べられている。20年が過ぎた今，その通りになっていると感じる。この二十数年の間，技術の進歩に支えられ，多くの生命現象が分子レベルで明らかにされた。栄養にかかわる知見も多くあるが，現在であってもその理解がどれほど進んでいるのか推測することは難しい。しかし，常に新たな知見が加わることで，発展している分子栄養学に興味をもつきっかけになればと願う。

本書では，その書名「ゼロからわかる」からイメージできる通り分子栄養学をこれから学ぶ学生にもわかりやすいように，第1章と第2章に分子生物学と栄養学の基礎的内容をまとめた。限られたページ内でわかりやすい内容になるよう努めたが，さらに詳しく学びたい場合は，専門書を参考により理解を深めてほしい。また，新たな試みとして第2章の1節に「時間栄養学」を加えた。第3章は循環器疾患，糖尿病など日本人が注意すべき各疾患別の栄養を分子生物学視点でまとめた。第4章には近年注目されている内容として，「スポーツ栄養学」を取り入れている。第5章には最新手法を一部紹介した。管理栄養士・栄養士をめざす学生だけではなく，栄養に興味をもつ医学，歯学，薬学，農学の学生諸氏にも利用していただければ幸いである。また，病院勤務の管理栄養士・栄養士の皆さんが分子栄養学による疾患の最新知見を学ぶきっかけになることがあれば幸いである。

本書の執筆においては，各分野に造詣が深い先生にご参画いただいた。わかりやすく，最新の内容を盛り込んでほしいという無理なお願いにもかかわらず，ご快諾くださった著者の皆様に御礼申し上げたい。最後に，本書の機会をくださった，建帛社 筑紫和男氏ならびに編集の際して丁寧な確認と提案をしていただいた齋藤明子氏，前書発刊に尽力された榊原隆三先生，故 岡達三先生に厚く御礼申し上げます。

2024 年 8 月

編著者　叶内　宏明
山内　　明
竹中　重雄

目　次

第1章 分子栄養学の基礎

［学習のポイント］
- 核酸の構造と種類
- タンパク質の構造
- セントラルドグマ（DNA 複製，転写，翻訳）
- 遺伝子変異
- タンパク質の翻訳後修飾および分解
- 情報伝達および遺伝子発現調節

1.1. 遺伝子について

(1) 核酸とは

遺伝学の発展に寄与してきたメンデルは，遺伝子を概念的に定義している。しかし，分子遺伝学は遺伝子を「もの」として扱う領域の学問であり，ミーシャーによるヌクレイン（核酸）の発見に端を発している。ミーシャーは南ドイツの病院に入院している患者の包帯から膿を取り出し，白血球細胞核の成分について研究をした。これらの成分は，アルカリを加えて抽出され，酸によって沈殿する物質で，窒素とリン含量が高い物質であった。この物質は細胞核から抽出された酸性有機物であることからヌクレイン（核酸）と名付けられた。

核酸には，デオキシリボ核酸（DNA）とリボ核酸（RNA）がある。それらは，ヌクレオチドと呼ばれる単量体（モノマー）が重合して鎖となり，情報をもつ高分子となる。核酸は，ヌクレオチドがホスホジエステル結合で連なった鎖である。ヌクレオチドの配列は，細胞が生存および機能を発揮するために必須なタンパク質を合成するための情報となっている。その配列情報は遺伝情報として，次世代に引き継がれる。

一般的なヒトの細胞内には1つの細胞核があり，その中に DNA は 23 対 46 本の染色体（chromosome）として格納されている。1 個の細胞核内の DNA すべてをつなげると 2 m の長さに至る。染色体は，22 本の常染色体が 2 セットと 2 本の性染色体で構成される。長い DNA 上にタンパク質の情報になる配列が点在しており，それらの配列を遺伝子（gene）と呼ぶ。1 個の細胞内に 2 セットの染色体があるため各遺伝子はそれぞれ 2 つずつ存在し，

DNA：deoxyribonucleic acid，RNA：ribonucleic acid

細胞が生存し機能するために必要な1セットの染色体をゲノム（genome）という。また，各染色体の末端にはテロメアと呼ばれる反復配列がある。

（2）核酸を構成する分子

塩基に，リボースもしくはデオキシリボースが結合した分子をヌクレオシド，これにリン酸基（P）が結合した分子をヌクレオチドという（図1.1）。

1）塩　　基

核酸を構成する塩基は，構造の違いからプリン塩基とピリミジン塩基に分けられる。プリン塩基とピリミジン塩基の合成および分解経路は両者で独立している。

プリン塩基には，アデニン（A），グアニン（G），イノシン（I），ピリミジン塩基にはシトシン（C），チミン（T），ウラシル（U）がある。DNAに利用されるのはA，G，C，Tのみであり，IおよびUはRNAで利用される。

2）糖

核酸を構成する糖は，DNAもRNAも5員環（ペントース）構造をしており，RNAはリボースであるのに対してDNAは2番目の炭素の位置にある水酸（OH）基が水素（H）に置き換わったデオキシリボースである。1番目の炭素に位置する水酸基と塩基が*N*-グリコシド結合，5番目の炭素に位置する水酸基にリン酸基がホスホジエステル結合する（図1.1）。

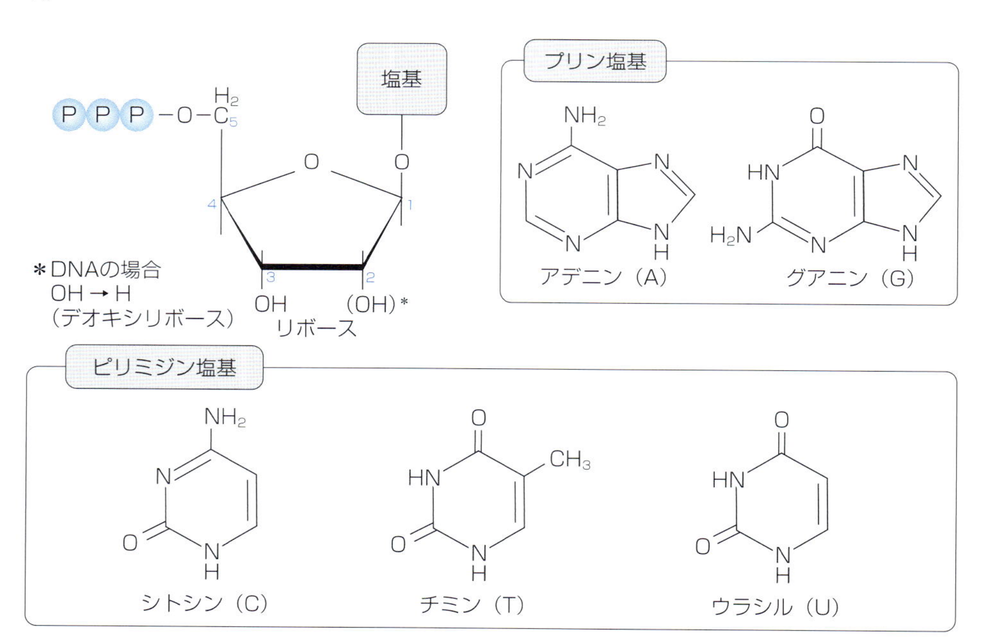

図1.1　ヌクレオチド

A：adenine，G：guanine，I：inosine，C：cytosine，T：tymine，U：urasil

(3) DNAの構造

1) DNAの二重らせん構造

細菌や動物細胞からの核酸塩基組成を分析し，プリン塩基の合計とピリミジン塩基の合計がどのような生物種においても1:1であることを明らかにしたシャルガフの実験，そして，DNAのX線解析解析像からDNA線維がらせん型であることを示したフランクリンとウィルキンスの実験事実に基づいて，ワトソンとクリックは2本のポリヌクレオチド鎖がデオキシリボースとリン酸基を外側に二重らせん構造をしているモデルを示した（図1.2）。また，このモデルでは，塩基はらせん構造の内側にあり，TとAが2本の水素結合，CとGが3本の水素結合でそれぞれ相補的に配置している。2本のDNA鎖が対になっているため塩基対（base pair）と呼ばれる。DNA鎖の長さの単位は「bp」である。DNAの二重らせん構造には大きな溝（major groove）と小さな溝（minor groove）があり，この溝へのタンパク質の結合はDNA高次構造に影響する。

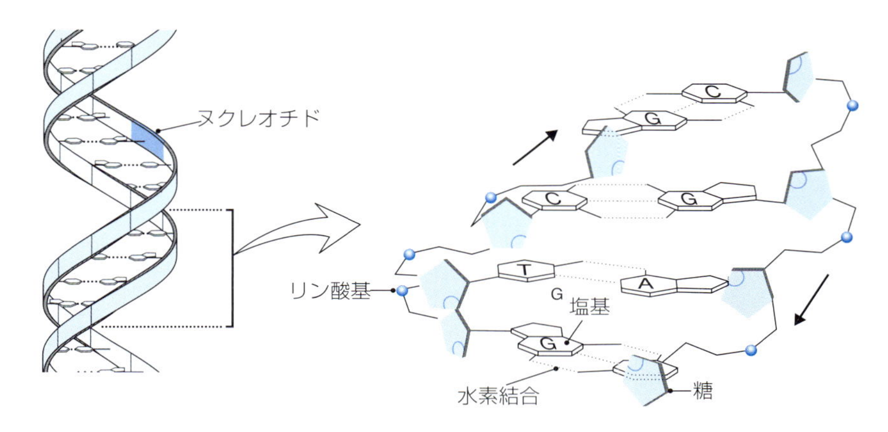

図1.2 DNAの二重らせん構造

2) ヘテロクロマチンとユークロマチン

真核生物のDNAは核内に絡まずコンパクトに収納するために，塩基性タンパク質であるヒストンを利用する。ヒストン8量体からなるコア粒子にDNA鎖（146 bp）が巻きつき，ビーズ状になった構造がヌクレオソームコア粒子である。ヌクレオソームコア粒子間は裸状のDNAとなっており，リンカー（約80 bp）と呼ばれる。さらに，ヌクレオソームがらせん状に折りたたまれ凝集したヘテロクロマチン構造になっている場合もある。ヘテロクロマチン構造は眠っている状態（転写が起こっていない）のDNAと解釈される。一方，解けた状態はユークロマチン構造と呼ばれ，転写が起きやすい状態である。なお，細胞分裂時にみられる染色体はすべてのDNA鎖が高度に凝集した状態である。

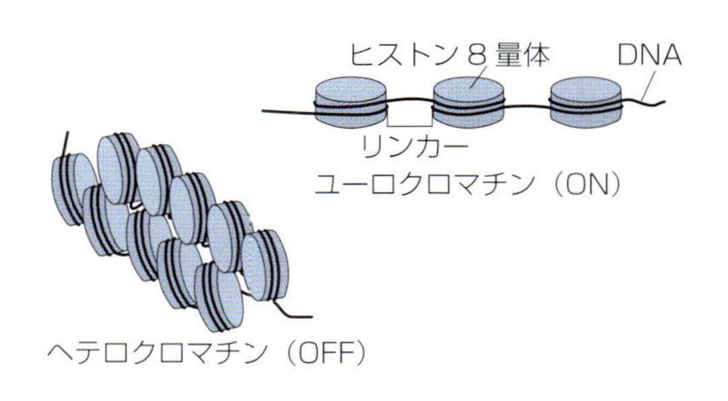

図1.3 ヘテロクロマチンとユークロマチン

（４）RNA の構造と機能

1）メッセンジャー RNA（mRNA）

DNA 上の遺伝子配列を基に相補的な配列をもつ１本鎖，mRNA が転写される。真核生物では１本の mRNA に１つの遺伝情報となっている（モノシストロン性）。真核生物の mRNA は 5′末端に付加されたグアニン残基がメチル基による修飾（キャップ構造）および 3′末端は数十個のアデニンが付加されたポリ（A）テールを形成している。これらの構造的特徴は，mRNA からタンパク質への翻訳効率向上や mRNA の安定性向上に寄与している。mRNA 上にはコドンと呼ばれるアミノ酸を規定する暗号がある。コドンは３つで１枠となり，塩基が４つあるためコドンは 4^3 通り（64 通り）存在する。タンパク質を構成するアミノ酸は 20 種類のため，当然ながら重複する暗号が存在する。コドン配列の３つ目が異なっても同じアミノ酸をコードする場合が多い。

2）リボソーム RNA（rRNA）

rRNA は，リボソームを構成する RNA である。リボソームはタンパク質合成に必須の構造体であり，rRNA とタンパク質からなる大きな２つの粒子（大サブユニットと小サブユニット）で形成される。

3）トランスファー RNA（tRNA）

tRNA は約 80 塩基からなり，二次構造はクローバー型をしている。コドンに対応して 40～50 種類存在し，それぞれのコドンに対応するアミノ酸を 3′末端に結合している。先端の葉の部分に各アミノ酸のコドンに対応した配列（アンチコドン）がある。tRNA は修飾された塩基をもつ。例えばアデニン塩基のアミノ基がケト基に修飾されたイノシン塩基，ウラシル塩基が修飾されたシュードウラシル塩基，グアニン塩基がメチル化されたジメチルグアニン塩基などで，tRNA の特殊な構造維持にかかわる。また，コドンの３塩基目に対応するアンチコドンでイノシン塩基がみられる。アデニン塩基はウラシル塩基と相補鎖を形成するが，イノシン塩基はウラシル塩基だけでなくアデニン塩基やシトシン塩基とも相補鎖を形成可能で，複数のコドンに対して１つの tRNA で対応可能となる。また，コドンの３塩基目の塩基はゆらぎの位置と呼ばれ，グアニン塩基がシトシン塩基だけでなくウラシル塩基にも塩基対を形成する。これらの性質によって，少ない種類の tRNA で 64 種すべてのコドンへの対応を可能にしている。アミノ酸を結合した tRNA はアミノアシル tRNA と呼ばれる。

4）マイクロ RNA（miRNA）

数十塩基の短い RNA である。相補的な配列をもつ mRNA と結合することで，結合した RNA の安定性や翻訳を抑制することで，タンパク質合成を制御する。細胞外小胞（マイクロベシクル）と呼ばれる小胞に包含して細胞外に分泌し，ほかの細胞へのシグナルとして特定の miRNA が特定のがん細胞から分泌されることから，がんスクリーニングでの活用が検討されている。

1.2.　タンパク質の機能と高次構造

細胞は生きるために様々なタンパク質を必要とする。細胞の形態維持，物質運搬，細胞内のシグナル伝達，化学反応を起こすための酵素など，10万種類以上のタンパク質を利用していると考えられている。タンパク質が機能を発揮するためには，個々のタンパク質の立体構造(かたち)が重要である。特定の機能をもつ特徴的な構造部位をドメインと呼ぶ。道具が用途によって様々な形態，ドメインをもつのと同様である。道具の場合は様々な素材を組み合わせてつくることができるが，タンパク質の素材は基本的には20種類のアミノ酸である（p. 33参照）。

タンパク質は遺伝子の暗号に従って翻訳されたアミノ酸がペプチド結合によって結ばれた高分子化合物である。特徴的な構造を形成できるのは，アミノ酸の側鎖の官能基の性質によるところが大きい。疎水性分子同士の疎水的相互作用，極性のある側鎖では水酸基を介した水素結合やイオン結合，2つのチオール（SH）基が縮合したジスルフィド結合（S-S結合）などがタンパク質分子内もしくは複数のタンパク質間で生じて特有の構造を形成する（図1.4）。また，タンパク質の立体構造形成に熱ショックタンパク質と呼ばれる分子シャペロン※が必要とされる場合もある。

一次構造：アミノ酸の配列およびジスルフィド結合の位置情報

二次構造：タンパク質中にある規則的な立体構造でらせん構造（α-ヘリックス）やβ-構造（β-シート），ランダムコイル など

三次構造：1本のポリペプチド鎖で形成される立体構造

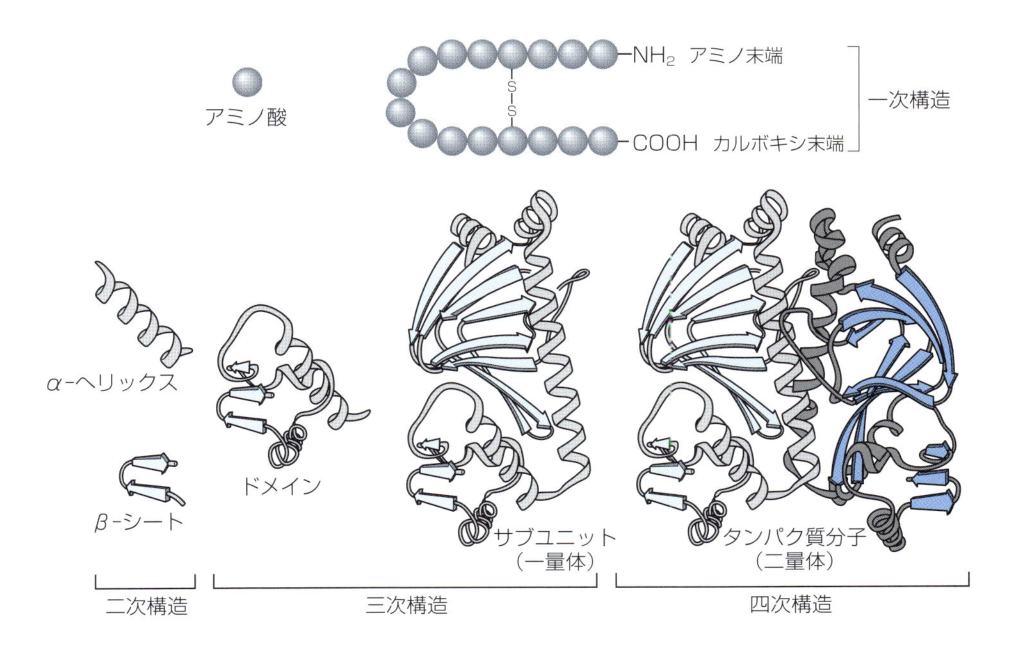

図1.4　アミノ酸とタンパク質の構造

※ 分子シャペロン：タンパク質が適切な高次構造を形成するために必要とされるタンパク質。タンパク質のフォールディング（折りたたみ）を助けている。

四次構造：2本以上のポリペプチド鎖で形成される立体構造で個々のポリペプチドをサブユニットという。2個のサブユニット，3個のサブユニットで形成され複合体（コンプレックス）をそれぞれ二量体（ダイマー：dimer），三量体（トリマー：trimer）という。

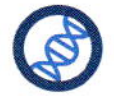

コラム

「タンパク質の変性」

熱や酸などによって，タンパク質の立体構造が壊れることを変性（denature）と呼ぶ。多くの場合変性すると，疎水性領域がタンパク質表面にむき出しになり不溶化する。不溶化したタンパク質同士は凝集しやすくなる。

「熱ショックタンパク質」

熱ショックタンパク質（heat shock protein；HSP）の主な役割は，ほかのタンパク質の正しい折りたたみや安定性の維持であり，様々な種類が存在する。高温条件で発現誘導が起こることが名前の由来だが，そのほか様々なストレス下においても誘導され，細胞にストレス耐性をもたらす。がんや神経変性疾患などの病態生理学にも関与する。

1.3. 遺伝情報の流れ — セントラルドグマ

（1）セントラルドグマ

ワトソンとクリックによって，遺伝情報の流れを説明するためにセントラルドグマが提唱された（図1.5）。

細胞は分裂する際にDNAが複製されてコピーがつくられる。体細胞の場合は自身の身体を構成する細胞の遺伝情報として，生殖細胞系列であれば遺伝情報は次世代に受け継がれる。細胞内で遺伝情報はmRNAに転写された後にタンパク質へ翻訳される。この情報の流れは生物の普遍的な現象であり，タンパク質の情報からDNAが合成されることはない。ただし，遺伝情報をRNAとして保有するRNAウイルスの一種レトロウイルスは例外で，レトロウイルスは感染した宿主細胞内でRNAからDNAを逆転写する。これは，宿主の転写能力を利用して自身のコピーをDNAから大量に合成させる。

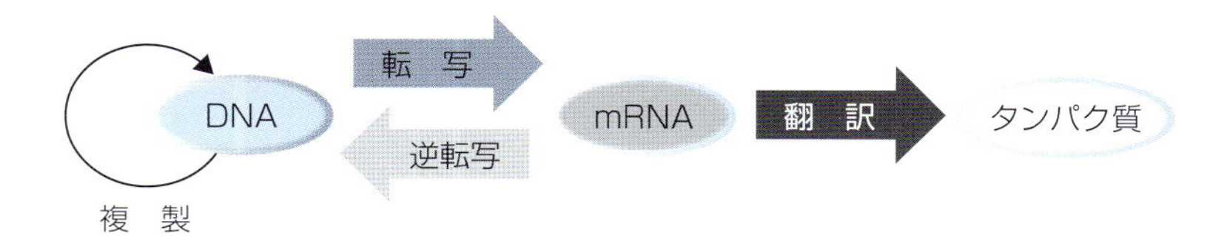

図1.5　セントラルドグマ

(2) DNA の複製

DNA の複製は，開始反応，伸長反応，終結反応の 3 つに分けられる。

1) DNA 複製開始（開始反応）

複製の開始となる部位は，複製起点と呼ばれる。DNA 上に複製開始に必要なタンパク質群が複合体（プライモソーム）を形成し，二重らせん構造が酵素 DNA ヘリカーゼによってほどかれる。プライモソーム中の RNA ポリメラーゼ（RNA 合成酵素）がプライマーと呼ばれる短い RNA を合成する。真核生物では長い DNA 鎖を短時間で複製するために，複数の複製起点から複製が分散してはじまる。

2) DNA 複製伸長（伸長反応）

複製開始で生じたプライマーの 3′ 末端に DNA ポリメラーゼ（DNA 合成酵素）※が働き，DNA 鎖が伸長する。DNA がほどかれていく方向と同じ方向に伸長反応が進む DNA 鎖をリーディング鎖，もう一方の DNA 鎖をラギング鎖と呼ぶ。ラギング鎖では二重鎖が解かれる方向と DNA 伸長方向とが反対方向となる。この問題を解消するため，ラギング鎖では不連続に断片的な DNA 複製が行われる。生じる複数の短い断片を岡崎フラグメントと呼ぶ。また，複製は二重らせん構造をほどきながら進むために DNA 鎖にねじれが生じる。DNA トポイソメラーゼは DNA 鎖を一時的に切断し，ねじれを解消してから再び DNA 鎖をつなぐ（図 1.6）。

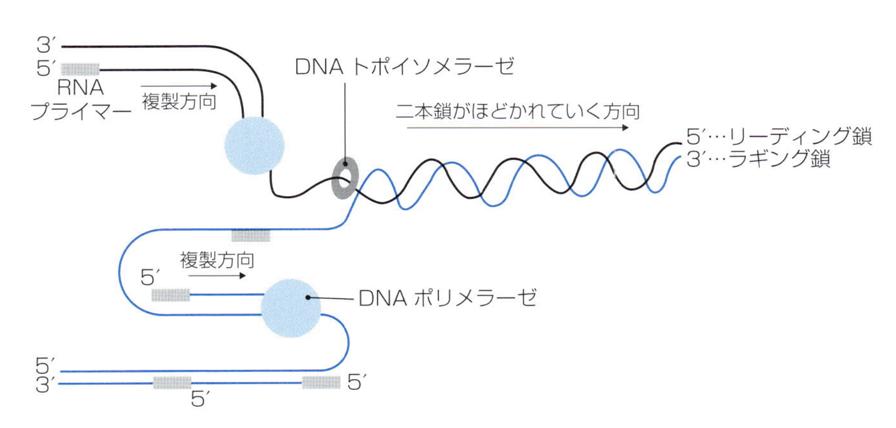

図 1.6　DNA の複製伸長

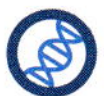
コラム

「テロメアの役割と複製回数の限界」

DNA の複製時，ラギング鎖では末端から合成ができないため，複製のたびに短くなる。テロメア配列と呼ばれる繰り返し配列が，DNA 末端を保護するために存在する。テロメア配列が一定の長さよりも短くなると，その細胞は DNA 複製困難となり，細胞分裂を中止する。ただし，がん細胞ではテロメア配列を延長するテロメラーゼ活性が高く，がん細胞は無限に細胞分裂が可能である。

※ DNA ポリメラーゼ：DNA を合成・複製する。2 本鎖 DNA の 1 本を鋳型とし，ヌクレオシドを材料として重合させ，鋳型となる DNA 鎖に相補的な塩基配列をもつ DNA を合成する。

3）DNA 複製終結（終結反応）

核酸分解酵素であるヌクレアーゼによってRNA プライマーが除去され，DNA ポリメラーゼによってDNA に置換される。各断片は酵素 DNA リガーゼによって断片がつなぎ合わされる。

（3）遺伝子変異と修復

1）遺伝子変異

DNA 合成酵素は複製時に起こるエラーを校正しながら DNA を伸長するため，複製エラーが生じる頻度は低い（1000 万塩基に 1 個の確率）。1 個の核内に 60 億塩基あるので，1 回の複製で 6,000 箇所の複製エラーが生じる。また，自然に生じる脱プリン反応，紫外線によるチミン二量体，さらには日常ではありえないが放射線などの DNA 損傷因子によって二重鎖切断が生じる。これら複製時のエラーや DNA 損傷は，細胞が備えている DNA 修復機構によって DNA に変異が入らないように修復される。また，DNA に変異が入ってもその変異が遺伝子領域なのか，転写制御にかかわる領域であるかどうかで細胞に影響が出るかが決まる。

2）遺伝子変異がタンパク質に及ぼす影響

遺伝子上のタンパク質情報となるコドンに DNA の変異が起こった場合であっても，タンパク質に影響がある場合とない場合がある。変異によって以下のようなことが起こる。

①終止コドンが生じるナンセンス変異では，本来のタンパク質よりも短いアミノ酸配列のタンパク質になる。

②異なるアミノ酸をコードするコドンに変化するミスセンス変異では，アミノ酸残基の特性が大きく変わるかどうかで影響の強さが変わる。

③欠失もしくは挿入が起こった際にはコドンの読み枠が変わるフレームシフト変異が生じ，まったく異なるアミノ酸配列のタンパク質が翻訳されることになる。

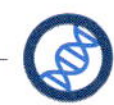
コラム

「がんにかかわる遺伝子変異」

遺伝子変異はがんの原因になることがある。がん細胞は，細胞増殖を制御する遺伝子に異常が生じる変異が偶然起きた結果として生まれる。細胞増殖を抑制する遺伝子（がん抑制遺伝子）の機能が失われるような変異もしくは細胞増殖に必須である遺伝子（がん原遺伝子）が常に活性化するような変異である。体内でたった 1 つでもがん細胞が生まれると，その細胞は無限に増殖して腫瘤を形成する（第 3 章 3.7. がん p. 153 参照）。

3）遺伝子多型

生物は進化の過程で様々な遺伝子変異を許容してきた。致死に至る遺伝子変異や生殖機能にかかわる遺伝子変異でなければ，その変異が DNA に蓄積する。個々の遺伝子配列の違いを一塩基多型（SNP；スニップス）といい，SNP は DNA 全長の様々な箇所に存在する

SNP：single nucleotide polymorphism

のでSNPsと表現する。多くのヒトでみられる配列をメジャーアレル，少数にみられる配列をマイナーアレルと呼ぶ。また，細胞にはゲノムが2セットあるため，マイナーアレルがゲノムのどちらか一方にある場合はヘテロ接合型，どちらのゲノムにもある場合はホモ接合型と表現し，当然ながらホモ接合型の方が影響は強く現れる。

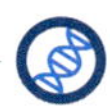
コラム

「SNPの例」

ホモシステイン代謝に影響するSNPとしてメチレンテトラヒドロ葉酸還元酵素（MTHFR）が知られている。*MTHFR*遺伝子配列中に複数のSNPが存在するが，特に影響が強いのは677番目の塩基のシトシンがチミンに変化したSNPで，C677Tと表記する。この変異によってアミノ酸がアラニンからバリンに変化する。Tに変化したマイナーアレルをもつヒトはメジャーアレルをもつヒトよりも血中ホモシステイン濃度が高値を示しやすい（第2章2.4. ビタミンp. 45参照）。

1.4.　遺伝情報がタンパク質になるまで

（1）転写開始時のDNA高次構造変化

タンパク質を合成するためには，まず細胞核内にある遺伝子情報がmRNAに転写されなければならない。DNAはヒストンに巻きついた状態であり，転写が起きにくい。転写を起こすためにはDNAがヒストンから解離する必要がある。ヒストンアセチル化酵素(HAT)はヒストンの塩基性に寄与するリシン残基のアミノ基をアセチル化する。その結果，ヒストンとDNAとの親和性が低下し，DNAはフリーとなる。転写終了時にはヒストン脱アセチル化酵素(HDAC)によってヒストンは再び塩基性を獲得し，DNAはヌクレオソームを形成する。

（2）転　　写

DNA上の転写開始点から転写終結領域までRNA合成酵素によってmRNAが転写される。転写されたmRNAにはアミノ酸の配列情報となる領域（エキソン）と，ならない領域（イントロン；介在配列）がある。スプライシングと呼ばれる機構によってイントロンが切り取られ，成熟型のmRNAとなる。エキソンの組み合わせを変えること（選択的スプライシング；alternative splicing）で，1つの遺伝子情報から多様なアミノ酸配列情報をもつ成熟

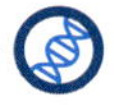
コラム

「遺伝子の数とタンパク質の種類」

1つの遺伝子から，エキソンの組み合わせで多様なタンパク質を合成することが可能である。ヒトDNAの配列解読から遺伝子の数はおおよそ2万種類ほどと推定されているが，タンパク質の種類は遺伝子数よりもはるかに多く，10万種類以上と考えられている。

MTHFR：p. 48参照，HAT：histone acetyltransferase，HDAC：histone deacetylase

型 mRNA（スプライシングバリアント：変質タンパク質）を生じる遺伝子も存在する。

（3）翻　　訳

成熟型 mRNA は細胞核内から細胞質に運ばれて，リボソームによりタンパク質への翻訳が開始される。真核生物の翻訳開始には，メチオニンが結合した tRNA（Met-tRNA^{Met}）がリボソーム小サブユニットに結合する。この複合体が成熟型 mRNA の 5′ 末端から滑るように移動して AUG コドンの位置で停止する。続いて，リボソーム大サブユニットがそこに結合して翻訳開始複合体を形成する。複合体形成には，複数の真核生物翻訳開始調節因子（eIF）が必須である。リボソーム中には tRNA が配置可能な空間があり，すでにペプチドの伸長が進んでいるアミノ酸を結合しているアミノアシル tRNA が配置可能な部位（ペプチジル部位）と，ペプチドの伸長に用いられるアミノアシル tRNA が配置可能な部位（アミノアシル部位）である。ペプチジル部位とアミノアシル部位にそれぞれ対応する tRNA が配置された状態になると，ペプチジル転移酵素によってペプチジル部位のペプチドのカルボキシ基がアミノアシル部位のアミノ酸のアミノ基に移され，ペプチド結合が形成される。ペプチジル部位の tRNA はペプチドが外れた状態となる。リボソームが mRNA 上を 3′ 方向へ 3 塩基移動する過程で，ペプチジル部位の tRNA が外れる。アミノアシル部位にあった tRNA はペプチジル部位に移行する。空になったアミノアシル部位に，コドンに対応したアミノアシル tRNA が運ばれる（図 1.7）。

以降，同様な一連の反応が続き，終止コドンに至るまでペプチドは伸長する。終止コドンに対応する tRNA は存在せず，アミノアシル部位が終止コドンに至った際は tRNA の代わりに翻訳終結因子がアミノアシル部位に入る。翻訳終結因子は tRNA の構造を擬態したタンパク質であり，翻訳に利用可能なアミノ酸をもたない。ペプチジル部位にある合成されたペプチドはリボソームから放出され，リボソームは mRNA から解離する。

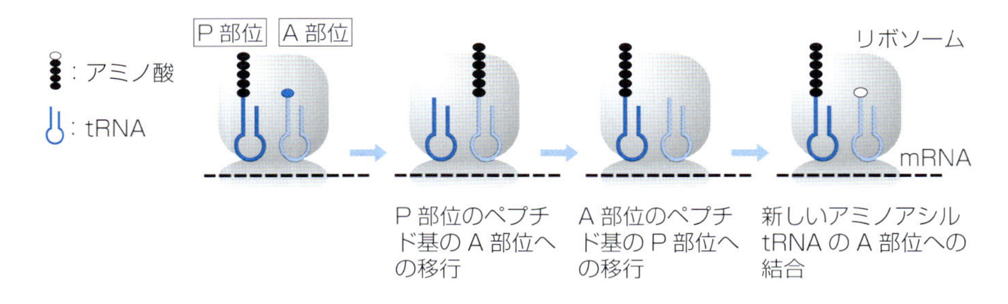

図 1.7　翻訳の伸長

（4）翻訳後修飾

翻訳されたタンパク質は様々な修飾を受ける（翻訳後修飾）。側鎖の官能基が高次構造に重要であることは先に述べており，官能基が修飾されることは立体構造が変化することを意味する。修飾される官能基は水酸基，アミノ基，カルボキシ基などであり，リン酸化，

eIF：eukaryotic translation initiation factor

アセチル化，メチル化，ユビキチン化など多様な修飾が起こる。また，これら修飾を調節する酵素が多数存在する。例として，キナーゼ※はリン酸化を，ホスファターゼは脱リン酸化を担う酵素の総称である。

1.5. タンパク質の分解

身体にあるタンパク質は一定期間で必ず分解される。分解速度はタンパク質ごとで多様だが，分解された分は再度合成されることで一定の量が保たれている（代謝回転）。

1.5.1. 消化管内での分解

消化管内でのタンパク質は，胃で分泌されるペプシンや膵液に含まれる様々なプロテアーゼによってペプチド結合が加水分解される。細胞内でプロテアーゼを活性化すると細胞自身のタンパク質を無秩序に自己分解することになり危険であるため，自身の細胞を守りながらタンパク質を分解する機構をもっている。

1.5.2. 細胞内での分解

（1）ユビキチン-プロテアソーム系

プロテアソームはチューブ状の巨大な構造をしており，チューブ中央付近に様々なタンパク質分解酵素が組み込まれている。タンパク質はプロテアソーム内に取り込まれ，分解された後に排出される。プロテアソームに取り込まれるタンパク質は選択的であり，目印となるユビキチンが多数結合したタンパク質（ポリユビキチン化タンパク質）のみである。構造異常を起こしたタンパク質はユビキチン化酵素によってポリユビキチン化される。機能をもたない不要タンパク質を除去するシステム（タンパク質の品質管理）のみならず，ユビキチン-プロテアソーム系で細胞内の発現量が調節されるタンパク質が多数ある。

（2）オートファジー系

オートファジー（autophagy，自食）はギリシャ語で自己を意味する“auto”と食べるを意味する“phage”から出来た造語である。免疫細胞であるマクロファージが生体外異物を貪食（エンドサイトーシスによる細胞内への取込み）した後，酸性環境下で活性化する様々な分解酵素を包含するリソソームと融合することで，生体外異物を分解することは古くから知られていた。近年，生体外異物ではなく自身の細胞小器官を袋（オートファゴソーム）で包みリソソームと融合し，細胞小器官を構成する高分子を分解する分子機構が明らかにされた。オートファジーによって細胞は飢餓状態になった際のエネルギー源を自らの小器官から供給可能である。また，ユビキチン-プロテアソーム系によるタンパク質の品質管理と相互作用している。

※ キナーゼ：リン酸化酵素とも呼ばれる。「リン酸基」を特定の基質あるいはターゲット分子に転移（リン酸化する）する酵素の総称。細胞では，タンパク質を構成するアミノ酸の内，セリン，スレオニン，チロシンの側鎖［水酸基（-OH）］がリン酸化の標的となる。

1.6. 遺伝子発現の調節

（1）情報伝達

1つの細胞内に約2万種類の遺伝子が存在するが，細胞は生存やその細胞の機能を発揮するために必要なタンパク質のみを選択して効率よく合成している。遺伝子発現の調節は細胞内外のシグナル分子がかかわる。細胞外のシグナル分子には，細胞膜に存在するタンパク質（受容体）に結合する親水性分子や，細胞内に入り細胞質もしくは細胞核内に存在するタンパク質（細胞内受容体）に結合する疎水性分子などがある（図1.8）。ただし，細胞膜受容体に結合する疎水性分子もある。受容体もしくは細胞内受容体に結合する分子はリガンドと呼ばれる。リガンドと受容体もしくは細胞内受容体との結合は特異的であり，細胞は多様なリガンドを見分ける。細胞に伝わった情報は，その情報に基づいた遺伝子発現の制御にかかわる特定の転写調節因子を活性化し，特定のmRNAを合成するように働く。

（2）細胞膜受容体

細胞膜に存在する受容体はイオンチャネル共役型受容体，酵素共役型受容体，Gタンパク質共役型受容体の3つのタイプに分類できる（図1.8）。リガンドがイオンチャネル共役型受容体に結合するとカルシウムイオンなどの各イオンチャネル特定のイオンが細胞内に

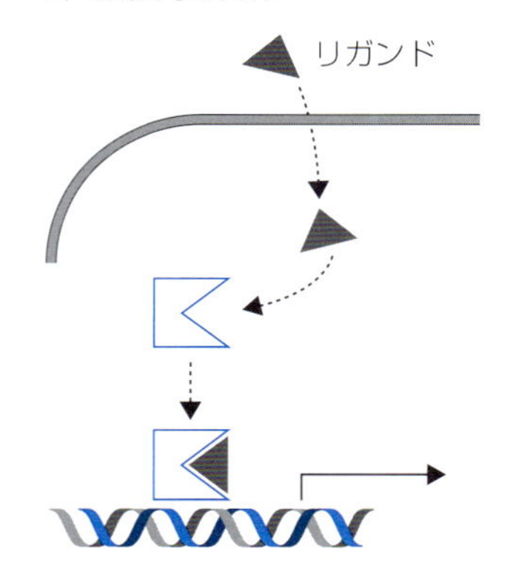

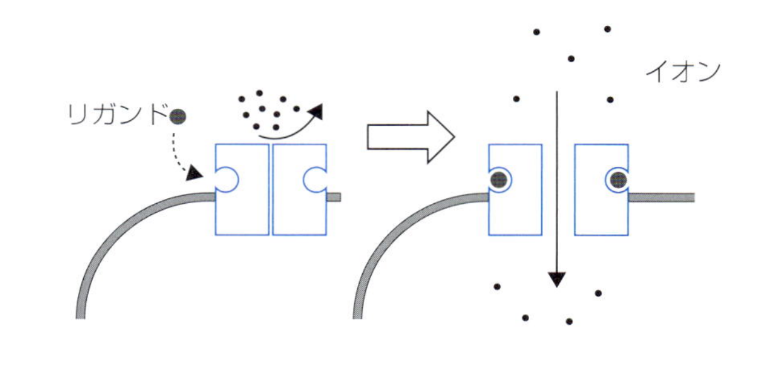

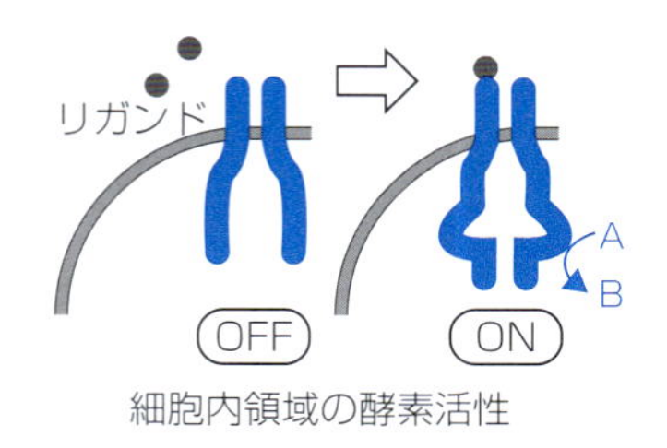

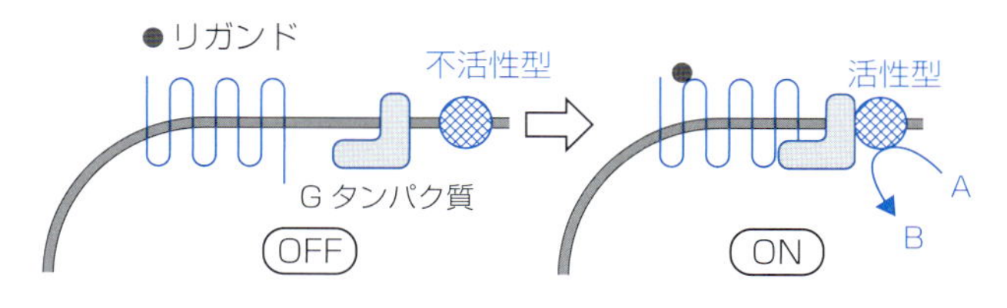

図1.8　情報伝達

流入可能となるようにタンパク質構造が変化する。カルシウムイオンは細胞内でのシグナル分子（セカンドメッセンジャー）となる。

酵素共役型受容体はリガンドが結合することで，受容体の細胞内側領域の構造が変化してキナーゼ活性などが活性化する。受容体自身もしくはほかのタンパク質のリン酸化がきっかけとなり，細胞機能が変化する。

Gタンパク質共役型受容体は7回膜貫通型受容体とも呼ばれる。リガンドと結合すると構造変化を起こし，Gタンパク質と結合して活性化させる。活性化したGタンパク質は細胞膜に存在するアデニル酸シクラーゼ（AC）やホスホリパーゼC（PLC）などを活性化する。ACはATPからcAMPの産生，ホスホジエステラーゼは細胞膜を構成するリン脂質からイノシトール三リン酸やジアシルグリセロールを産生する。これら産生される分子もセカンドメッセンジャーとなる。カルシウムやcAMPで活性化されるリン酸化酵素が存在し，それら酵素がほかのリン酸化酵素をさらにリン酸化して活性化する。このようにリン酸化酵素が次々にリン酸化されて情報が伝達される過程（カスケード）でシグナルは増幅される。

（3）細胞内受容体

細胞内受容体の代表的なリガンドはステロイドホルモンである。レチノイン酸や様々な脂肪酸もリガンドとなる。それらリガンドが結合することで細胞内受容体のDNAへの親和性が変化する。DNAに結合して転写に影響を及ぼすため，転写調節因子とも呼ばれる。

（4）転写調節因子

転写が起こるかどうかは，転写調節因子と呼ばれるタンパク質によって制御される。転写調節因子の中にはリガンドが結合することで，構造が変化し，DNAに結合しやすく（活性化），もしくは逆に結合できなくなる性質をもつものがある。転写調節因子が活性化すると，遺伝子上流にある各々の転写調節因子が標的とする配列領域に結合する。その結果，転写開始点付近にあるプロモーターと呼ばれる領域にRNA合成酵素が結合しやすくなり，転写が開始する。プロモーターの上流に複数の転写調節因子結合領域があり，遺伝子発現は様々な転写調節因子の影響を受ける。

（5）エピジェネティックな調節

DNAが凝集したヘテロクロマチン領域では転写が起きにくい状態にある。ヘテロクロマチン構造はDNA鎖中のシトシン塩基のメチル化やヒストンのメチル化がきっかけとなり形成される。体細胞では特定の遺伝子がメチル化によって不活性化されている。分裂前の母細胞(ぼさいぼう)でメチル化状態にあるDNA領域は，分裂して生じた娘細胞(じょうさいぼう)（「むすめさいぼう」とも読む）においても同じ領域でメチル化が生じていることがある。この現象は，母細胞で転写が抑制されている遺伝子は娘細胞においても抑制されることを意味しており，遺伝子の塩基配列を変えずに遺伝子発現を制御することを，エピジェネティックな調節と呼ぶ。

AC：adenylate cyclase，PLC：phospholipase C，ATP：adenosinetri phosphate，
cAMP：cyclic adenosine monophosphate

第2章 栄養素と分子栄養学

2.1. 糖　　質

［学習のポイント］
- 糖質の消化・吸収機構
- 血糖調節にかかわる分子
- インスリンとグルカゴンによる血糖維持
- インスリンとグルカゴンによる遺伝子発現制御

食物より摂取される糖質はエネルギー源として非常に重要なものである。動物体内で糖質は主にグルコースとして血液中に一定濃度で存在するとともに，その貯蔵形態であるグリコーゲンとして肝臓や筋肉に貯蔵されている。血中グルコース濃度は，各臓器にグルコースを安定的に供給するため非常に巧妙な仕組みで，常に一定値を維持するようにコントロールされている。特に，脳神経細胞や赤血球などは，グルコースを主要なエネルギー源としているため，これらの細胞にグルコースを供給するうえで血中のグルコース濃度の低下は致死的なものとなる。また，糖質は脂質と比較してすばやく代謝を受けエネルギーを産生できることから，短距離走などの瞬発的な運動のエネルギー源としても有用である。

食物から糖質を摂取し，消化・吸収した後に血流により全身へ循環させることが体内での糖質利用の最初のステップである。次に，食後急激に上昇した血糖値を下げるべく，骨格筋や脂肪組織による血中グルコースの利用（取り込み，燃焼，貯蔵）を促進する。また一方で，長時間の絶食時には低血糖に対処するため，肝臓でグリコーゲン分解および糖新生により産生されたグルコースを放出することで血糖値は維持されなければならない。このような血糖値維持のプロセスには，インスリンやグルカゴンのみならず様々な因子が協調的に働くことが必要とされる。

2.1.1. 糖質の種類

炭水化物とは $C_mH_{2n}O_n$ で表される化合物の総称である。食物中に含まれる炭水化物で，ヒトが消化しエネルギーとして利用できるものを糖質と呼ぶ。一方，ヒトが自力では消化できない炭水化物は，食物繊維と呼ばれる。

グルコース　フルクトース　ガラクトース

スクロース　ラクトース

マルトース

図2.1　食品に含まれる主要な糖質の構造

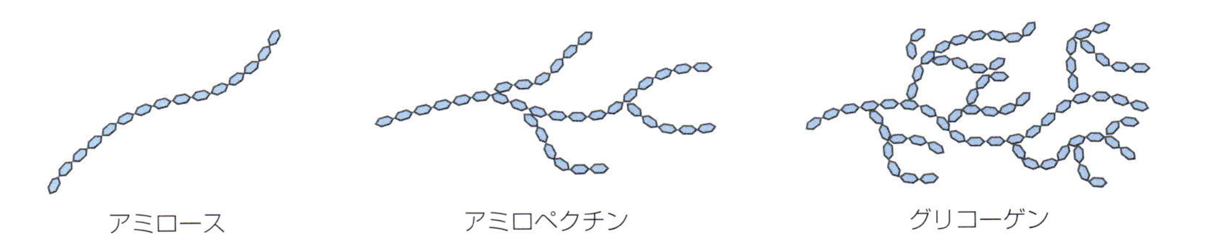

図2.2　多糖類の構造

糖質には様々な種類や大きさがあり，その最小単位は単糖類（monosaccharide）である。単糖類が二つ結合したものが二糖類（disaccharide），さらに多くの単糖が結合したものは少糖類（oligosaccharide），多糖類（polysaccharide）に分類される。

食物中に含まれる単糖類には，グルコース，フルクトース，ガラクトースなどがあり，二糖類には母乳に含まれるラクトース，果物や野菜に多く含まれるスクロースなどがある（図 2.1）。多糖類には，植物に含まれるデンプンや肉類に含まれるグリコーゲンがあり，ともに生物における貯蔵エネルギーとしての一形態である。デンプンは，アミロースとアミロペクチンから構成される。アミロースは鎖状分子であり，アミロペクチンは枝分かれ構造をもっている。グリコーゲンもアミロペクチン同様に枝分かれ構造を有しているが，より枝分かれ構造が多く細胞内での貯蔵や分解に即座に対応できるよう適した構造となっている（図 2.2）。

2.1.2.　糖質の消化・吸収

食物から摂取したデンプンなどの多糖類の消化は，唾液腺より分泌される唾液アミラーゼからはじまる（図 2.3）。唾液アミラーゼは胃酸により失活するため，口腔内から胃にかけての多糖類の消化は限定的であり大部分の消化は小腸以降で行われる。小腸では，膵液中に含まれるアミラーゼにより，多糖類のデンプンやグリコーゲンなどは二糖類にまで分解される。さらに，消化管粘膜細胞の管腔表面にある二糖類分解酵素（スクラーゼ，マルターゼなど）とグルコシダーゼにより単糖にまで消化され，小腸上皮細胞内に取り込まれる。単糖は水溶性であるため小腸上皮細胞の細胞膜を通り抜けることができない。このため，単糖は輸送体と呼ばれる細胞膜表面のタンパク質により細胞内に取り込まれる。グルコースとガラクトースは Na^+／グルコース共輸送体（SGLT）1 により，ナトリウムイオン（Na^+）とともに細胞内に取り込まれる。この輸送はナトリウムポンプである Na^+/K^+ ATP アーゼが ATP を消費して細胞内 Na^+ 濃度を低く保つことにより，間接的にグルコースやガラクトースを積極的に吸収することを可能としているため二次性能動輸送と呼ばれる。一方で，フルクトースは糖輸送体（GLUT5）により濃度勾配に従ってのみ細胞内に取り込まれ

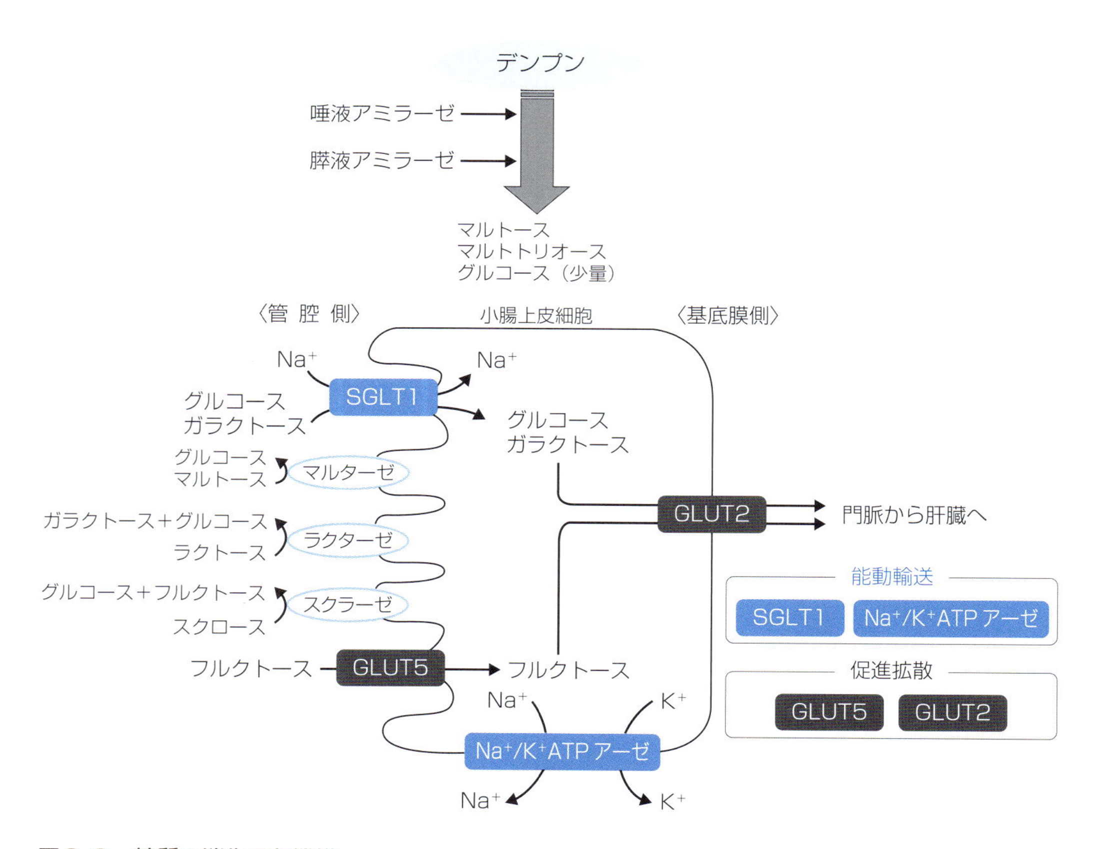

図 2.3　糖質の消化吸収機構

SGLT：sodium glucose transporter，GLUT：glucose transporter

るため促進拡散と呼ばれる方法で吸収される。小腸上皮細胞に取り込まれた単糖類は，基底膜側に存在するGLUT2を介して細胞外へと放出されたのち，毛細血管に取り込まれ門脈から肝臓，全身へ輸送される。

2.1.3. 血糖の調節

（1）インスリン

糖質を摂取すると，血液中グルコース濃度（血糖値）が上昇し，膵臓β細胞よりインスリンが分泌される。膵臓β細胞の細胞膜には糖輸送体であるGLUT2が多数存在し，血液中のグルコース分子はGLUT2を介してβ細胞に取り込まれる。その後，β細胞に取り込まれたグルコースは解糖系およびクエン酸回路（TCA回路）により代謝を受ける。これによりβ細胞内でATP量が増加すると，これに応答してATP依存性 K^+（K_{ATP}）チャネルが閉鎖される。K_{ATP} チャネルが閉鎖されると細胞内 K^+ が細胞外へ排出されなくなることにより，細胞膜が脱分極する。細胞膜の脱分極は電位依存性 Ca^{2+} チャネルを（VDCC）開口させ，細胞外より Ca^{2+} が流入し，インスリンが分泌される（図2.4）。

血液中に放出されたインスリンは，標的臓器である筋肉，脂肪組織，肝臓に作用する。インスリンは，チロシンキナーゼ型のインスリン受容体に結合し，様々な生理作用を発揮する。また，筋細胞や脂肪細胞では細胞質に局在していたGLUT4を細胞膜へと移行させ，血液中グルコースの取り込みを促進する作用に加えて，グリコーゲン合成，脂肪合成，タンパク質合成など栄養素の同化を促進する。一方で，肝臓ではGLUT2を介してグルコースが取り込まれ，インスリンによる解糖系にかかわる酵素の活性化だけではなく遺伝子発

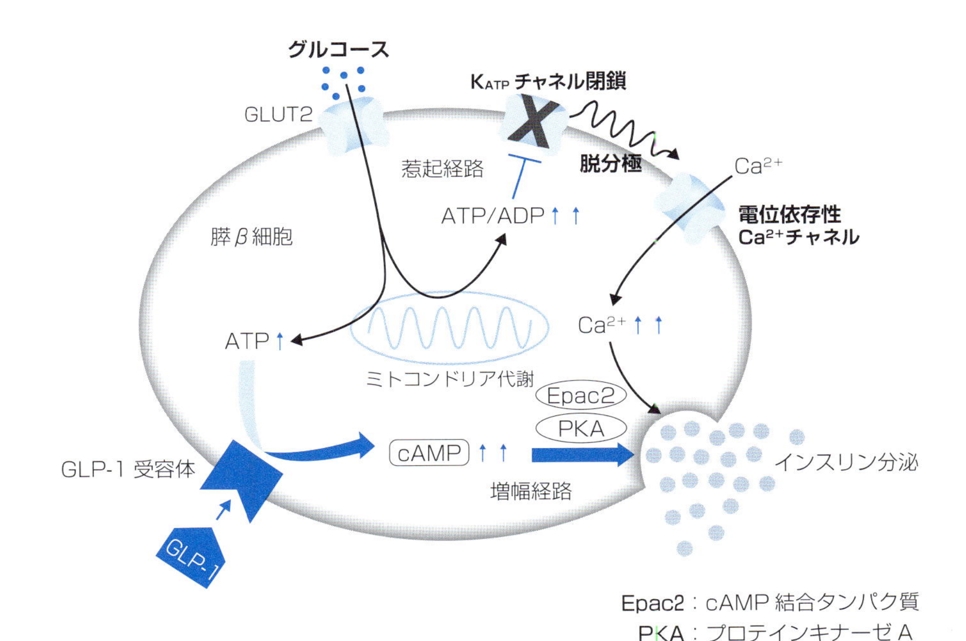

図2.4　グルコースによるインスリン分泌機構

VDCC：voltage-dependent calcium channel，PKA：protein kinase A

現上昇や糖新生にかかわる酵素の発現抑制が行われる。さらに，インスリンは肝臓で脂肪酸合成にかかわる酵素の発現誘導を行い，肝臓でのトリグリセリド合成を促進する。また，インスリンは膵臓 α 細胞からのグルカゴン分泌を抑制する役割ももつ。

（2）グルカゴン

グルカゴンは，血糖値が低下すると膵臓 α 細胞より分泌され，血糖値が上昇すると分泌は抑制される（コラム参照）。

グルカゴンは肝臓に作用し，グリコーゲンの分解を促進，産生したグルコースを血中に放出して血糖値の維持に寄与する。グルカゴンはGタンパク質共役型受容体に結合し，アデニル酸シクラーゼ（AC）を活性化することによりATPからcAMPを産生する（図2.5）。cAMPはセカンドメッセンジャーとして機能し，PKAを活性化して最終的にグリコーゲン分解酵素であるグリコーゲンホスホリラーゼを活性化し，グリコーゲン分解を促進する。グルカゴンはグリコーゲン分解を促進するだけではなく同時にグリコーゲン合成やグルコース分解（解糖）も抑制する作用もある。また，グルカゴンは肝臓において脂肪分解を促進し，ケトン体合成を促進する。ケトン体は，筋肉や脳においてグルコース代替エネルギーとして利用され，特に絶食時において非常に重要なエネルギー源となる。

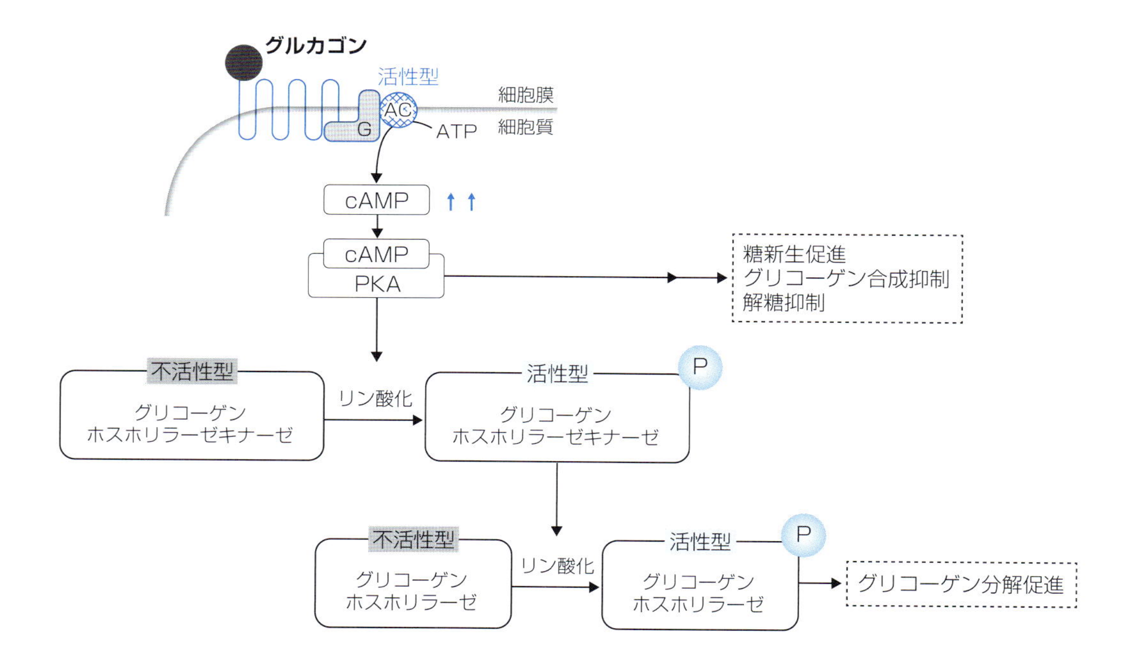

G：Gタンパク質
AC：アデニル酸シクラーゼ

図2.5　グルカゴンによるグリコーゲン分解促進機構

コラム

「グルカゴン分泌調節」

GLUT1 を介して α 細胞内に取り込まれたグルコースは代謝され，細胞内 ATP に変換される。このため血糖値と連動して，α 細胞内の ATP 量が増減する。

低血糖により α 細胞内 ATP 濃度が減少すると，K_{ATP} チャネルが閉鎖され，細胞外への K^+ の流出を減少させる。これにより細胞膜脱分極が起こり，電位依存性 Ca^{2+} チャネルが開口される。この結果，細胞内 Ca^{2+} 濃度が上昇しグルカゴン分泌が引き起こされる。逆に高血糖は α 細胞内 ATP 濃度を上昇させ，K_{ATP} チャネルを開口させることにより，膜電位を下げグルカゴン分泌を抑制する。

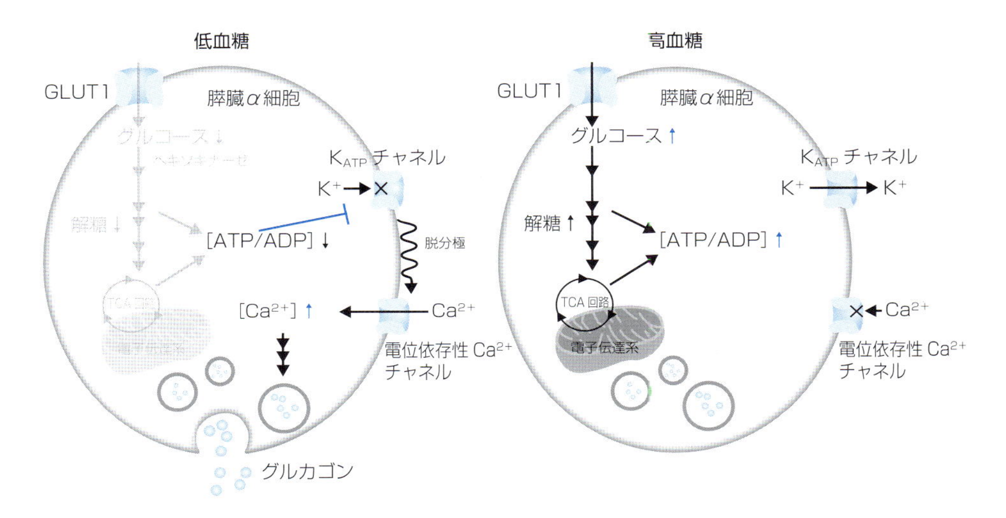

図　グルコースによるグルカゴン分泌抑制

「グルカゴンと糖尿病」

1 型，2 型にかかわらず糖尿病患者では，絶食後にグルカゴン高値がみられるとともに，食後もグルカゴン分泌が抑制されない。健常人では絶食によりグルカゴン濃度が上昇し，食後の血糖値の上昇とともにグルカゴン分泌はゆるやかに減少し，血中グルカゴン濃度が低下する。一方，糖尿病患者では食後にグルカゴン分泌がうまく抑制されず，食後高血糖引き起こす。また，糖尿病によりグルカゴンが正常に分泌されないこともあり，これも大きな問題となる。通常，低血糖によりグルカゴンは肝臓による糖の放出を促進するがグルカゴン分泌に異常をきたしていると，インスリン投与後の低血糖によりグルカゴンが放出されず，重篤な低血糖を引き起こす。

（3）インクレチン

インクレチンは（incretin），栄養素摂取により腸管粘膜から分泌され膵臓に作用し，インスリン分泌を刺激するホルモンの総称である。現在では，GLP-1 と GIP の 2 つがインクレチンとして同定されている。グルコースを経口投与した際に分泌されるインスリンの量が，等量のグルコースを経静脈投与した際より圧倒的に多いことが知られている。これは，前者がインクレチン分泌を伴うのに対し，後者はインクレチン分泌を伴わないためである。このような現象は，インクレチン効果と呼ばれ，グルコース経口投与による総インスリン分泌量の50〜70%に相当する。

1）GLP-1（グルカゴン様ペプチド1）

GLP-1は回腸や結腸に存在するL細胞より分泌され，β細胞上のGLP-1受容体に作用しインスリン分泌を促進するとともにインスリン遺伝子の発現を促進する。GLP-1はプログルカゴン（proglucagon）と呼ばれる前駆体より切り出され産生される。糖質や脂質を多く含む食事の摂取はGLP-1分泌を刺激するが，前述のようにグルコースを静脈に投与してもGLP-1は分泌されない。GLP-1の血液中での半減期は2分に満たない。これは血管上皮細胞や血中に存在するDPP-4により即座に分解されてしまうためである。

2）GIP（グルコース依存性分泌インスリンポリペプチド）

GIPは，十二指腸や上部小腸に存在するK細胞より分泌され，GLP-1と同様にβ細胞上のGIP受容体（GIPR）に作用し，インスリン分泌を促進する。GIPのβ細胞に対する生理作用のほとんどはGLP-1と同様であり，血液中ではDPP-4による分解を受ける。

GLP-1はα細胞のグルカゴン分泌抑制，中枢神経系での食欲抑制を有し，GIPは脂肪組織での脂肪蓄積促進，骨形成の促進作用をもつなど，臓器により生理作用の違いがある。

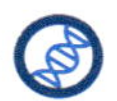
コラム

「インクレチンの臨床応用」

2型糖尿病では膵臓の機能が低下し，食事摂取に伴うインスリン分泌が減弱する場合がある。このような場合，インクレチンによるインスリン分泌促進作用が糖尿病治療として有効になる。わずかなインスリン過剰投与であっても低血糖を引き起こすため，血糖を下げる手段として注意しなければならない。一方で，インクレチンの単独投与はインスリン分泌を促進しないため，低血糖の心配がない。

インクレチンはGLP-1とGIPがあるが，GIPによるインスリン分泌促進作用は2型糖尿病患者では著しく減少しているため，主にGLP-1が糖尿病治療薬として用いられている。GLP-1は血液中でDPP-4により速やかに分解されてしまうため，GLP-1による糖尿病治療には大量のGLP-1が必要となるが，近年DPP-4により分解を受けにくいGLP-1誘導体が開発されている。またDPP-4を特異的に阻害するDPP-4阻害剤投与により血中GLP-1の分解を遅らせ，GLP-1の効果を持続させる手法が用いられている。

さらに近年，GIPとGLP1の双方の受容体に作用するGIP／GLP1受容体作動薬の開発と，肥満，糖尿病に対する臨床研究が進められている。GIPはこれまで糖尿病治療に有効ではないとされていたが，グルカゴン分泌により食欲抑制を引き起こす作用があることが明らかとなっている。このため，GIP／GLP1受容体作動薬はGLP1単体よりも糖尿病治療効果が高いことが報告されており，今後の研究に期待される。

Incretin：intestine secretion insulin，**GLP-1**：glucagon-like peptide-1，
GIP：glucose-dependent insulinotropic polypeptide，**DPP-4**：dipeptidyl peptidase-4

2.1.4. 糖代謝にかかわる遺伝子発現調節

(1) インスリンによるFOXO1の抑制

FOXO1はフォークヘッド型の転写因子である。フォークヘッドボックス型のDNA結合領域をもち，標的遺伝子のプロモーター上にあるインスリン応答配列（IRE）に結合する。IREは，肝臓で糖新生にかかわる酵素であるホスホエノールピルビン酸カルボキシキナーゼ（*PEPCK*）やグルコース-6-ホスファターゼ（*G6Pase*, G6Pアーゼ）遺伝子のプロモーター上にあり，インスリンによるこれらの遺伝子の転写抑制に関与する。

FOXO1は，インスリン濃度が低いときは細胞核内に存在し，プロモーター上にIREを有する糖新生関連酵素の遺伝子転写を促進する（図2.6右）。食後などインスリン濃度が高くなると，FOXO1はインスリン受容体の下流に存在するAkt※によりリン酸化を受け，細胞核外に移行する（図2.6左）。核外に移行したFOXO1は14-3-3と呼ばれる細胞質タンパク質に結合し細胞質に留まり，FOXO1による遺伝子転写の促進は阻害される。また，核外に移行したFOXO1はユビキチン-プロテアソーム系（p.11参照）による分解を受ける。

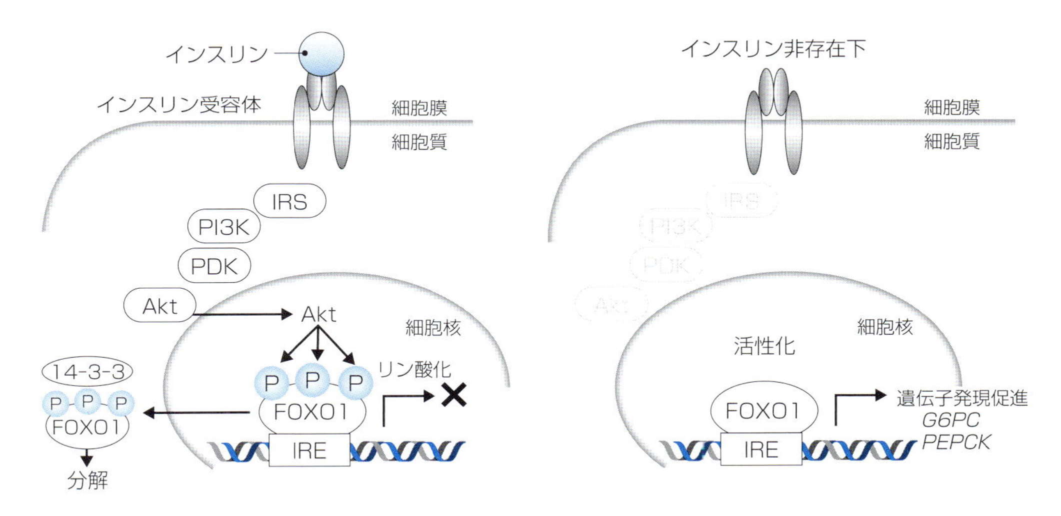

図2.6　インスリンとFOXO1による遺伝子発現調節

(2) グルカゴンによる糖新生酵素の誘導

cAMP応答配列結合タンパク質（CREB）は細胞内cAMPの上昇に応答し，遺伝子の転写を促進する機能をもつ転写因子である。グルカゴンが肝臓のグルカゴン受容体に作用すると，アデニル酸シクラーゼ（AC）の活性化に伴いcAMPの合成が促進される（図2.7）。cAMPはPKAを活性化し，PKAはCREBをリン酸化する。リン酸化を受け活性化されたCREBは遺伝子のプロモーター上にあるcAMP応答性配列（CRE：TGACGTCA）と呼ばれる配列に結合し，下流にある遺伝子の転写を促進する。肝臓においてCREBはグルカゴンにより活性化され，PEPCKやG6Pアーゼなど糖新生にかかわる酵素の発現を上昇

※ Akt：セリン/スレオニンキナーゼの1つ。インスリンシグナル伝達の下流に存在し，様々な細胞機能の制御に働く機能をもつ。
FOXO1：forkhead box o1, IRE：insulin response element,
PEPCK：phosphoenolpyruvate carboxykinase, G6Pase：glucose 6 phosphatase,
CREB：cAMP response element binding protein, CRE：cAMP response element

させる。また，CREB は CRTC と呼ばれる補因子により転写活性がさらに増強されることが報告されている。CRTC はリン酸化を受けた状態で非活性型として細胞質に局在しているが，グルカゴン刺激により脱リン酸化されると核内へと移行し CREB と結合することにより転写を促進する。

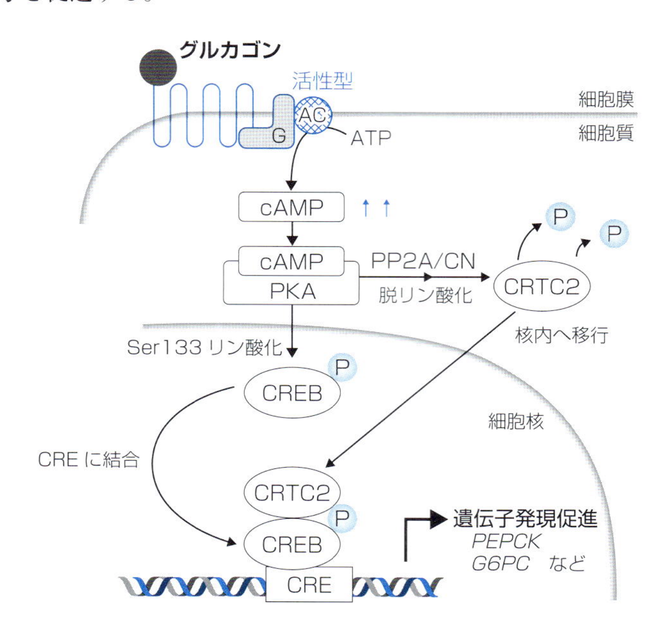

図2.7　グルカゴンと CREB による遺伝子発現調節

（３）糖質による遺伝子発現調節

糖質を摂取すると，膵臓からインスリンが分泌され，インスリンが各臓器のインスリン受容体に結合することにより解糖系やグリコーゲン合成，脂肪合成などにかかわる様々な遺伝子の発現が上昇する。このようなインスリンによる遺伝子発現調節とは独立して，糖質摂取後にはグルコースそのものによる遺伝子発現調節も行われている。グルコース濃度依存的に遺伝子発現が調節される遺伝子のプロモーター領域の解析から，炭水化物応答配列（ChoRE，5′-CACGTG-nnnnn-CACGTG-3′）が同定されている（図 2.8）。

ChoRE には炭水化物応答配列結合タンパク質（ChREBP）が結合し，さらに Mlx とヘテロ二量体を形成することにより，下流の遺伝子発現の転写を促進する（図 2.8）。ChREBP は肝臓および脂肪組織，骨格筋などで主に発現し，細胞内のグルコース濃度の変化に応答して，遺伝子の発現を制御する。例えば，高血糖状態で ChREBP は活性化され，肝臓や脂肪組織においてグリコーゲン合成や脂肪合成の遺伝子の発現を促進する。これにより，エネルギーの貯蔵が促進され，血糖値を下げる効果がある。

ChREBP の活性化は，主にグルコース濃度の上昇に応答して行われる。細胞内のグルコース濃度が増加すると，グルコースはグルコキナーゼまたはヘキソキナーゼによってリ

ChoRE：Carbohydrate response element，**ChREBP**：ChoRE binding protrin

ン酸化され，グルコース-6-リン酸(G6P)となる。その後，ペントースリン酸経路を経てキシルロース-5-リン酸(X5P)となる。X5P はタンパク質脱リン酸化酵素であるプロテインホスファターゼ 2A（PP2A）※を活性化し，ChREBP を脱リン酸化することにより，細胞核への移行と ChoRE への結合を促進する。

また，ChREBP はグルカゴン／cAMP 刺激に伴い活性化される PKA によりリン酸化を受けることにより不活性化される。さらに細胞内 ATP 濃度の低下（AMP/ATP 比の上昇）に伴い活性化される AMP 活性化プロテインキナーゼ（AMPK）によってもリン酸化を受ける。すなわち，ChREBP は絶食時のようにグルカゴン分泌が促進され，細胞内 ATP 濃度が低下するような状況では，ChREBP 自身がリン酸化を受けることにより，その転写活性が著しく低下し，脂肪合成や解糖系にかかわる遺伝子の発現が抑制されることになる。

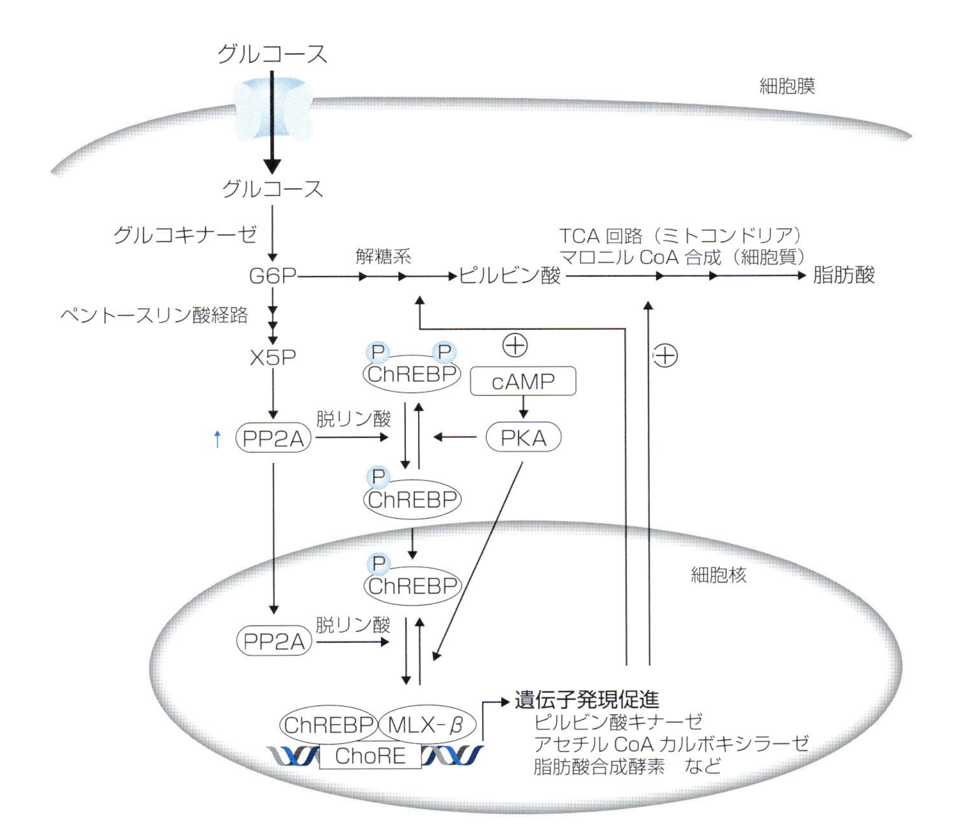

G6P：グルコース-6-リン酸，X5P：キシルロース-5-リン酸，PP2A：プロテインホスファターゼ 2 A，
ChREBP：炭水化物応答配列結合タンパク質，ChoRE：炭水化物応答配列，
PKA：プロテインキナーゼ A

図2.8　ChREBP による遺伝子発現調節

※ PP2A：protein phosphatase 2A。タンパク質の脱リン酸化を行う酵素であり，細胞内シグナル伝達にかかわる。

AMPK：AMP-activated protein kinase，X5P：D-Xylulose5-phosphate，MLX：max-like protein X

2.2. 脂　質

〔学習のポイント〕
- 脂質による遺伝子発現調節
- 脂質代謝にかかわる遺伝子の発現制御
- コレステロール代謝にかかわる遺伝子の発現制御

脂質に含まれるトリグリセリド（triglyceride：TG）は，糖質とならび身体にとって重要なエネルギー源である。これに加えてコレステロールやリン脂質などの脂質成分は細胞膜を構成する分子であるとともに，ステロイドホルモンやプロスタグランジンなどの生理活性物質の材料にもなる。このように，脂質はエネルギー源として重要であるのみならず，身体を構成する成分としても機能する。しかしながら，食物からの過剰な脂質の摂取は肥満を招くだけではなく糖尿病や動脈硬化，脳梗塞，肝硬変，がんなどの重大な疾病を引き起こす要因となる。このため脂質の摂取過多は控えるとともに，消化・吸収後にも体内での適切な利用（貯蔵，燃焼など）が行われなければならない。例えば，脂質を貯蔵する臓器は本来脂肪組織であるが，脂質摂取過多により筋肉や肝臓，血管にも脂質が蓄積してしまうことで様々な疾病の原因となる。

2.2.1. 脂質の種類

脂質は，トリグリセリドなどの単純脂質とリンや糖などを含む複合脂質（リン脂質と糖脂質），単純脂質や複合脂質の加水分解によって生成される脂肪酸やステロイド（コレステロール）などの誘導脂質に分類される（表2.1）。また，トリグリセリドに含まれる脂肪酸は鎖長により，短鎖（炭素数2〜6），中鎖（炭素数8〜10），長鎖（炭素数12以上）に分類される。これに加えて，不飽和度（二重結合の数）の違いにより，飽和脂肪酸，一価不飽和脂肪酸，多価不飽和脂肪酸がある（表2.2）。

2.2.2. 脂質の消化・吸収

食物中に含まれる脂質の90%以上はトリグリセリドである。水に不溶であり口腔内や胃，消化管内で乳化することでリパーゼを作用させ分解が行われる。トリグリセリドは，

表2.1　脂質の分類

種　類	例	特　徴
単純脂質	トリグリセリド	主にエネルギーとして貯蔵・利用される
複合脂質	リン脂質，糖脂質	細胞膜やミトコンドリア膜の構成成分
誘導脂質	脂肪酸，コレステロール，脂溶性ビタミン	細胞膜の構成成分や生理活性物質，ビタミンとしての機能

表2.2　食品に含まれる主要な脂肪酸の分類

分類	二重結合	化合物名	略号
短鎖	飽和	酪酸	2：0
		吉草酸	5：0
		カプロン酸	6：0
中鎖		カプリル酸	8：0
		カプリン酸	10：0
長鎖		ラウリン酸	12：0
		ミリスチン酸	14：0
		パルミチン酸	16：0
		マルガリン酸	17：0
		ステアリン酸	18：0
	一価	パルミトオレイン酸	16：1（n-7）
		オレイン酸	18：1（n-9）
		エライジン酸（trans 型オレイン酸）	18：1（*trans*-9）
	二価	リノール酸*	18：1（n-6）
	三価	α-リノレン酸*	18：2（n-3）
		γ-リノレン酸	18：3（n-6）
	四価	アラキドン酸	20：4（n-6）
	五価	エイコサペンタエン酸（EPA）	20：5（n-3）
	六価	ドコサヘキサエン酸（DHA）	22：6（n-3）

＊必須脂肪酸

十二指腸で胆汁酸により乳化を受けエマルションを形成する。胆汁酸は肝臓でコレステロールから合成され，胆嚢で一旦保存され，脂質が消化管に流入することにより分泌される。エマルションを形成したトリグリセリドは，膵リパーゼにより 2-モノグリセリドと脂肪酸にまで分解される。次に，胆汁酸により 2-モノグリセリドと脂肪酸を含んだミセルが形成され，小腸上皮細胞より吸収される。吸収された脂肪酸は 1-モノグリセリドとともに小腸上皮細胞内でトリグリセリドへと再合成される（図 2.9）。ここでトリグリセリドに再合成されるのは長鎖脂肪酸のみであり，短鎖や中鎖脂肪酸は水溶性であるためグルコースやアミノ酸と同様に小腸上皮細胞から門脈中に放出され肝臓へ輸送される。

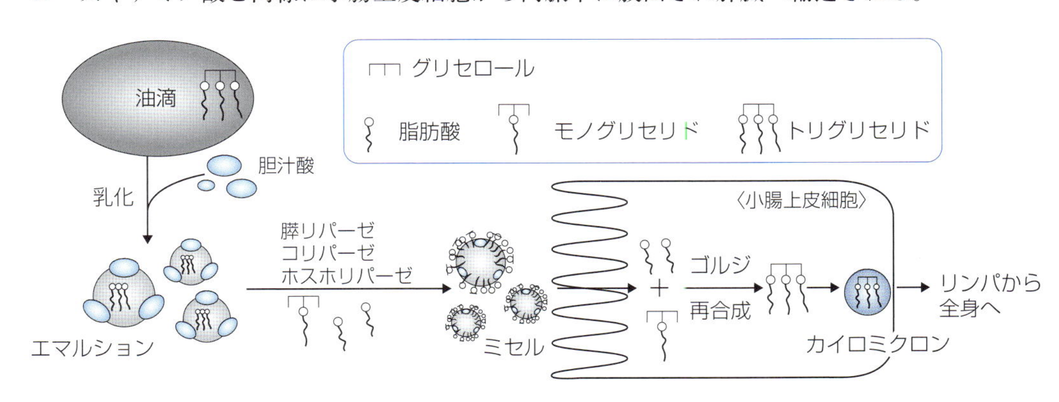

図2.9　トリグリセリドの消化・吸収機構

EPA：eicosapentaenoio acid，DHA：docosahexaenoic acid

2.2.3. 食事由来脂質の輸送

小腸上皮細胞内で再合成されたトリグリセリドはリン脂質やコレステロールとともにカイロミクロンに取り込まれたのちリンパを経由して全身へと循環される（図2.9）。カイロミクロンは，アポタンパク質，リン脂質，コレステロールから構成され，その内部に食事由来のトリグリセリドおよびコレステロールエステル（CE）を含有するリポタンパク質の1つである（図2.10）。

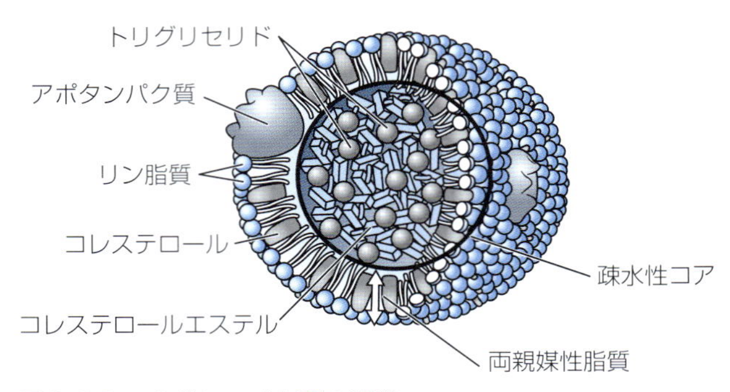

図2.10　リポタンパク質の構造

カイロミクロンは血流に乗り，小腸から吸収された脂質を各臓器（脂肪組織や骨格筋など）へと運ぶ役割をもつ。カイロミクロンにより運ばれてきたトリグリセリドは，血管内皮細胞表面に誘導されたリポタンパクリパーゼ（LPL）により，脂肪酸とグリセロールに分解される（図2.11）。脂肪組織近傍の毛細血管ではLPLにより切り出された脂肪酸は脂肪細胞に取り込まれ再びトリグリセリドに変換し貯蔵される。筋肉でも同様にLPLによりトリグリセリドから脂肪酸が切り出されるが，筋細胞に取り込まれた脂肪酸は主にエネルギー源として燃焼される。グリセロールは肝臓に取り込まれ，トリグリセリド合成や糖新生に利用される。

2.2.4. 脂質による遺伝子の発現制御

脂質に含まれる脂肪酸やコレステロール，および脂質代謝産物はシグナル分子として遺伝子の発現調節にも関与する。脂質由来の分子は核内受容体と呼ばれる転写因子に結合し，

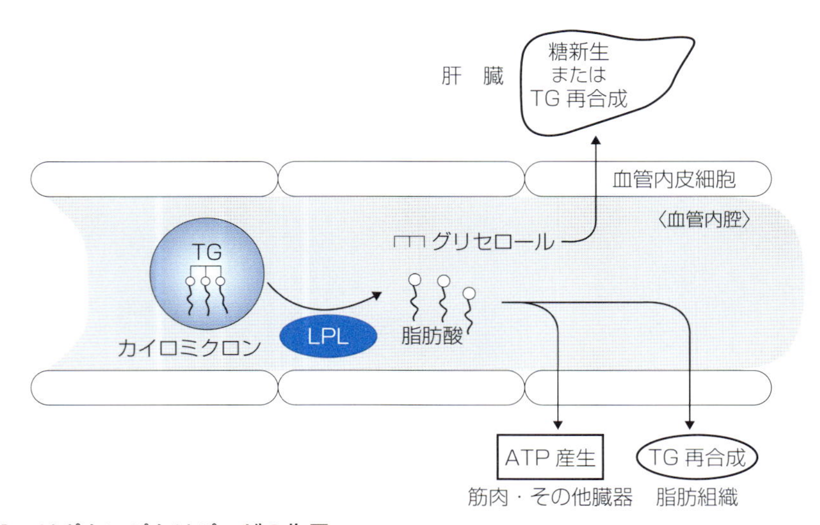

図2.11　リポタンパクリパーゼの作用

CE：cholesterol ester，LPL：lipoprotein lipase

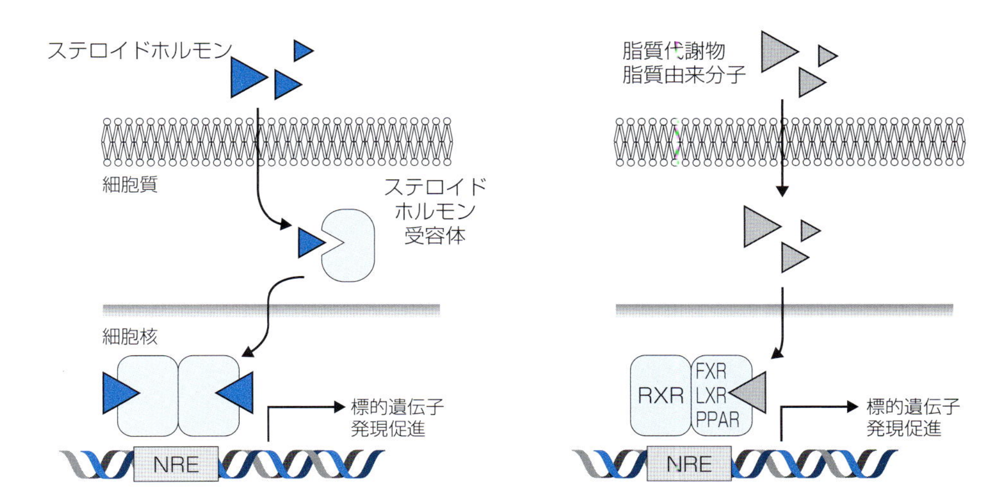

図2.12　核内受容体による遺伝子発現制御

遺伝子の発現を調節する。核内受容体は脂質由来分子およびステロイドホルモンをリガンドとし，DNA の特異的な配列に結合し，遺伝子の転写を促進する機能をもつ（図 2.12）。この特異的な DNA 配列は，遺伝子のプロモーター内に存在し，核内受容体応答配列（NRE）と呼ばれる。核内受容体ごとにその応答配列は異なるため，核内受容体ごとにその標的遺伝子が決まっている。また，核内受容体は一般的な受容体（例えばホルモンや成長因子の受容体）と異なり細胞膜に存在せず，通常細胞質または細胞核内に存在する。このため，細胞膜を通り抜けてきたリガンドは細胞内で核内受容体と結合し，細胞核内で遺伝子の転写を促進する（第 1 章参照）。

（1）PPAR

ペルオキシソーム増殖剤活性化受容体（PPAR）は細胞分化や脂質や，グルコースの恒常性維持にかかわる遺伝子の発現を制御する核内受容体である。PPAR は脂肪酸などのリガンドとの結合により核内に移行し，核内受容体の RXR とヘテロ二量体を形成し，PPAR 応答配列（PPRE）に結合する（図 2.13）。PPRE とは PPAR 標的遺伝子のプロモーター上に存在する特異的な配列（5′-AGGTCA-n-AGGTCA-3′）であり，PPAR は PPRE に結合することにより下流の標的遺伝子の転写を促進し，様々な生理機能を発揮する。

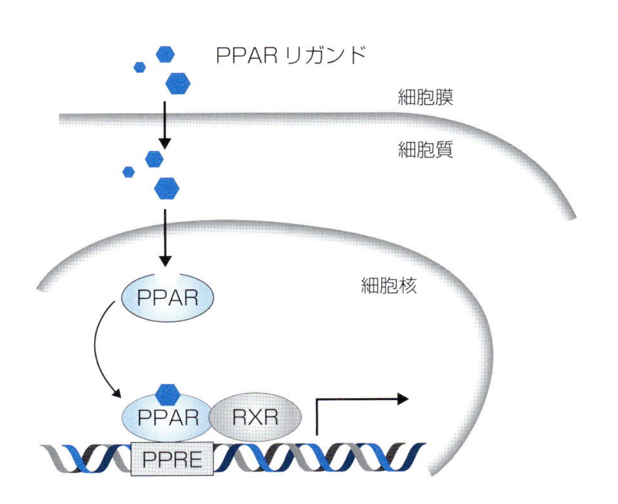

図2.13　PPAR による遺伝子発現制御

NRE：nuclear receptor response element，PPAR：peroxisome proliferator-activated receptor，FXR：farnesoid X receptor，LXR：liver X receptor，RXR：retinoid X receptor，PPRE：PPAR response element

表2.3 PPAR の発現組織，リガンドと標的遺伝子

	発現組織	リガンド	標的遺伝子と代謝経路
PPARα	肝 臓 骨格筋	飽和長鎖脂肪酸 不飽和長鎖脂肪酸 ロイコトリエン B4 フィブレート系薬剤 など	LPL β 酸化および脂肪酸輸送にかかわる分子 アポ A-Ⅰ，アポ A-Ⅱ
PPARδ	消化管 肝 臓 腎 臓 骨格筋	不飽和脂肪酸 GW501516	β 酸化および脂肪酸輸送にかかわる分子
PPARγ	脂肪組織	長鎖脂肪酸 不飽和脂肪酸 プロスタグランジン J2 チアゾリジン誘導体	脂肪酸結合タンパク質 aP2 脂肪酸輸送タンパク質 脂肪酸合成にかかわる酵素 アディポネクチン

PPAR には PPARα，PPARβ/δ，PPARγ というアイソフォーム※がこれまでに同定されている。これらはそれぞれ別の遺伝子にコードされており，組織により各アイソフォームの発現量が異なるほかに，リガンド特異性や生理機能も一部異なる。

PPARα は，主に肝臓，心筋，骨格筋，褐色脂肪組織など脂質代謝が活発な組織に発現している。または，β 酸化や脂肪酸取り込みにかかわる遺伝子の転写を誘導する（表 2.3）。

PPARα は，細胞膜では脂肪酸の取り込みに関与する脂肪酸輸送タンパク質（FATP）と脂肪酸輸送体（FAT）の発現を誘導する。さらに，β 酸化にかかわる酵素や脂肪酸のミトコンドリアへの輸送にかかわるカルニチンパルミトイル基転移酵素（CPT1）の発現も上昇させる。PPARα はこれら一連の遺伝子発現を誘導することにより，細胞の脂肪酸利用を促進する生理機能を発揮する。

PPARγ は，白色脂肪細胞にもっとも多く発現しており，次に褐色脂肪細胞に発現している。細胞膜での脂肪酸輸送に関与するタンパク質や脂肪酸生合成，トリグリセリド生合成にかかわる酵素の遺伝子発現を促進する。また，脂肪細胞の分化増殖にもかかわる転写因子である。PPARγ は過剰な脂質摂取により活性化され脂肪細胞の分化増殖を促進することにより脂肪組織の拡大を促し脂肪の貯蔵を行う。これにより，脂肪組織以外の臓器，例えば肝臓や骨格筋に脂質が蓄積しないようにしている。さらに，レプチンやアディポネ

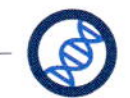
コラム

「レプチン」

レプチンは脂肪細胞より分泌されるホルモンであり，体脂肪の増加に伴い血中濃度が高まる。また，高脂質食の摂取は脂肪細胞のレプチン産生量を増加させ，長時間の絶食はレプチン血中濃度を低下させる。脂肪細胞におけるレプチンの発現は，コハク酸受容体や miRNA が関与するとされているが，不明な点が多い。レプチンは脳に作用することで食欲を抑制し，エネルギー消費を増加させることで，過度な体重増加を防ぐ作用をもつ。このため，レプチンはやせ薬として期待されたが，肥満患者ではむしろ血中レプチン濃度が高く，必ずしも有効ではないことが問題となっている。

※ アイソフォーム：構造は異なるが同じ機能をもつタンパク質。

FATP：fatty acid transport protein，CPT1：carnitine palmitoyl transferase 1

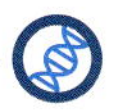 コラム

「アディポネクチン」

アディポネクチンはレプチンと同様に脂肪細胞より分泌され，インスリンの効果を高める作用（インスリン感受性向上）や血管修復，血管拡張など抗糖尿病，抗動脈硬化作用などの多様な生理作用を有する。肥満や糖尿病により血中アディポネクチン濃度が低下することが，糖尿病の一要因であると考えられている。

「bHLH 転写因子」

bHLH とは，二量体転写因子にみられるタンパク質構造である。図のように，DNA 結合するためのらせん（helix）構造（Helix 1）をもった塩基性（basic）アミノ酸残基を含む領域（basic domain）と，二量体形成に必要ならせん構造（Helix 2）およびこれらをつなぐループ構造をもった転写因子の一群である。bHLH 転写因子は酵母からヒトに至るまでの生物に存在し，性決定や神経系，筋肉の発達過程で重要な役割を果たす。

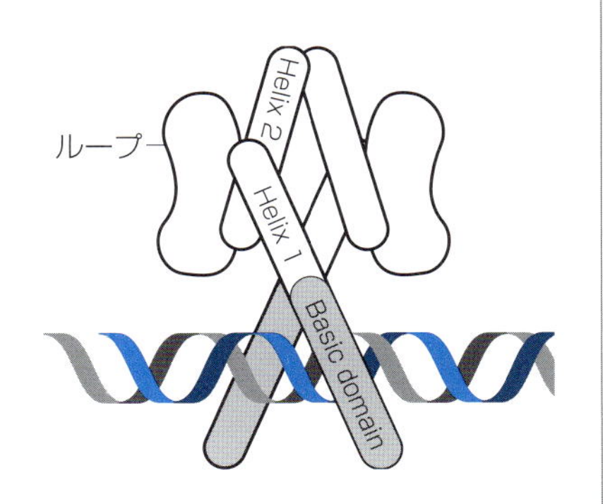

図　bHLH 転写因子の構造

クチンの分泌を促すことにより摂食抑制，インスリン感受性の向上を行っている。このように PPARγ は遺伝子発現調節を介して脂肪細胞の分化増殖をコントロールすることで体内の脂質恒常性およびグルコース恒常性の維持に貢献している。

（2）SREBP

ステロール調節配列結合タンパク質（SREBP）は，コレステロールとトリグリセリド合成を調節する核内受容体である。SREBP は bHLH 転写因子ファミリーに属し，ステロール調節配列（SRE，5′-ATCACCCCAC-3′）に結合する。SREBP には 2 つのアイソフォーム SERBP-1 および SREBP-2 が存在する。SREBP-1a と SREBP-1c は同一遺伝子にコードされるタンパク質であるが選択的スプライシングにより生じたスプライシングバリアント（変異タンパク質）であり，1a と比較して 1c は N 末端のアミノ酸が 24 残基少ない。このため，SREBP-1c は SREBP-1a と比較して転写活性が弱い。SREBP-1 は肝臓や脂肪組織など脂質代謝が活発な臓器で発現が高い一方で，SREBP-2 はどの臓器でも一様に発現がみられる。これは SREBP-1 が肝臓や脂肪組織において脂肪合成に関与し，SREBP-2 はすべての臓器，細胞種においてコレステロール合成制御に関与していることを示している。

1）SREBP によるコレステロール合成の調節

体内でのコレステロール恒常性は食品からのコレステロール摂取と，アセチル CoA からの de novo コレステロール合成，およびコレステロールを胆汁酸に変換すること

SREBP：sterol regulatory element binding protein，bHLH：basic-helix-loop-helix，
SRE：sterol regulatory element

により調節されている。

SREBP-2タンパク質は，合成されたのち小胞体膜に局在する（図2.14）。コレステロールが豊富にある環境では，SREBP-2は小胞体でコレステロールセンサーとして機能するScapとINSIGと呼ばれるタンパク質と結合し，不活性な状態として存在する。コレステロールが低下するとSREBP-2/Scap複合体はINSIGから解離しゴルジ体に移行する。ここでプロテアーゼによる分解を受け，活性型SREBPと変換される。その後，活性型SREBPは核へ移行し，コレステロール生合成にかかわる遺伝子HMG-CoA還元酵素（*HMGCR*），HMG-CoA合成酵素（*HMGCS*），メバロン酸キナーゼなどの転写を行い，コレステロール合成を促進する。

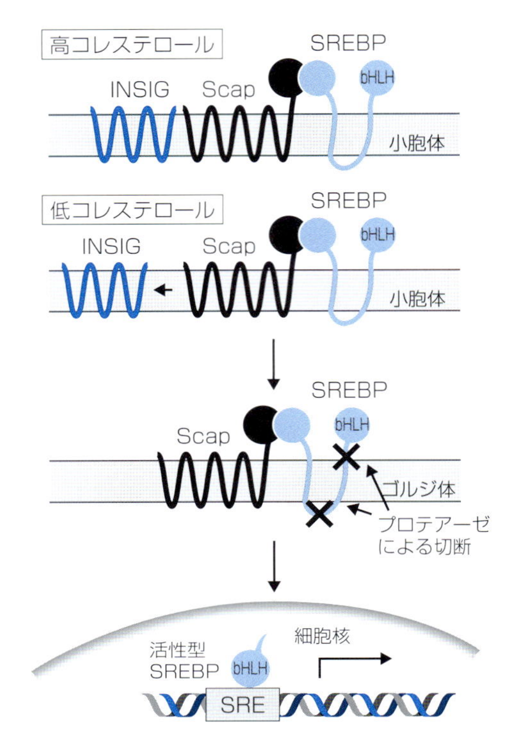

図2.14　SREBPによる遺伝子発現調節

2）インスリンによるSREBPを介した脂肪合成

肝臓においてSREBP-1はインスリン刺激により活性化され，脂肪合成にかかわる遺伝子の発現を促進する（図2.15）。インスリンはINSIG2の発現を低下させるとともにSREBP-1の発現を上昇させ，核内への移行を促進し，ピルビン酸キナーゼ（*Pklr*），脂肪酸合成酵素（*Fasn*），アセチルCoAカルボキシラーゼ（*Acac*）などの転写を促進する。ヒトの脂肪肝や肝炎にSREBPが関与していることが報告されており，SREBPの発現上昇が脂肪肝などの疾患の引き金のひとつとして考えられている。

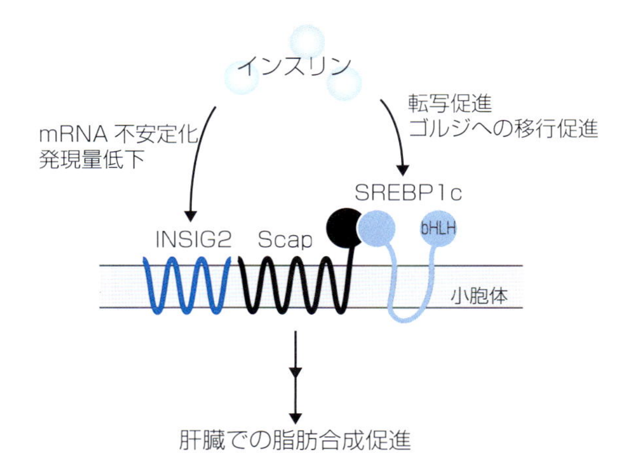

図2.15　インスリンによるSREBPを介した脂肪合成促進

Scap：SREBP-cleavage activating protein，INSIG：insulin induced gene，
HMGCR：HMG（hydroxymethylglutaryl）-CoA（coenzyme A）reductase，
HMGCS：HMG-CoA synthase

2.2.5. 胆汁酸合成によるコレステロールレベルの調節

(1) 胆　汁　酸

胆汁酸は乳化作用による脂質の消化・吸収に必要であると同時に，脂溶性ビタミンの吸収にも重要である。また，コレステロールの沈着と除去にもかかわる。胆汁酸は肝臓においてコレステロールから合成される。このため，肝臓での胆汁酸合成量の調節は体内コレステロールレベルを大きく左右し，コレステロール恒常性維持においても胆汁酸合成の調節は非常に重要な役割をもつ。

胆汁酸は，肝臓でコレステロールから一次胆汁酸と呼ばれるケノデオキシコール酸およびコール酸として合成される。その後，ケノデオキシコール酸およびコール酸はグリシンまたはタウリンと結合し，胆嚢へ蓄積される。食事摂取により胆嚢から十二指腸に排出された胆汁酸は脂質の消化・吸収を助けたのち，大部分は再吸収されて再び肝臓に戻る（胆汁酸腸肝循環）。消化管に排出された胆汁酸の一部は腸内細菌による代謝を受け，二次胆汁酸と呼ばれるリトコール酸およびデオキシコール酸となる（図 2.16）。

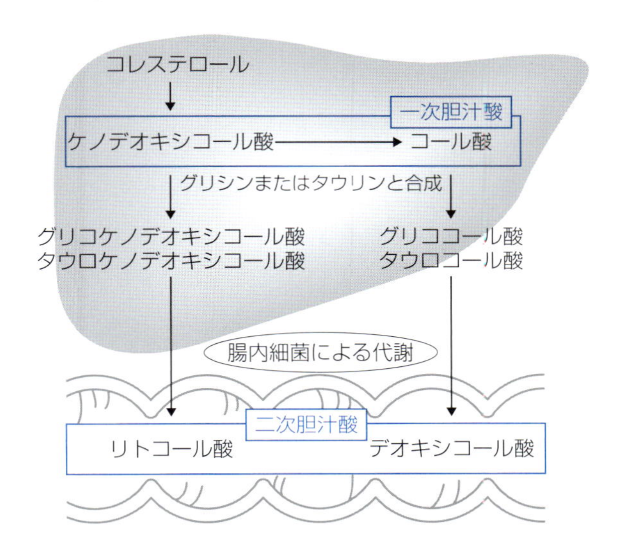

図2.16　コレステロール代謝（胆汁酸）

(2) 胆汁酸合成調節

コレステロールおよび類縁体であるオキシステロールは，核内受容体の LXR と結合することにより，胆汁酸合成の律速酵素であるコレステロール 7α 水酸化酵素（*CYP7A1* p. 41 参照）の転写を促進する（図 2.17，2.18 上段）。LXR は RXR とヘテロ二量体を形成し，コレステロールレベルが低い状態ではコリプレッサー（corepressor）と呼ばれる抑制因子と結合することにより不活性な状態にある。リガンドであるコレステロールと結合することによりコアクティベーター（coactivator）と呼ばれる活性化因子を誘引し，活性化状態と

LXR：liver X receptor，RXR：retinoid X receptor，CYP7A1：cytochrome P450 7A1

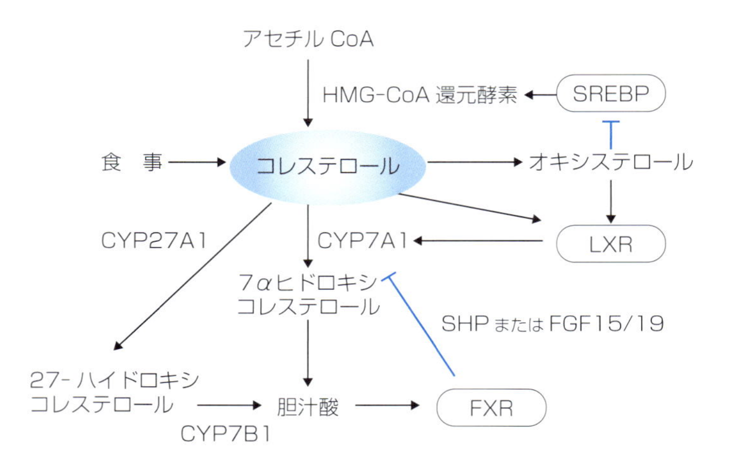

図2.17　胆汁酸合成の概略

なる。活性化されたLXRはCYP7A1の転写を促進し，コレステロールからの胆汁酸合成を促進する（ただし，この反応はマウスでしか確認されていない）。また，オキシステロールはコレステロール合成にかかわるSREBP2を阻害する。また，LXRはCYP7A1のみならず様々な臓器や細胞でATP結合カセットタンパク質A1（ABCA1）やリポタンパク質などのコレステロール輸送にかかわるタンパク質の転写を促進する。これにより体内の過剰なコレステロールを肝臓へ運び，胆汁酸に変換する。それとともに，消化管からのコレステロール吸収を抑制することで体内のコレステロール恒常性維持に寄与している。

胆汁酸は肝臓でFXRと結合し，SHPと呼ばれるタンパク質合成を促進する（図2.18下段）。SHPはCYP7A1の転写を阻害することにより胆汁酸合成を阻害する。また，小腸上皮細胞で胆汁酸はFXRとともに線維芽細胞増殖因子（FGF）15/19の産生を促進する。FGF15/19は，血流に乗り肝臓で作用することにより胆汁酸合成を抑制する（図2.17）。

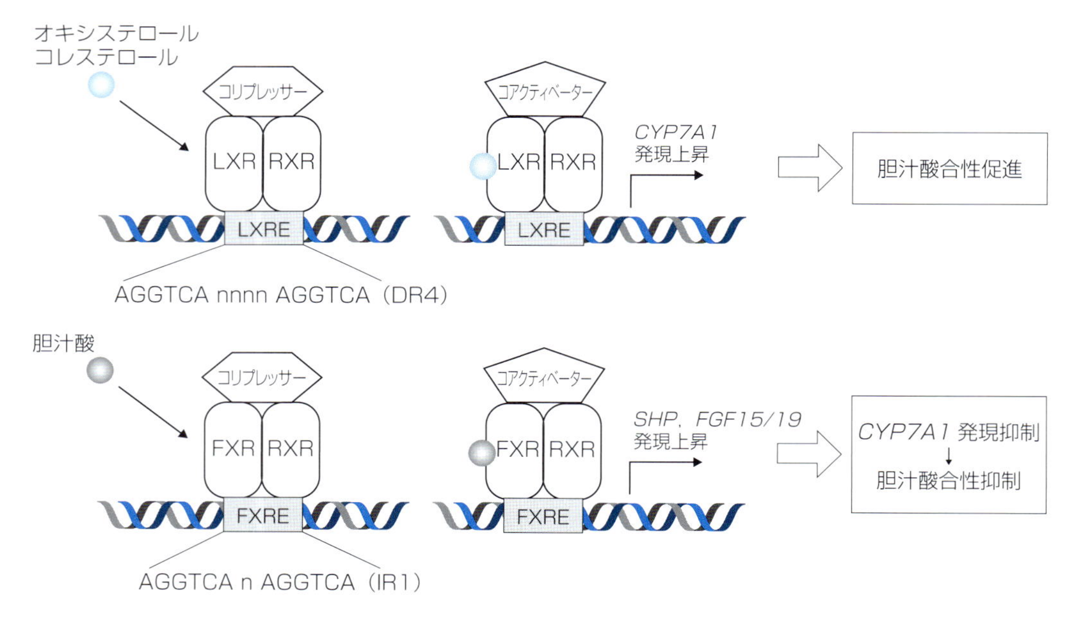

図2.18　コレステロールおよび胆汁酸による遺伝子発現調節

ABCA1：ATP-binding cassette protein A1，SHP：small heterodimer partner，
FGF：fibroblast growth factor

2.3. アミノ酸

［学習のポイント］
- アミノ酸の種類と性質
- タンパク質の材料となるアミノ酸
- アミノ酸から合成される分子の種類と役割

アミノ酸とは，分子内にカルボキシ基（-COOH）とアミノ基（$-NH_2$）の両方をもつ有機化合物である。天然には多数のアミノ酸が存在し，その多くはα-アミノ酸である。アミノ酸の特徴は側鎖で決まる。タンパク質の構成要素になる20種のアミノ酸は，標準アミノ酸と呼ばれる（図2.19）。

アミノ酸同士がペプチド結合することで一本の鎖となり，タンパク質を形成する（第1章図1.4参照）。

2.3.1. 生体内タンパク質としてのアミノ酸

ヒトは食間期の血糖値維持のために，生体内タンパク質（体タンパク質）の分解で生じる一部のアミノ酸を利用して糖新生を行う。この反応過程でアミノ酸のアミノ基が邪魔となる。アミノ基はアンモニアとなり，尿素に変換されて体外に排泄される。ヒトは減少したアミノ酸を補給しなければならない。食事で摂取したタンパク質は消化器官から分泌されるいくつかのタンパク質分解酵素によって分解される。生じたペプチドもしくはアミノ酸は，小腸吸収上皮細胞で輸送担体を介して細胞内に流入する。門脈を介して肝臓を経由し，血流によって全身に運ばれる。

1日の単位でみると，分解で減少した体タンパク質と同量のタンパク質が合成されており，体タンパク質は一定量が保たれている動的平衡状態にある。合成に利用されるアミノ酸は，食事由来（外因性）と生体由来（内因性）どちらのアミノ酸も区別されない。また，分解した体タンパク質以上のタンパク質を摂取した場合は，アミノ酸の異化（分解）が亢進して排泄する尿素量が増加することで体タンパク質量は一定に保たれる。

分岐鎖アミノ酸（BCAA）の1つであるロイシンは，タンパク質の合成を促進し，分解を抑制する。そのメカニズムとして，細胞内のロイシン濃度の増加により，ロイシンが翻訳開始のきっかけになる哺乳類ラパマイシン標的タンパク質（mTOR）複合体を活性化すること，ロイシンからアミノ基が外れたα-KICもしくはロイシンが翻訳開始因子複合体の形成を促進すること，α-KICの酸化物であるβ-Hydroxy-β-methylbutyrateがmTOR複合体の活性化する可能性も報告されている。

BCAA：branched chain amino acid，mTOR：mammalian target of rapamycin complex，α-KIC：α-ketoisocaproate，

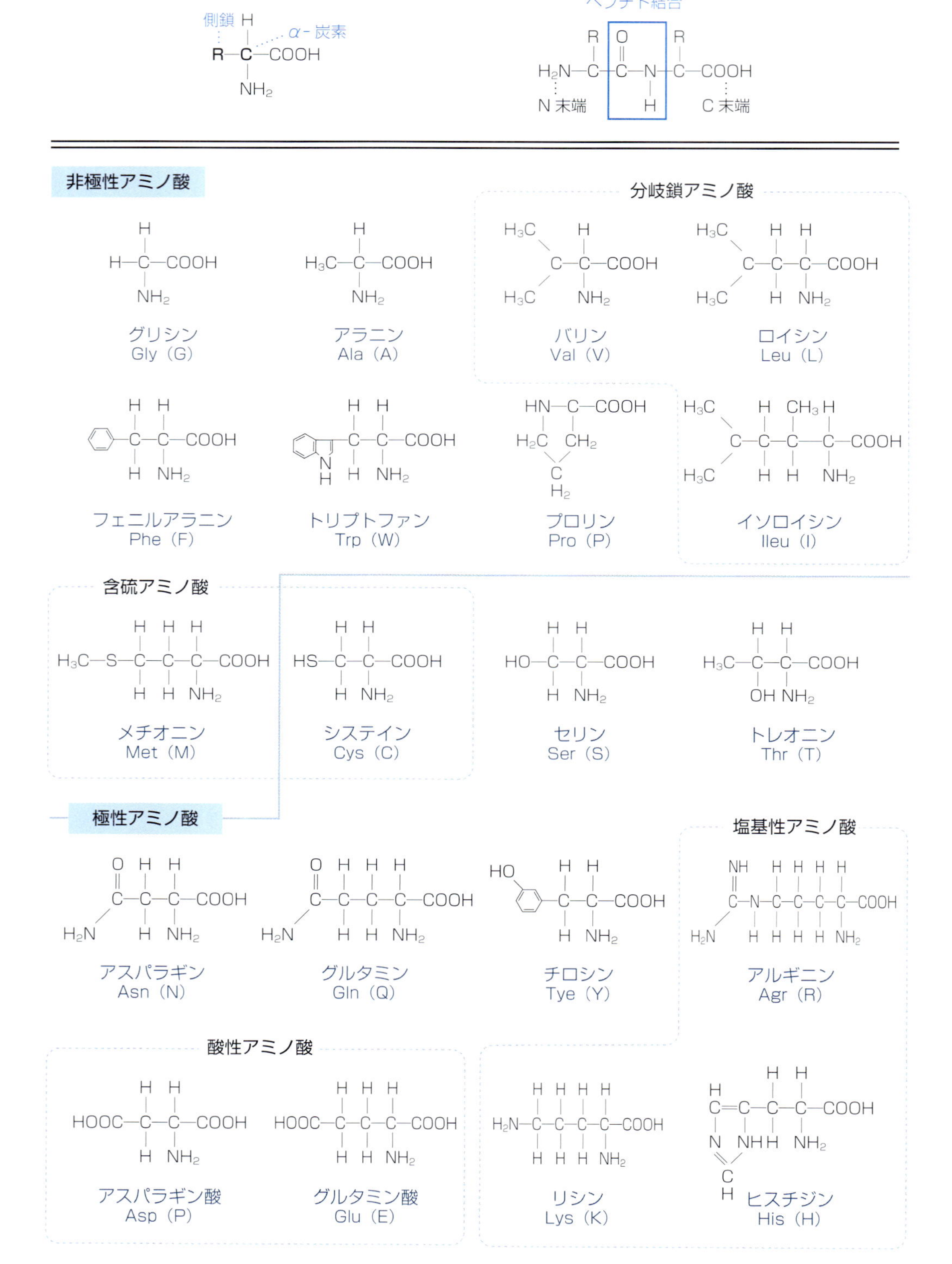
側鎖
α－炭素
ペプチド結合
N末端
C末端
非極性アミノ酸
分岐鎖アミノ酸
グリシン
Gly（G）
アラニン
Ala（A）
バリン
Val（V）
ロイシン
Leu（L）
フェニルアラニン
Phe（F）
トリプトファン
Trp（W）
プロリン
Pro（P）
イソロイシン
Ileu（I）
含硫アミノ酸
メチオニン
Met（M）
システイン
Cys（C）
セリン
Ser（S）
トレオニン
Thr（T）
極性アミノ酸
塩基性アミノ酸
アスパラギン
Asn（N）
グルタミン
Gln（Q）
チロシン
Tye（Y）
アルギニン
Agr（R）
酸性アミノ酸
アスパラギン酸
Asp（P）
グルタミン酸
Glu（E）
リシン
Lys（K）
ヒスチジン
His（H）

図2.19　標準アミノ酸

2.3.2. アミノ酸から生じる分子

(1) 神経伝達物質

神経細胞の接合部であるシナプスにおいて，上位にある前シナプス膜から様々な分子が放出される。グルタミン酸は興奮性の分子の1つであり，後シナプス膜上のNMDA型グルタミン酸受容体やAMPA型グルタミン酸受容体に作用して細胞膜を脱分極する。グリシンはγ-アミノ酪酸（GABA）と同様に抑制性の分子の1つである。

アミノ酸から多様な分子が生まれ，それぞれ生体で重要な機能を発揮している。脱炭酸反応によって，トリプトファンからセロトニンやメラトニン，チロシンからドーパミン，グルタミン酸からGABAなどが生じる。

(2) S-アデノシルメチオニン

メチオニンから生じるS-アデノシルメチオニンは，メチル基供与体として重要である。供与されるメチル基は，カルニチン，クレアチン，エピネフリン，ホスファチジルコリン，スペルミンなどである。これらは多様な分子の産生に必要であり，DNAやタンパク質のメチル化にも利用される。メチル基を供与したメチオニンはS-アデノシルホモシステインとなり，ホモシステインとなる。ホモシステインの再メチル化反応によってメチオニンが再生される。

(3) 一酸化窒素

アルギニンから一酸化窒素合成酵素（eNOS）によって一酸化窒素（NO）とシトルリンが産生される。NOは，細胞内で可溶性グアニル酸シクラーゼ（GC）を活性化しグアノシン三リン酸（GTP）を環状グアノシン3′,5′一リン酸（cGMP）に変換する。cGMPはcGMP依存性タンパク質リン酸化酵素などを活性化して，血管拡張作用や血小板凝集阻害作用など様々な影響を及ぼす。

参考文献

・Trudy M, James RM. 著，市川厚監修，福岡伸一監訳：マッキー生化学〔第6版〕，化学同人，2018.

NMDA：*N*-methyl-D-aspartate，AMPA：α-amino-3-hydroxy-5-methyl-4-isoxazolepropionate，GABA：gamma-amino butyric acid，NO：nitric oxide，eNOS：endothelial nitric oxide synthase，GTP：guanosine triphosphate，GMP：guanosin monophosphate，cGMP：cyclic guanosine monophosphate

2.4. ビタミン

［学習のポイント］
- 13種のビタミンの名称と機能
- ビタミンによる遺伝子発現調節
- 抗酸化ビタミンの機能
- メチオニンサイクル・葉酸サイクルにかかわるビタミンの機能

2.4.1. ビタミンとは

ビタミンは糖質，脂質，タンパク質，ミネラルに続いて，20世紀初頭に発見された必須栄養素である。それぞれの発見は，それぞれの欠乏によって重篤な欠乏症などを発症することに対する治療法の探索によって成し遂げられた。

現在のビタミンの定義は，人体において，①微量または極微量で生理活性を有すること，②生合成ができない，または，健康を維持するための必要量が生合成できないこと，③健康維持のため日々の食事から摂取しなければならないこと，である。

ビタミンの命名は，その発見順にアルファベットと数字の組み合わせによって表記されているが，それぞれに固有の化合物名を有する。また，発見後に重複や前述のビタミンとしての定義を満たさないなどの理由によって欠番となったものも多数あり，現在は13種がビタミンとして取り扱われている。それぞれの名称，主たる供給源，生理機能，そして欠乏症および過剰症を表2.4にまとめた。名称はアルファベットと数字の組み合わせ，その化合物名を，特に日本において用いられる主たる名称を最初に記載しているが，海外においては，異なる表記がされる場合もあることから，アルファベットと数字の組み合わせとともに化合物名を理解することが必要である。

ビタミンの摂取不足（それぞれのビタミンが摂取できずに体内から枯渇した場合，欠乏症を呈するが健康維持のための充分量を摂取できない場合）によっても，様々な健康上の障害，特に一生涯にわたる障害を生じることもある。そのため，各国において，ビタミンの摂取基準が設けられている。表2.5は「日本人の食事摂取基準（2020年版）」における成人（18～29歳）の摂取推奨量または目安量，耐用上限量である。前述のように摂取不足による健康上の問題に加えて，一部のビタミン，特に脂溶性ビタミンにおいては過剰摂取による健康上の障害（中毒）を生じることもある点に留意が必要である。また，一般に摂取基準においては，性別，年齢，身体の状況によって求められる摂取量が異なる。詳細は「日本人の食事摂取基準」を参照されたい。

本項では従来の欠乏症やビタミンの吸収と代謝ではなく，注目されているビタミンの分子生物学的研究成果とその課題を概説する。

表2.4　ビタミンの供給源と生理機能および欠乏症と過剰症

	名　称	主な供給源	生理機能	欠乏症・過剰症
脂溶性	ビタミンA（レチノール）	動物性食品（豚や鶏のレバー，うなぎ など）※プロビタミンA（ビタミンA前駆体）として，にんじん，ほうれんそうなどの緑黄色野菜	ロドプシン（網膜の光受容色素）の生成 上皮の完全性 ライソゾームの安定性 糖タンパク質の合成	欠乏：夜盲症，毛包性の過角化，眼球乾燥症，角膜軟化症，幼児における高い罹患率および死亡率 過剰：頭痛，皮膚剥離，肝脾腫，骨肥厚，頭蓋内圧亢進，乳頭浮腫，高カルシウム血症
	ビタミンD（コレカルシフェロール，エルゴカルシフェロール）	魚類（さけ，さんま，ぶりなど），きのこ類，鶏卵 など	カルシウム・リンの吸収 骨の石灰化と修復 カルシウムの尿細管再吸収 インスリン分泌促進，甲状腺機能や免疫機能の改善，自己免疫疾患のリスク軽減	欠乏：くる病（ときにテタニーを伴う），骨軟化症 過剰：高カルシウム血症，食欲不振，腎不全，異所性石灰化
	ビタミンE（α-トコフェロール，その他のトコフェロール）	西洋かぼちゃ，うなぎ，めかじき，アーモンド など	細胞内抗酸化物質 生体膜におけるフリーラジカルスカベンジャー	欠乏：赤血球溶血，神経症状 過剰：出血傾向
	ビタミンK（フィロキノン，メナキノン）	納豆，ほうれんそう，こまつな，ブロッコリー，鶏肉 など	プロトロンビン，他の凝固因子，および骨タンパク質の生成	欠乏：プロトロンビンおよび他の因子の欠乏による出血，骨量減少
水溶性	ビタミンB_1（チアミン）	豚肉，うなぎ，べにさけ など，玄米や発芽玄米のように精製されていない穀類	炭水化物・脂質・アミノ酸・グルコース・アルコールの代謝の補酵素 中枢および末梢神経細胞の機能 心筋機能	欠乏：脚気（末梢神経障害，心不全），ウェルニッケ-コルサコフ症候群
	ビタミンB_2（リボフラビン）	レバー，うなぎ，ぶり，納豆，牛乳 など	補酵素として，炭水化物およびタンパク質の代謝 粘膜の完全性	欠乏：口唇炎，口角炎，角膜の血管新生
	ナイアシン【ビタミンB_3】（ニコチン酸，ニコチン酸アミド）	玄米，落花生，鶏むね肉，かつお，まぐろ など	補酵素として，酸化還元反応，炭水化物および細胞代謝に重要	欠乏：ペラグラ（皮膚炎，舌炎，消化管および中枢神経系機能障害） 過剰：紅潮
	ビタミンB_6（ピリドキシン，ピリドキサール，ピリドキサミン）	豚ヒレ肉，まぐろ，バナナ，玄米，さつまいも など	補酵素として，アミノ酸代謝，脂質代謝，核酸の生合成	欠乏：けいれん，貧血，神経障害，脂漏性皮膚炎 過剰：末梢神経障害
	ビタミンB_{12}（コバラミン）	動物性食品（レバーや肉類，牛乳，乳製品 など）	赤血球の成熟 神経機能 DNA合成，ミエリンの合成および修復	欠乏：巨赤芽球性貧血，神経症状（錯乱，錯感覚，運動失調）
	葉　酸【ビタミンB_9】	レバー，枝豆，ほうれんそう，ブロッコリー，グリーンアスパラガス など	赤血球の成熟 プリン・ピリミジン・メチオニンの合成 胎児の神経系の発達	欠乏：巨赤芽球性貧血，神経管の先天異常
	パントテン酸【ビタミンB_5】	レバー，鶏むね肉，納豆，玄米，アボカド など	補酵素として，酸化還元反応	欠乏：知覚の異常，激痛，麻痺や副腎皮質や消化管などの臓器の機能不全，成長停止
	ビオチン【ビタミンB_7】	レバー，鶏卵，落花生，アーモンド，ブロッコリー，納豆 など	補酵素として，糖新生，アミノ酸代謝，脂肪酸合成に重要	欠乏：皮膚炎，神経症状
	ビタミンC（アスコルビン酸）	野菜（トマト，ブロッコリー，ピーマン），果物（柑橘類，いちご），いも類 など	コラーゲンの生成 骨および血管の健全性 カルニチン・ホルモン・アミノ酸の生成 創傷治癒	欠乏：壊血病（出血，動揺歯，歯肉炎，骨の異常）

表2.5　各ビタミンの成人（18～29歳）における推奨量（または目安量）と耐容上限量

栄養素	男　性		女　性	
ビタミンA （μg RAE/日）	推奨量	耐容上限量	推奨量	耐容上限量
	850	2,700	650	2,700
ビタミンD （μg/日）	目安量	耐容上限量	目安量	耐容上限量
	8.5	100	8.5 （妊婦，授乳婦も同じ）	100
ビタミンE （mg/日）	目安量	耐容上限量	目安量	耐容上限量
	6	850	5 妊婦　6.5 授乳婦 7.0	650
ビタミンK （μg/日）	目安量		目安量	
	150		150（妊婦，授乳婦も同じ）	
ビタミンB_1 （mg/日）	推奨量		推奨量	
	1.4		1.1 妊婦，授乳婦（付加量）0.2	
ビタミンB_2 （mg/日）	推奨量		推奨量	
	1.6		1.2 妊婦（付加量）　0.3 授乳婦（付加量）0.6	
ナイアシン （mg NE/日）	推奨量	耐容上限量	推奨量	耐容上限量
	6	850	5 妊婦（付加量）　0 授乳婦（付加量）3	650
ビタミンB_6 （mg/日）	推奨量	耐容上限量	推奨量	耐容上限量
	1.4	55	1.1 妊婦（付加量）　0.2 授乳婦（付加量）0.3	45
ビタミンB_{12} （μg/日）	推奨量		推奨量	
	2.4		2.4 妊婦（付加量）　0.4 授乳婦（付加量）0.8	
葉　酸 （μg/日）	推奨量	耐容上限量	推奨量	耐容上限量
	240	900	240 妊婦（付加量）　240 授乳婦（付加量）100	900
パントテン酸 （mg/日）	目安量		目安量	
	5		5 妊婦　　5 授乳婦　6	
ビオチン （μg/日）	目安量		目安量	
	50		50	
ビタミンC （mg/日）	推奨量		推奨量	
	100		100 妊婦（付加量）　10 授乳婦（付加量）45	

RAE：レチノール活性当量，NE：ナイアシン当量
（厚生労働省：日本人の食事摂取基準（2020年版），2019．を参考に著者作成）

RAE：retinol activity equivalents，NE：naiacin equivalent

2.4.2. 核内受容体を介するホルモン様作用を有するビタミン

脂溶性ビタミンであるビタミンAとビタミンDは，ともに各々細胞内に移行した後，それぞれの核内受容体であるレチノイン酸受容体（RAR）とビタミンD受容体（VDR）に結合して転写因子として機能する。各吸収と代謝，核内受容体としての機能を概説する。

（1）ビタミンA

ビタミンAは，レチノール（retinol）として存在している。レチノールは，動物性食品に多く含まれており，体内でレチナールに変換され，視覚の正常な機能や細胞の成長・分化に関与する。カロテノイド（carotenoid）は植物性食品に豊富に含まれ，中でもβカロテンはもっともよく知られている。βカロテンは体内でレチノールに変換され，ビタミンAとしての機能を果たす（図2.20）。

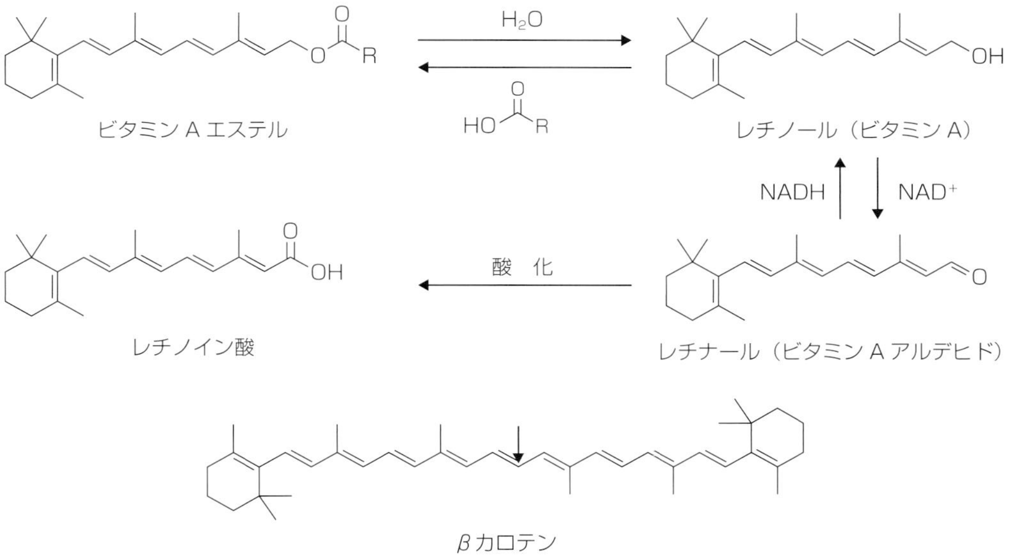

図2.20　ビタミンAとβカロテン

● 吸収と代謝 ●　ビタミンAは脂溶性ビタミンであるため，脂質と一緒に摂取すると吸収が促進される。食品中のビタミンAは，小腸で脂質とともに胆汁酸に結合してミセルとなる。このミセルを介して，小腸の上皮細胞に取り込まれ，レチノール結合タンパク質（RBP）と結合する。RBPはビタミンAを運ぶための輸送タンパク質であり，肝臓やほかの組織への移動を補助する。輸送されたビタミンAは主に肝臓に貯蔵されてからレチノールに変換され，長期的な貯蔵として利用される。さらに，ビタミンAは肝臓からRBPと結合して血液中に放出される。RBPはビタミンAと結合している間，ビタミンAを安定化させ血液中での輸送を可能にする。RBPによって運ばれたビタミンAは，細胞内のRBPに取り込まれ，様々な組織で利用される。ビタミンAの輸送には，脂質と

RAR：retinoic acid receptor，**VDR**：vitamin D receptor，**RBP**：retinol binding protein

の結合，RBP やほかの輸送タンパク質の働きが重要である。これにより，ビタミン A は吸収・貯蔵され，体内の様々な組織に供給される。

（２）ビタミン D

ビタミン D は植物由来のビタミン D_2（エルゴカルシフェロール，ergocalciferol）と動物性食品やコレステロールから合成されるビタミン D_3（コレカルシフェロール，cholecalciferol）が存在する。ビタミン D_2，D_3 ともに前駆体であり，紫外線によって生成されることが知られている。ビタミン D は肝臓と腎臓で代謝される。最終的に活性形態である 1,25-ジヒドロキシビタミン D（1,25$(OH)_2$D）に変換され，情報伝達として機能する（図 2.21）。ビタミン D の主な役割は，カルシウムとリンの吸収と代謝の調節である。また，免疫機能の調節や細胞の成長，炎症の制御など，ほかの様々な生理的プロセスに関与することが知られている。ビタミン D の欠乏は，骨の健康障害であるくる病や骨軟化症のリスクを高める可能性がある。一方，過剰摂取は，カルシウムの異常な吸収や代謝に関連した健康問題を引き起こす場合がある。ビタミン D の摂取量は，個人の年齢，性別，健康状態などによって異なるため，適切な摂取が重要である。

ビタミン D の主要な合成経路は，皮膚が紫外線 B（UVB）にさらされることによる合成である。UVB は，皮膚の 7-デヒドロコレステロール（7-DHC）をビタミン D_3 に変換するため，日光を浴びる時間が重要な因子である。

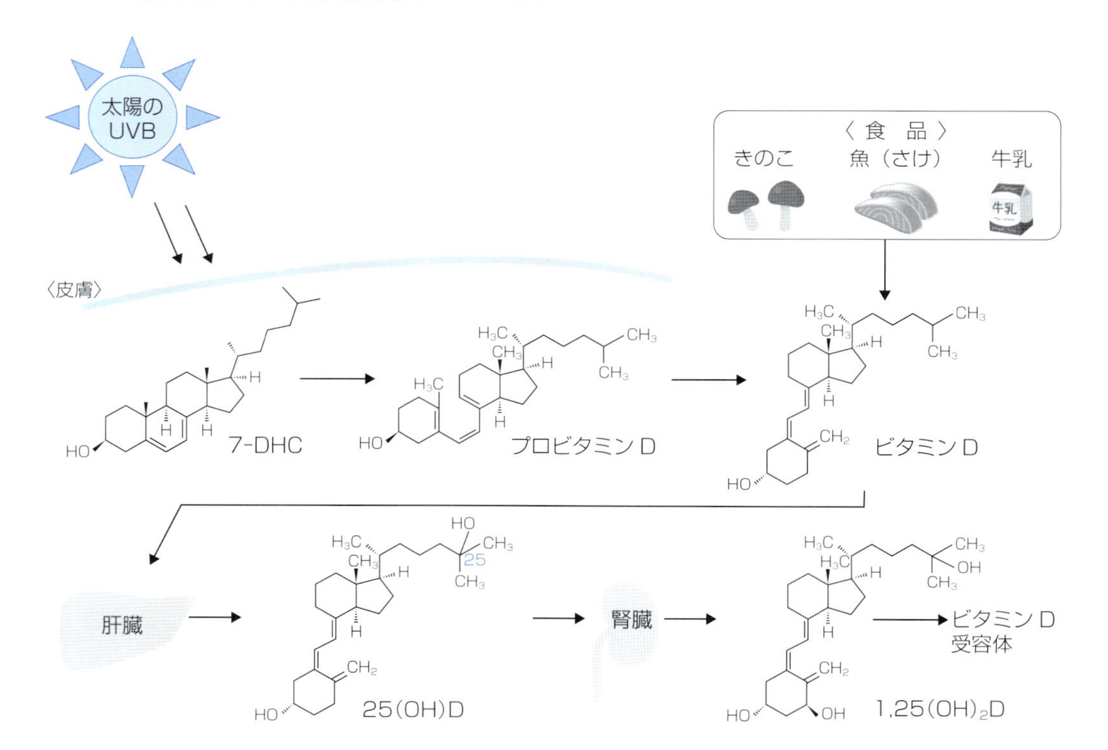

図2.21　ビタミン D の代謝

1,25$(OH)_2$D：1,25-Dihydroxyvitamin D，7-DHC：7-dehydrocholesterol

● 吸収と代謝 ● ビタミンDは脂溶性ビタミンであるため，脂質と一緒に摂取することで吸収が促進し，小腸の上皮細胞で取り込まれて血液中に放出される。また，肝臓で25-ヒドロキシビタミンD（25(OH)D）に代謝され，血液中で主な貯蔵形態として存在する。25(OH)Dは腎臓で1,25(OH)$_2$Dに変換される。1,25(OH)$_2$Dは最終的な活性形態であり，カルシウムとリンの吸収と代謝を調節する（図2.21）。ビタミンDは腸管でのカルシウムとリンの吸収を促進し，骨の健康維持に重要な役割を果たす。

ビタミンDの代謝は，水酸化酵素（CYPs※）によって制御される。この過程は，ビタミンDの血中濃度や体内のカルシウムレベルに応じて調節され，肝臓や腎臓で働く酵素が関与しており，適切なビタミンDレベルを維持するために重要である。

2.4.3. 核内受容体と遺伝子発現

レチノイン酸受容体（RAR）は，ビタミンA（レチノール）の代謝物であるレチノイン酸（RA）に結合して働く転写因子である。RARは細胞内に存在し，RAと結合することで，特定の遺伝子の発現を制御する（図2.22）。

RARにはα，β，γなどが存在しており，これらの受容体は核内受容体ファミリーに属し，RAによって活性化される。RAが細胞内に入りRARと結合し，レチノイン酸-レチノイン酸受容体（RA-RAR）複合体を形成するとDNA上の特定の領域で特異的な遺伝子配列であるレチノイン酸応答配列（RARE）に結合する。RA-RARの結合は，遺伝子発現の制御に関与する。具体的には，それらがRAREに結合することで，遺伝子の転写を促進または抑制するための制御タンパク質や共役因子を集約し，これにより，特定の遺伝子

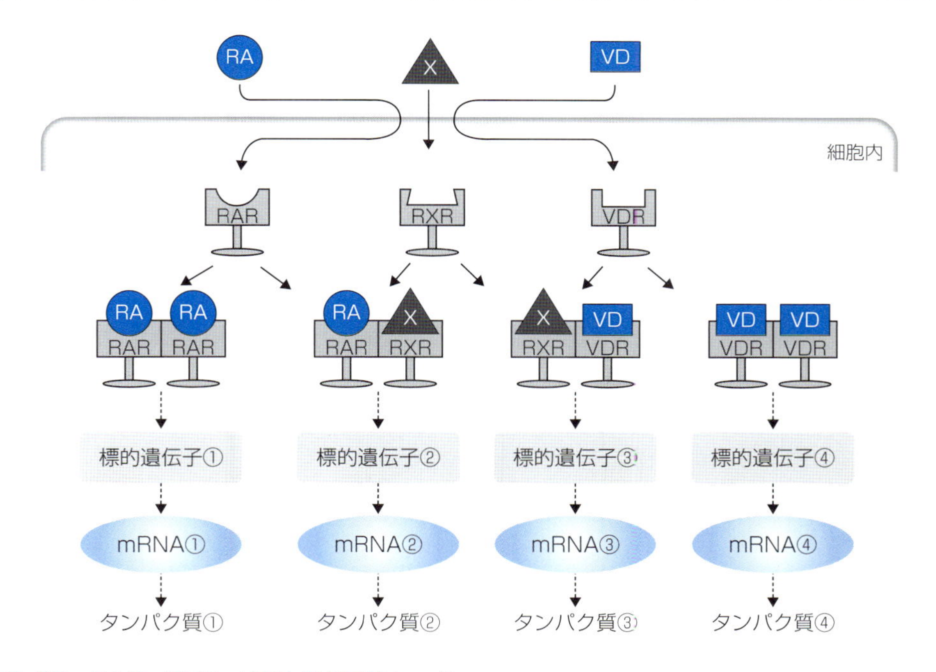

図2.22 RAR，RXR，VDRのクロストーク

※ CYPs（シトクロムP450：cytochrome P450）：活性部位にヘムを有する酸化還元酵素ファミリー。肝臓において生体外物質の解毒を行うとともに，ステロイドホルモンの生合成，脂肪酸の代謝等に関与する。

25(OH)D：25-hydroxyvitamin D，RA：retinoic acid

の発現が調節され，細胞の分化，成長，および機能に重要な役割を果たすことが知られている。

ビタミンＤの最終的な活性形態である$1,25(OH)_2D$は，VDRと結合して転写因子として機能する。$1,25(OH)_2D$は細胞内に入りVDRと結合し複合体となる。この複合体は，特定のDNA領域であるビタミンＤ応答配列（VDRE）に結合することで，特定の遺伝子の発現が調節される。VDREは遺伝子のプロモーター領域に存在し，ビタミンＤ応答遺伝子の転写を制御する。ビタミンＤによる転写調節は，カルシウムとリンの代謝に関与する遺伝子の制御において特に重要である。ビタミンＤは，カルシウムとリンの吸収を促進するために特定の遺伝子の転写を活性化することで，骨形成，骨代謝，免疫応答，細胞増殖などの生理的なプロセスを調節する。

一方，ビタミンＡやＤに直接結合しない別の核内受容体である，PPAR，TRなどとのヘテロ二量体を形成するRXRが存在する。RAR，VDRとRXRは，ビタミンＡとＤのシグナル伝達経路において相互作用し，共同作用することで特定の遺伝子の発現を制御する。そのため，RAや$1,25(OH)_2D$が細胞内に入ると，これらはRARやVDRと結合し，さらにRXRとも結合してヘテロ二量体を形成する。このヘテロ二量体は，RAREやVDREなどのDNA上の特定の領域に結合し，さらに共役因子との相互作用を通じて転写制御を調節する。共役因子は，転写を促進または抑制するための補助的なタンパク質や転写因子であり，ヘテロ二量体の組み合わせと共役因子の組み合わせによって，様々な遺伝子の転写を制御する。すなわち，ホモ二量体による遺伝子発現制御に加えて，ヘテロ二量体による複雑なクロストークによって，ビタミンＡとＤによるシグナル伝達は生体機能の制御に関与している。

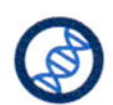
コラム

「水溶性ビタミンと遺伝子発現」

本項において脂溶性ビタミンであるビタミンＡとビタミンＤによる遺伝子発現制御について解説したが，近年，水溶性ビタミンによる遺伝子発現制御に関する知見が増えている。例えば，ビタミンB_6の活性型であるピリドキサールリン酸（PLP）はステロイドホルモン受容体やある種の転写因子に作用することによって遺伝子発現の調整に関与する。ビタミンB_{12}はmiRNAの発現を介することで肥満細胞による炎症を抑制することが示された。また，ビタミンＣはコラーゲンタンパク質の合成過程での寄与に加えて，コラーゲン遺伝子の発現に作用し，その転写を活性化させ，またコラーゲンmRNAの分解を抑制することを通じて，コラーゲンの安定化に重要な役割を果たしている。

2.4.4.　抗酸化機能を有するビタミン

（１）ビタミンＣ

ビタミンＣは，水溶性ビタミンで，アスコルビン酸（ascorbic acid）とも呼ばれる（図2.23）。

RARE：retinoic acid response element，VDRE：vitamin D response element，
TR：thyroid hormone receptors

強力な抗酸化物質であり，体内の酸化ストレスや活性酸素種※（ROS）から細胞を保護する。これにより細胞や組織のダメージを軽減し，免疫機能の維持や疾病の予防に寄与する。皮膚，骨，軟骨，血管などの結合組織の主要な成分であり，組織の健康と強度を維持するコラーゲンの合成に重要な役割を果たす。また，ビタミンCは免疫機能をサポートし，感染症や炎症に対する抵抗力を高める。さらに，免疫細胞の活性化や抗体の生成に関与し，免疫系の正常な機能維持に貢献する。近年は，様々なアスコルビン酸誘導体が開発されている。例えば，抗酸化作用をもちながら，脂質中に溶けやすく細胞膜や脂肪組織に取り込まれやすい性質があるアスコルビルパルミテートは，脂溶性のビタミンC誘導体としてサプリメントや化粧品など様々なものに使用されている。

図2.23　ビタミンC

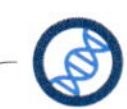 コラム

「ヒトの進化とビタミンC」

イヌやネコなど多くの哺乳類はグルコースからビタミンC（アスコルビン酸）を生合成できる。すなわち，それら多くの哺乳類にとってアスコルビン酸はビタミンではない。アスコルビン酸を生合成できないのは，ヒト，サル，モルモットと果物を主食とするコウモリ（フルーツバット）である。ヒトとサル，モルモットはアスコルビン酸生合成の最終段階にあたるL-グロノラクトン酸化酵素（GLO）活性を失っている。また，ヒトとサルではGLOに類似した遺伝子（偽遺伝子）を有していることから，その進化の過程において，*GLO*遺伝子に変異が生じ，その機能を消失したと考えらる。一方で，ビタミンC欠乏により壊血病のような重篤な症状が現れるこ。このとから，ヒトの進化の過程において，*GLO*遺伝子の機能を喪失してから，現在までの間，アスコルビン酸を日常的に食事から摂取できる生活環境にあるといえる。もし地球環境の変化によって，食事からアスコルビン酸を摂取できない環境になるとヒトは生きていけない。

（2）ビタミンE

ビタミンEは，主にα-トコフェロール（α-tocopherol），β-トコフェロール（β-tocopherol），γ-トコフェロール（γ-tocopherol），δ-トコフェロール（δ-tocopherol）である（図2.24）。

α-トコフェロールは，もっとも一般的で生物学的に活性な形態である。植物性や動物性食品に広く存在する。β-トコフェロールは植物性食品に含まれ，生物学的な活性はα-トコフェロールよりも低いとされている。γ-トコフェロールは，特に穀物や堅果類に多く含まれ，そのほかの形態よりも抗酸化活性が高いとされている。δ-トコフェロールは，ほかのビタミンE形態と比較して含有量が低いことが報告されている。

ビタミンEは通常の食事から摂取することができるが，特定の状況（脂質吸収障害，腸の疾患，脂質摂取制限など）では，摂取が制限される可能性がある。また，過剰摂取も問題

※ 活性酸素種（reactive oxygen species；ROS）：酸素分子が，より反応性の高い状態になったもの。一般にスーパーオキシドアニオンラジカル，ヒドロキシルラジカル，過酸化水素（ペルオキシドイオン），一重項酸素をさす。

ROS：reactive oxygen species，GLO：L-gulonolactone oxidase

トコフェロールの種類	R1	R2
α	CH_3	CH_3
β	CH_3	H
γ	H	CH_3
δ	H	H

図2.24　トコフェロール

となるため適切な摂取が求められる。

脂溶性であるビタミンＥも強力な抗酸化作用を有し，細胞膜や細胞内の脂質を酸化から保護する役割を担っている。脂質は酸化されると過酸化脂質や脂質過酸化物を生成し，細胞膜や細胞内のほかの分子に損傷を与える。ビタミンＥは，それらの酸化ストレスから脂質を安定化させ，酸化反応を減少させる働きがある。

（３）ビタミンＣ，ビタミンＥ，グルタチオンの相互作用とリサイクル

ビタミンＣとＥは，それぞれに水溶性領域（サイトゾル）と脂溶性領域（細胞膜）内において生じるROSの消去に寄与し，それと同時に，各々が酸化型であるデヒドロアスコルビン酸(DHA)と酸化型ビタミンＥであるα-トコフェロールラジカルに変化する。また，生体内においてはもう１つの抗酸化物質であるグルタチオン（glutathione）の存在が重要である。グルタチオンはグルタミン酸，システイン，グリシンの３つのアミノ酸からなるトリペプチドで，システイン部分に含まれるチオール（SH）基に由来する抗酸化力を有する。すなわち，酸化型（GSSG）からNADHまたはNADPHの還元力によって還元型（GSH）に再生されるチオールサイクルがある。このチオールサイクルと共役することで，DHAがアスコルビン酸に還元されるビタミンＣサイクル，さらにビタミンＣサイクルがα-トコフェロールラジカルを還元し，ビタミンＥを再生するビタミンＥサイクルが共役する。それぞれが再生（リサイクル）されることで，生体内の抗酸化力を保っている（図2.25）。

これらのことから，生体の抗酸化力を維持するためには，ビタミンＣやＥといった単

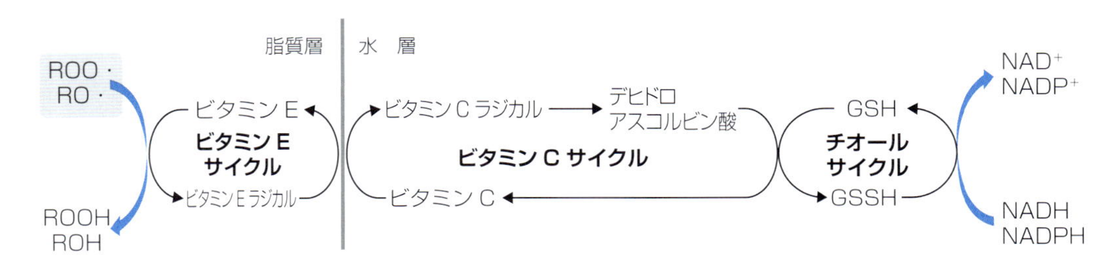

図2.25　ビタミンＥサイクル，ビタミンＣサイクルとチオールサイクル

DHA：dehydroascorbic acid，GSSG：glutathione-S-S-glutathione

独の栄養素ではなく，グルタチオンの供給に必要なアミノ酸や NADPH の産生のための還元力供給に必要なエネルギー代謝を含めた栄養バランスを考慮することが求められる。また，生体には β カロテンによる酸化還元サイクルや食事に由来するポリフェノールなど様々な抗酸化成分が存在し，それらが抗酸化力として寄与していることも重要である。

2.4.5. ホモシステイン代謝と葉酸，ビタミン B_{12} とビタミン B_6

ホモシステイン（Hcy）は，必須アミノ酸であるメチオニンからシステインが生合成される際の中間体であり，生体内に通常存在するアミノ酸である。近年では血中 Hcy 濃度の上昇が心血管症発症の独立のリスク因子として認知されている。また，アルツハイマー病などの認知症のリスク因子でもあり，妊娠時における血中 Hcy の上昇が新生児の二分脊椎症などの神経管障害の発症リスクと相関することなどが報告されている。その発症機構は必ずしも明確ではないが，血中 Hcy 値を抑制することは，それら疾患の発症リスクを低下させることが期待されている（図 2.26）。

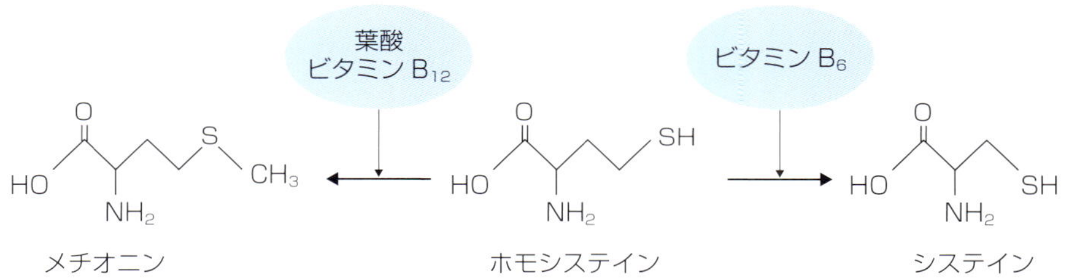

図2.26　ホモシステインの代謝とビタミン

（1）葉　　酸

葉酸（folate）は生体内で代謝され，活性化された形態であるテトラヒドロ葉酸（THF）に変換され，DNA の合成に必要なメチル基の供給源として機能する。細胞の分裂や成長，組織の修復に不可欠な栄養素であり，特に胎児の神経管形成時に重要である（図 2.27）。近

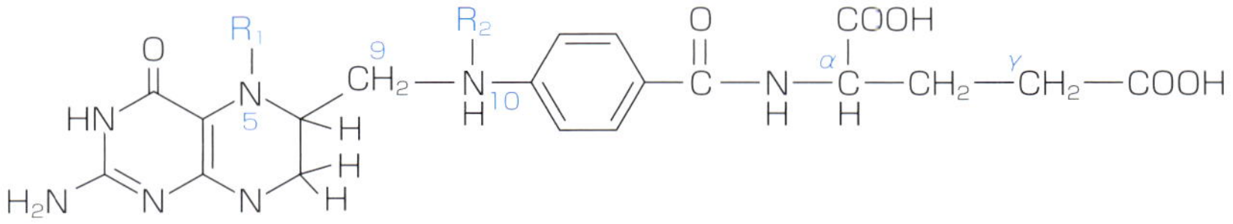

葉酸の種類	R_1	R_2
THF	H	H
5-メチル-THF	CH_3	H
5,10-メチレン-THF	$-CH_2-$	

図2.27　葉酸

Hcy：homocysteine，THF：tetrahydorofolate

年では葉酸の不足による胎児の二分脊椎症を予防することを目的に合成葉酸（folic acid）がサプリメントや添加物として使用されている。合成葉酸は葉酸と同様に体内で代謝され，生理活性を有する形態に変換される。

(2) ビタミンB_{12}

ビタミンB_{12}（コバラミン；cobalamin）はコバルトを有する化合物であり，神経系の正常な機能や赤血球の形成などに重要な役割を果たす。体内に存在するビタミンB_{12}は，補酵素型であるメチルコバラミン（Met-B_{12}）とアデノシルコバラミン（Ado-B_{12}）として，それぞれにメチオニン合成酵素（MS）とメチルマロニル CoA ムターゼに寄与する。また，サプリメントなどではシアノコバラミン（cyanocobalamin）がもっとも一般的に使用されており，体内で変換されて補酵素型になる（図2.28）。ビタミンB_{12}は通常，動物性食品に多く含まれる。そのため，菜食主義者（ヴィーガンやベジタリアン）の人々はビタミンB_{12}の摂取に注意が必要である。

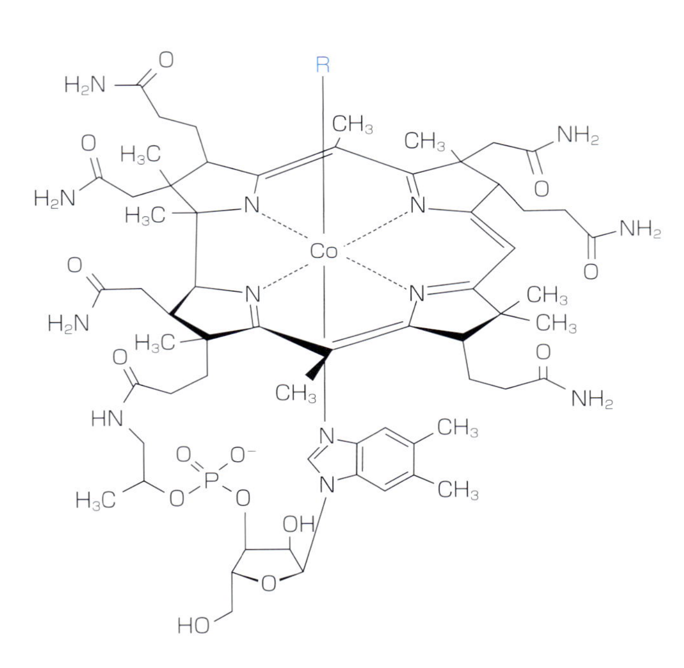

ビタミンB_{12}の種類	R
メチルコバラミン	CH_3
アデノシルコバラミン	アデノシル
シアノコバラミン	CN

図2.28　ビタミンB_{12}

(3) ビタミンB_6

ビタミンB_6はピリドキシン（PN），ピリドキサミン（PM），ピリドキサール（PL）の3つ形態がある（図2.29）。PNはもっとも一般的なビタミンB_6の形態であり，食品やサプリメントによって広く摂取される。これらの形態は相互に変換されるため，体内で必要に応じて変換される。ビタミンB_6は多くの生体機能に関与しており，補酵素型のピリドキ

Met-B_{12}：Methylcobalamin，**Ado-B_{12}**：Adenosylcobalamin，**MS**：Methionine synthase

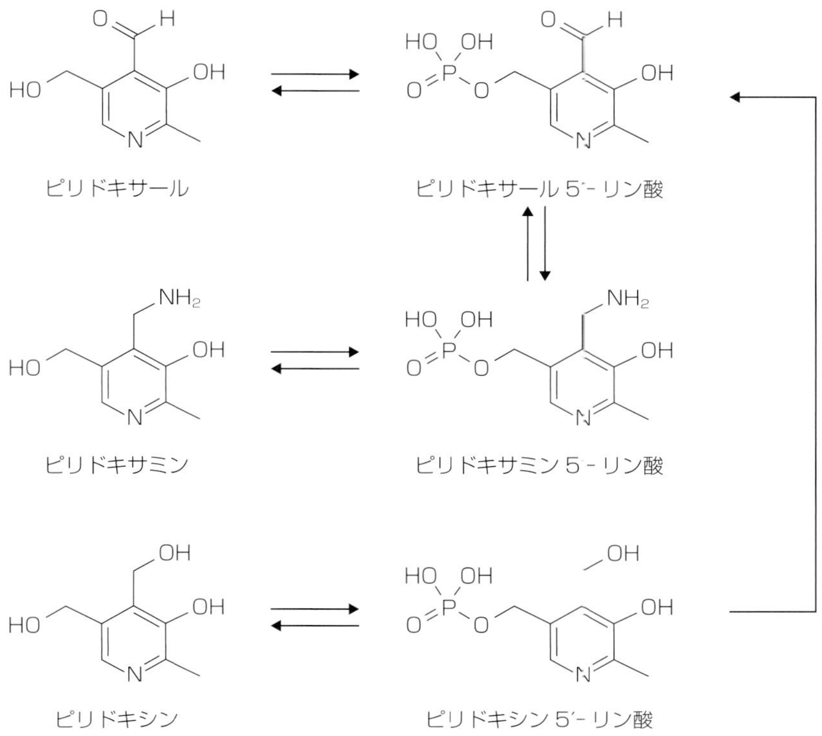

ピリドキサール
ピリドキサール 5′-リン酸
ピリドキサミン
ピリドキサミン 5-リン酸
ピリドキシン
ピリドキシン 5′-リン酸

図2.29 ビタミン B_6

サールリン酸（PLP）になって，各種のトランスアミナーゼの補酵素として作用し，生理機能を発揮する。

(4) 葉酸サイクルとメチオニンサイクル

Hcy はメチオニンサイクルと葉酸サイクルが共役するメチル基代謝の代謝産物である（図 2.30）。メチオニンサイクルにおいて，Hcy は補酵素型ビタミン B_{12} である Met-B_{12} を触媒部位に有する MS によって，メチル基（CH_3-）が付与されることでメチオニンに再生される。メチオニンはアデノシル基が転移されることで，S-アデノシルメチオニン（SAM）となる。SAM は核酸（DNA，RNA）やタンパク質，脂質にメチル基を転移する生体内のメチル化反応のメチル基供与体として働き，S-アデノシルホモシステイン（SAH）となり，アデノシル基が除かれたのち Hcy になる。

一方で，Hcy にメチル基を供与する Met-B_{12} にメチル基を与えるのが，葉酸の代謝物の 5-メチルテトラヒドロ葉酸（5-m-THF）である。5-m-THF から 5,10-メチレン THF（5,10-methylene THF）を経て，メチレンテトラヒドロ葉酸還元酵素（MTHFR）によって，5-m-THF に再生される。また，ビタミン B_6 は，Hcy の分解経路としてシスタチオニン（Cth）を生成するために働くシスタチオニン β シンターゼ（CBS）の補酵素であり，さらに Cth からシステイン（Cys）への代謝にも必要である。したがって，血中 Hcy が上昇するのは，

PN：pyridoxine，PM：pyridoxamine，PL：pyridoxal，SAM：S-adenosyl methionine，
SAH：S-adenosyl homocysteine，5-m-THF：5-methyl tetrahydrofolate，
MTHFR：methylenetetrahydrofolate reductase，Cth：cystathionine，
CBS：cystathionine β-synthase

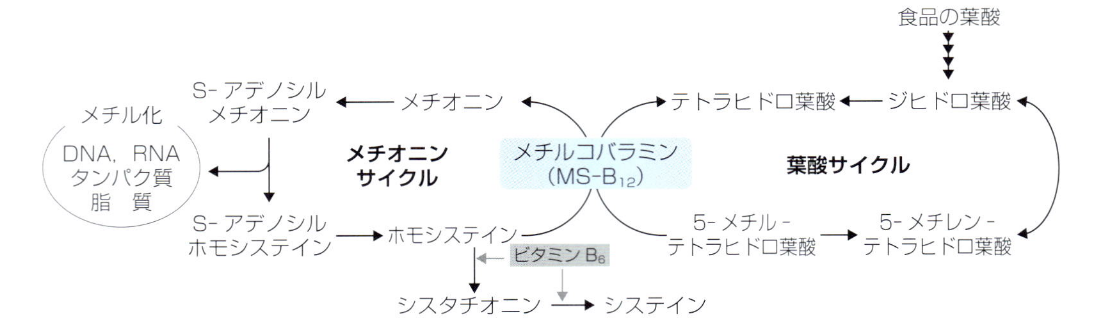

図2.30　メチオニンサイクルと葉酸サイクル

葉酸，ビタミン B_{12}，ビタミン B_6 の不足または欠乏によることが考えられる。そのため，血中Hcyが上昇した場合，どのビタミンが関与しているのかは各血中ビタミン濃度を測定しなければならない。一方，Hcyの代謝に対しては葉酸の影響がもっとも大きいことが知られている。また，葉酸はエピジェネティックスの維持，すなわち，葉酸の欠乏がプロモーター部位のCpGアイランド（CG配列が集中している領域）のDNAメチル化を抑制し，様々な遺伝子発現に影響を及ぼす。これまでに葉酸の摂取が，胎児の分化時の神経管閉鎖障害（NTDs）やアルツハイマー病の発生を防止することが明らかにされてきた。そのため，妊娠を希望する人や妊婦，高齢者において積極的な葉酸摂取が推奨される。

（5）葉酸サイクルに関係する遺伝子多型

ヒトに個性があることは，その設計図に相当するゲノムの相違である。特に，代謝酵素の遺伝子配列やタンパク質をコードする部分や転写制御にかかわる部分での相違は，個体間の差や体質として現れることがあり，疾患の発症リスクに影響を与えることがある。その一例として，遺伝子多型による影響が明らかにされているのが，前述の葉酸代謝に関与する酵素であるメチレンテトラヒドロ葉酸還元酵素（MTHFR）である。単一の塩基対の変異である一塩基多型（SNP）である *MTHFR* 遺伝子の677番目のシトシン（C）がチミン（T）に置き換わるC677Tの点変異である。この変異は，コードしているタンパク質のアラニンがバリンに変異することで熱に対し不安定になり，CC型に比べてCT型では約35％，TT型では7％酵素活性が低下する。その結果，Hcyからメチオニンへの経路が阻害され，血中Hcy濃度が上するため，変異型ホモであるTT型ではCC型の3～4倍も多く脳梗塞を発症し虚血性心疾患の発症リスクは16％ほど高くなることが知られている。そのため，摂取基準に示される葉酸摂取推奨量では，CT型やTT型の健康維持のためには十分ではないため，推奨量より多くの葉酸摂取が求められる。そのような栄養指導の実施にはその人の遺伝情報に基づいたテーラーメイド栄養指導を実現する精密栄養学（プレシジョン栄養学）の課題である。

NTDs：neural tube defects

2.4.6. ナイアシンとサーチュイン遺伝子

ナイアシンはニコチン酸（nicotinic acid）またはニコチンアミド（nicotinamide）をさす。ナイアシンはニコチンアミドアデニンジヌクレオチド（NAD）とニコチンアミドアデニンジヌクレオチドリン酸（NADP）という補酵素の構成要素でもあり，酸化還元反応や細胞内のエネルギー産生に重要な役割を果たす（図 2.31）。

サーチュイン（SIRT）は，NAD 依存ヒストン脱アセチル化酵素として機能する酵素群の総称あり，それらは，アセチル化されたリシン残基を脱アセチル化することで，クロマチン構造やほかのタンパク質の機能を制御し，遺伝子の発現や細胞の代謝プロセスを調節

ニコチンアミド　　ニコチン酸

NAD　　NMN

図2.31　ナイアシンとその代謝物

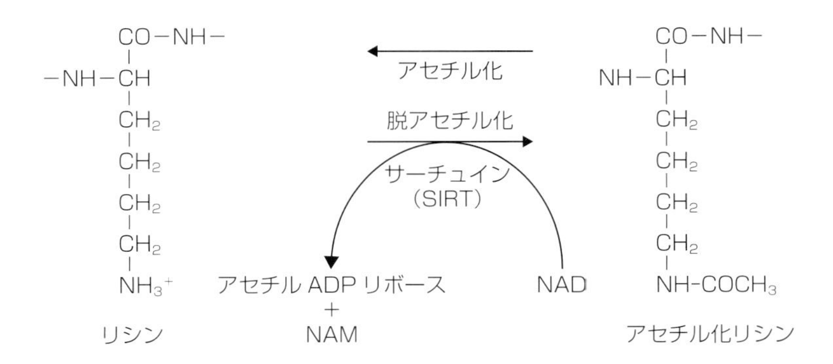

図2.32　タンパク質アセチル化反応

NAD：nicotinamide adenine dinucleotide,
NADP：nicotinamide adenine dinucleotide phosphate, SIRT　sirtuin,
NMN：nicotinamide mononucleotide

する。特に細胞の分化やストレス応答，ミトコンドリアのエネルギー産生に関与する（図2.32）。また，SIRT のタンパク質脱アセチル化活性は細胞内 NAD 濃度に依存するため，NAD レベルによって，SIRT 活性が調節されるが，近年では *SIRT1* 遺伝子の老化や寿命延伸に関する研究が進行しており（p. 67 参照），NAD の前駆体となるニコチンアミドモノヌクレオチド（NMN）の摂取によって，老化と寿命延伸効果があるという報告もあり，今後の展開が期待される。

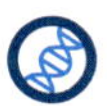 コラム

「フェロトーシスとビタミン K」

フェロトーシス（ferroptosis）は 2012 年に報告された新しい細胞死の形態である。その特徴はグルタチオンによる抗酸化活性の低下などの種々の原因によって，細胞膜のリン脂質が鉄依存的に過酸化を受け，脂質ラジカルが生じ，その脂質ラジカルの蓄積によって細胞死に至るものである。一方で，フェロトーシス抑制因子 1（FSP1）というユビキノン還元酵素によって生成される還元型ビタミン K が，脂質ラジカルを捕捉することで，フェロトーシスを抑制することが報告され，新たなビタミン K の機能として脂質ラジカルに対する抗酸化活性が注目されている。がん細胞の多くはフェロトーシスに抵抗性があることから，フェロトーシスには重要な生理機能があると考えられ，ビタミン K と FSP1 が新たな抗がん剤開発の鍵となることが期待されている。

参考文献

・日本ビタミン学会編：ビタミン・バイオファクター総合事典，朝倉書店，2021.
・Marriott B. *et al.*: Present Knowledge in Nutrition: Basic Nutrition and Metabolism, 11th eds, Academic Press, 2020.

FSP1：ferroptosis suppressing protein1

2.5. ミネラル

〔学習のポイント〕
- 多量ミネラルと微量ミネラルの概念
- ミネラルの生理機能
- ミネラルの過剰症・欠乏症
- ミネラルの吸収メカニズム

2.5.1. ミネラルの分類

ミネラル（無機質）は5大栄養素の1つに分類され，水素（H），炭素（C），酸素（O），窒素（N）を除く元素の総称である。ヒトを構成するミネラル量は体重の約4%を占めている。必須性が証明されているミネラルは16種類（カルシウム（Ca），リン（P），硫黄（S），カリウム（K），ナトリウム（Na），塩素（Cl），マグネシウム（Mg）鉄（Fe），亜鉛（Zn），銅（Cu），

表2.6　成人の体内に含まれる必須ミネラル量とその過剰症・欠乏症

分類	元素名	元素記号	存在量（g）	過剰症	欠乏症
多量ミネラル	カルシウム	Ca	~1000	泌尿器系結石	骨粗鬆症，動脈硬化，高血圧
	リン	P	~800	副甲状腺機能の亢進，Caの吸収抑制	—
	硫黄	S	100~150	—	—
	カリウム	K	120~200	—	—
	ナトリウム	Na	~100	高血圧，浮腫（むくみ）	食欲不振，吐き気，血液濃縮，筋肉痛
	塩素	Cl	~100	—	—
	マグネシウム	Mg	20~30	下痢	悪心，疲労，筋けいれん，眠気，心疾患
微量ミネラル	鉄	Fe	4~5	ヘモクロマトーシス	貧血，運動機能や認知機能等の低下
	亜鉛	Zn	2~3	亜鉛熱，嘔吐，悪心，銅欠乏性貧血	味覚障害，皮膚炎，褥瘡，免疫機能低下，下痢，発育不全
	銅	Cu	約0.08	肝機能障害	貧血，毛髪の色素脱失，骨異常
	ヨウ素	I	~0.01	甲状腺機能亢進・機能低下	甲状腺腫，甲状腺機能低下
	マンガン	Mn	0.012~0.02	マンガン中毒，パーキンソン症候群	骨代謝，糖脂質代謝に影響
	セレン	Se	~0.015	毛髪と爪の脆弱化・脱落	克山病（こくざんびょう）（心筋障害）
	モリブデン	Mo	~0.01	—	—
	クロム	Cr	~0.002	—	—
	コバルト	Co	~0.0015	—	悪性貧血
	フッ素（参考）	F	~2.6	—	—

ヨウ素（I），マンガン（Mn），セレン（Se），モリブデン（Mo），クロム（Cr），コバルト（Co））である（表2.6）。世界保健機関（WHO）と国際連合食糧農業機関（FAO）はフッ素（F）を必須微量ミネラルとしているが，現在のところ日本では必須とされていない。ミネラルの主な生理機能は以下のように分類される。

①骨や歯などの硬組織を構成する（Ca，P，Mg など）

②浸透圧や pH（酸塩基）平衡など体液の恒常性を維持する（Na，K，Cl，P，Mg など）

③酵素などの補因子となる（Mg，Zn，Mn，Cu，Fe，Ca，Mo など）

④タンパク質や脂質などに結合して有機分子を構成する（P，S，I，Fe，Se など）

⑤情報伝達などの細胞機能を制御する（Na，Cl，Ca など）

ミネラルは生体内存在量から，多量ミネラルと微量ミネラルに分類される。微量ミネラルは，鉄と鉄より体内存在量の少ないミネラルとなる。「日本人の食事摂取基準（2020年版）」では，多量ミネラルの中から Na，K，Ca，Mg，P の5種類を，微量ミネラルの中から Fe，Zn，Cu，Mn，I，Se，Cr，Mo の8種類について記載している。これに基づき，年齢区分 18〜29 歳における推奨量，目安量，妊婦・授乳婦における付加量，耐容上限量について，表2.7に抜粋してまとめた。なお，S や Cl，Co については，必須性が証明されているが必要量は策定されていない。

表2.7　ミネラルの食事摂取基準（/日）　（年齢区分 18〜29 歳）

分類	元素		吸収率（%）	指標	男性	女性	耐容上限量
多量ミネラル	ナトリウム	Na	ほぼ全量	目標量	7.5 g 未満	6.5 g 未満	—
	カリウム	K	ほぼ全量	目安量	2500 mg	2000 mg	—
	カルシウム	Ca	25〜30	推奨量	800 mg	650 mg	2500 mg
	マグネシウム	Mg	30〜60	推奨量	340 mg	270 mg	—
	リン	P	60〜70	目安量	1000 mg	800 mg	3000 mg
微量ミネラル	鉄	Fe	ヘム鉄 50 非ヘム鉄 15	推奨量	7.5 mg	6.5 mg （10.5 mg）	40 mg
	亜鉛	Zn	30	推奨量	11 mg	8 mg	35 mg
	銅	Cu	50	推奨量	0.9 mg	0.9 mg	7 mg
	マンガン	Mn	1〜5	目安量	4.0 mg	3.5 mg	11 mg
	ヨウ素	I	ほぼ全量	推奨量	130 μg	130 μg	3000 μg
	セレン	Se	90	推奨量	30 μg	25 μg	男：450 μg 女：350 μg
	クロム	Cr	1	目安量	10 μg	10 μg	500 μg
	モリブデン	Mo	90	推奨量	30 μg	25 μg	男：600 μg 女：500 μg

※鉄の（　）内の値は，月経ありのときの推奨量
※妊娠中期〜後期には，鉄の値に+9.5 mg が付加量として推奨されている
※授乳婦には，亜鉛の値に+4 mg が付加量として推奨されている
（厚生労働省：日本人の食事摂取基準（2020年版），2019．より抜粋して著者作成）

WHO：World Health Organization，
FAO：Food and Agriculture Organization of the United Nations

 コラム

「フッ素」

我が国ではフッ素は必須微量ミネラルに分類されないが，骨や歯に有益な作用を有する。成人の体内には，約 2.6 g のフッ素が含まれており，その約 95%は骨と歯に存在する。適量のフッ素は歯を構成するハイドロキシアパタイトの安定化や再石灰化を促進する。また，口腔細菌の増殖抑制や口腔細菌が産生する酵素活性の抑制に関与して歯のう蝕を防止する。フッ化物のこのような効果は，薬理作用によるものである。米国では，う歯（虫歯）の予防目的で飲料水にフッ素が添加されているが，日本では飲料水への添加は行われていない。

2.5.2. 各種ミネラルの栄養学的特徴

（1）多量ミネラルの吸収

ミネラルは食品から摂取される必要があり，消化管にて体内に吸収される。多量ミネラルの多く（Ca, K, Na, Cl, Mg）は，体内でイオンとして存在しており，特異的な輸送体（トランスポーターやチャネル）を介して吸収される。また，リンはリン酸イオンの形で，硫黄は含硫アミノ酸（メチオニンやシステイン）の形で輸送体を介して取り込まれる。これら輸送体を介した吸収の際，小腸上皮細胞では，頂端膜※(apical membrane）と側底膜※(basolateral membrane）においてそれぞれ別の輸送体が働く（経細胞輸送：transcellular transport）。すなわち，頂端膜に局在する取り込み輸送体（インポーター）が食品中の多量ミネラルを細胞内に取り込み，側底膜に局在する排出輸送体（エクスポーター）が取り込んだ多量ミネラルを門脈に排出する。この方向性をもった輸送が，ミネラルの吸収において大変重要である。カルシウムやマグネシウムに関しては，細胞間隙を介した傍細胞輸送によっても体内に取り込まれる（図 2.33）。

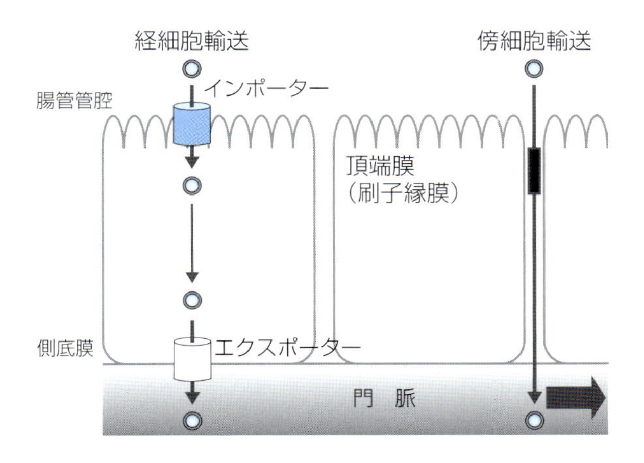

図2.33 消化管におけるミネラルの吸収機構

※ 頂端膜と側底膜：頂端膜と刷子縁膜は腸上皮細胞においては同義語である。側底膜は，小腸や尿細管の上皮細胞管腔側の頂端膜の反対側の膜のこと。よく似たワードに基底膜があるが，基底膜は上皮組織と結合組織の境界にある薄い膜状のタンパク質のことであり，生体膜のリン脂質二重膜を含まない。すなわち，側底膜は基底膜側の細胞膜ということになる。

（2）多量ミネラルの機能※

1）マグネシウム（Mg）

生体内には約20〜30 gのマグネシウムが存在している。50〜60%がリン酸マグネシウムとして骨に，残りの大部分は軟組織に存在する。また，1%以下ではあるが血中にも存在する。マグネシウムは細胞外液より細胞内液に多く存在し，その量はカリウムの次に多い。細胞内では主に陰イオンと結合しており，大部分はATPと結合している。マグネシウムは300を超える酵素（DNA合成酵素やRNA合成酵素など）の補因子として機能しており，解糖系，クエン酸回路（TCA回路），脂肪酸のβ酸化，脂肪酸合成，核酸やタンパク質の代謝，神経伝達の制御，筋収縮，体温調節，血圧調節などには，マグネシウム酵素が関与する。神経の興奮と筋肉の収縮においては，カルシウムの作用と拮抗する。

マグネシウムの恒常性は，腸管吸収と尿中排泄を調節することにより維持されている。腸管からの吸収率は40〜60%であるが，摂取量が少ないとその吸収率は上昇する。能動輸送と受動拡散により吸収し，血清マグネシウムの約30%はタンパク質と結合する。残りは遊離イオンとして存在し，過剰なマグネシウムは腎臓から排出される。

摂取不足や吸収不足などにより低マグネシウム血症になると，嘔吐，倦怠感，食欲不振，筋肉のけいれんなどの症状を呈し，慢性的な摂取不足は心臓疾患（虚血性心疾患）のリスクを高める。また，過剰摂取では一過性の下痢症状を呈する。

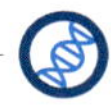
コラム

「便秘薬（酸化マグネシウム製剤）」

便秘薬に含まれる酸化マグネシウム（MgO）は，胃酸と反応して塩化マグネシウム（$2HCl + MgO \rightarrow MgCl_2 + H_2O$）となり，さらに膵液中の炭酸水素ナトリウムと反応し，炭酸水素マグネシウム（$MgCl_2 + 2NaHCO_3 \rightarrow Mg(HCO_3)_2 + 2NaCl$）となる。この炭酸水素マグネシウムを経て生成した炭酸マグネシウム（$MgCO_3$）が腸内の水分量を高めることで便をやわらかくし，排便しやすくなる。

2）ナトリウム（Na）

ナトリウムは細胞外液の主要な陽イオン（Na^+）であり，浸透圧，pH平衡の調節に重要な役割を果たす。生体内では，ナトリウムの50%が細胞外液，40%が骨，10%が細胞内液中に存在する。全ナトリウム量の約75%は活発な代謝を行う交換性ナトリウムであるが，骨に存在する約60%はリン酸カルシウムなどと結合した難溶解性ナトリウムである。ナトリウムは，神経細胞の活動電位の発生に不可欠であり，グルコースやアミノ酸の吸収における能動輸送にも重要な役割を果たす。

摂取したナトリウムの大部分は小腸上部から吸収されるが，その98%以上が塩素とともに，尿中へ排泄される。すなわち，生体内のナトリウム恒常性は，ナトリウムの摂取と尿中排泄により調節されていることとなる。また，排出の中心的な役割をレニン・アンジオテンシン・アルドステロン（RAA）系が果たしている。

※ カルシウムとリンの生体調節作用および恒常性維持機構については，第3章3.5. 骨粗鬆症 p. 126を参照。
RAA：renin-angiotensin-aldsterone

塩化ナトリウム（食塩：NaCl）は通常の食生活で不足することはない。注意すべくは過剰摂取である。食塩の過剰摂取は高血圧を引き起こし，慢性腎臓病（CKD）の発症，重症化に結びつく。日本では，しょうゆやみそを用いた高塩分食になりがちなため，特に気を配る必要がある。

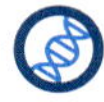
コラム

「レニン・アンジオテンシン・アルドステロン（RAA）系」

RAA 系のホルモンは生体の体液量および血圧の調節に重要な役割を果たす。腎臓の傍糸球体装置から分泌されるレニンは，肝臓で合成されるアンジオテンシノーゲンをアンジオテンシンⅠに変換する。アンジオテンシンⅠは，アンジオテンシン変換酵素(ACE)によりアンジオテンシンⅡに変換される。アンジオテンシンⅡは，強力な末梢血管収縮作用を示し血圧の上昇をもたらす。また,副腎皮質に作用することで,電解質コルチコイドであるアルドステロンの分泌を促進する。アルドステロンは腎臓の遠位尿細管におけるナトリウムと水の再吸収を促進する。

3）カリウム（K）

カリウムは生体内には120～200 g 存在し，この値はカルシウム，リンに次いで多い。カリウムは細胞内液の主要な陽イオン（K^+）（約 98%が細胞内）で，浸透圧を決定する重要な因子である。エネルギー代謝，膜輸送，神経刺激の伝達，平滑筋や心筋の収縮，pH 平衡の維持，酵素の賦活などに関与している。

カリウムは腎尿細管におけるナトリウムの再吸収を抑制するとともに，血管を拡張させて血圧を降下させる作用がある。前者は，RAA 系の抑制や，腎血管内皮細胞や尿細管からのプロスタグランジン産生促進によるナトリウム再吸収抑制によってもたらされる。また，後者は，交感神経細胞膜の Na^+/K^+-ATP アーゼ※を活性化したことで生じる血管平滑筋の拡張によってもたらされる。

日本ではナトリウム摂取量が諸外国に比べて高いため，ナトリウム摂取の抑制とともにカリウムの摂取が重要と考えられる。ただし，腎機能障害がある場合には，高カリウム食は高カリウム血症（急激な高カリウム血症は心停止の危険）を引き起こすため注意が必要である。一方，低カリウム血症では，脱力感，食欲不振，筋無力症，精神障害，不整脈などの症状がみられる。なお，高カリウム，低カリウム血症は通常の食事で発症はしない。

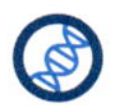
コラム

「こむらがえり」

筋肉細胞においてミネラルバランスの維持は重要であり，ミネラルバランスの乱れは筋肉にけいれんを引き起こす。一般にこむらがえりといわれる状態だが，マグネシウム，カルシウム，カリウム，ナトリウムの不足により生じやすくなる。「こむら」とはふくらはぎのことであり，その名の通り，ふくらはぎで多く起こるが，足の裏や指，太もも，胸など身体のどこにおいても発生する。こむらがえりを起こすと強い痛みを伴うが,ほとんどの場合は数分間でおさまる。

※ Na^+/K^+-ATP アーゼ：ATP を加水分解して，細胞内のナトリウムを排出すると同時に細胞外のカリウムを細胞内に取り込むポンプ。細胞内の低ナトリウム，高カリウム濃度を保つために機能する。

CKD：chronic kidney disease，ACE：angiotensin converting enzyme

4）硫黄（S）

生体内には100～150 gの硫黄が含まれている。硫黄は，メチオニンやシステインなどの含硫アミノ酸の成分となってタンパク質に含まれている。また，それだけでなく，グルタチオン，アセチル-CoA，グルコサミノグリカン（ヘパリン，コンドロイチン硫酸など），ビタミン（ビタミンB_1，ビオチン）などの構成成分である。メチオニンやシステインは食品タンパク質中に含まれているため，タンパク質摂取量が足りている場合には硫黄が不足することはない。

5）塩素（Cl）

塩素は，細胞外液の主要な陰イオンとして塩化物イオン（Cl^-）の形で存在する。生体内ではpHの維持や浸透圧の調整に働くほか，神経細胞の興奮・抑制調節や胃液中の胃酸の構成成分としても重要である。Cl^-として小腸から吸収され，ほとんどが尿中に排出される。摂取する塩素は大部分が食塩由来であるため，尿中塩素排泄量からも食塩摂取量を推定することができる。

（3）微量ミネラル（ミクロミネラル）の吸収

微量ミネラルは，総量が体内重量の1%に満たないにもかかわらず，その欠乏は生体に大きな影響を与える。鉄（Fe），亜鉛（Zn），銅（Cu）は体内でイオンとして存在しており，その吸収には，それぞれ金属に特異的に機能する輸送体が働いている（経細胞輸送）。鉄と銅の吸収には，レドックス制御※（$Fe^{3+} \rightleftarrows Fe^{2+}$，$Cu^{2+} \rightleftarrows Cu^{+}$）が不可欠であるが，亜鉛の吸収にはその必要はない（Zn^{2+}としてのみ存在）。また，鉄，亜鉛，銅は互いに密接に関連していることから，きわめて過剰の亜鉛の摂取は銅の欠乏を引き起こし，銅欠乏は鉄欠乏を引き起こす。したがって，亜鉛の極端な過剰摂取は貧血を誘導することとなる。

1）鉄（Fe）

鉄は，赤血球に含まれるヘモグロビンや各種酵素の構成成分として生存に必須の役割を果たす。一方で，過剰の鉄は毒性を示し，近年では，鉄依存性の細胞死（フェロトーシス，p. 50参照）も見出されるなど，生命現象とのかかわりがきわめて広範である。鉄は体内に約4 g存在し，その60～70%はヘモグロビン鉄として赤血球内に，20～30%は貯蔵鉄として肝臓や脾臓，骨髄などに存在する（図2.34）。貯蔵鉄の大部分はフェリチン，残りはヘモシデリンとなる。フェリチン1分子には，4,500個の鉄イオンが結合する。また，筋肉のミオグロビンやミトコンドリアの電子伝達で重要なシトクロム，薬物を水酸化するシトクロムP450などの機能にも鉄が必須である。さらに，末梢組織への鉄の運搬はトランスフェリンが担っており，トランスフェリンに結合した鉄は，各細胞の表面に発現するトランスフェリン受容体を介して細胞内に取り込まれて利用される。フェリチンに貯蔵される鉄やトランスフェリンに結合する鉄はFe^{3+}である。

腸管での鉄の吸収率は，ヘム鉄の状態で約50%，無機鉄である非ヘム鉄の状態で約15%である。現時点では，ヘム鉄に対する特異的な輸送体については明らかにされていないが，非ヘム鉄（Fe^{3+}）は小腸上皮細胞の頂端膜で鉄還元酵素（Dcytb）によってFe^{2+}に

※ レドックス制御：分子の酸化還元反応により機能を調整している働き。

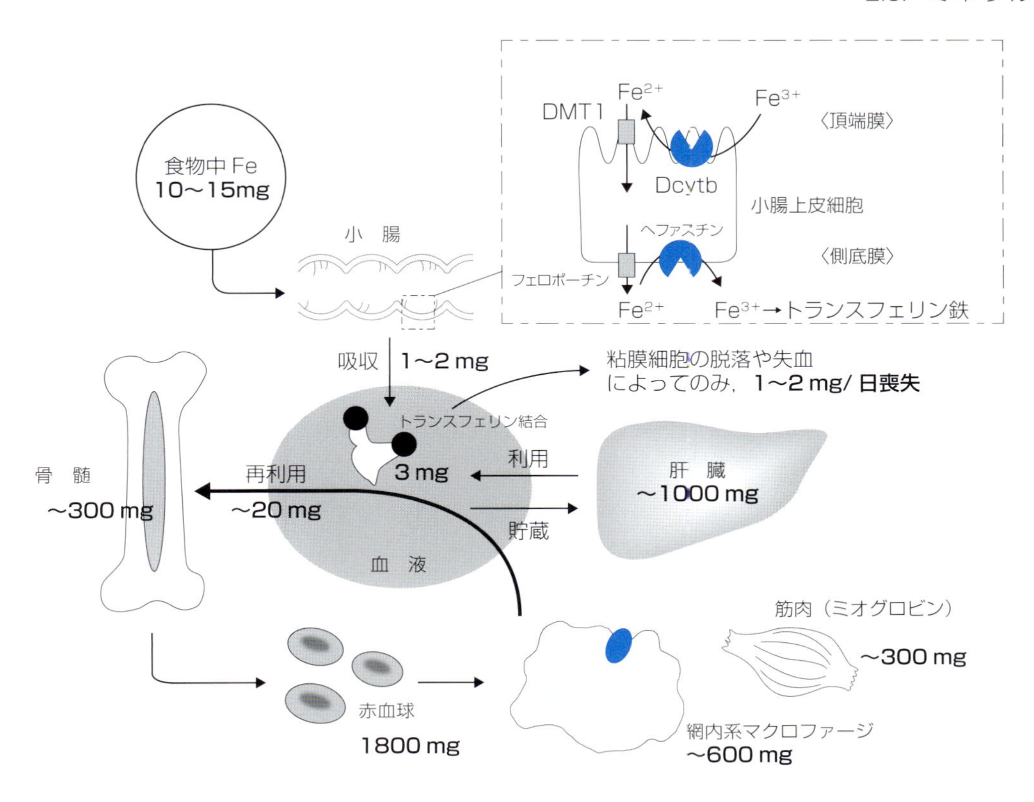

図2.34 非ヘム鉄の吸収と鉄の体内循環

変換された後，二価金属イオン輸送体（DMT1）を介して吸収される（図 2.34）。Dcytb はビタミン C 依存性の還元酵素であるため，鉄の吸収にアスコルビン酸（ビタミン C）は効果的に働く。それ以外にも Fe^{3+} を Fe^{2+} に還元する食品中の還元物質は，鉄の吸収を促進する。一方，フィチン酸，ポリフェノールやタンニンなどは非ヘム鉄の吸収を阻害する。

小腸上皮細胞に取り込まれた Fe^{2+} は，細胞からの鉄イオンの排出を担う唯一の鉄輸送体であるフェロポーチンによって門脈に排出される。その過程で，小腸上皮細胞の側底膜に発現する銅含有鉄酸化酵素のヘファスチン（hephaestin）によって再び Fe^{3+} へと酸化される。Fe^{3+} はトラスフェリンと結合し，血清鉄（トラスフェリン鉄）となって，肝臓や骨髄を含む全身に運ばれる。骨髄に取り込まれた鉄は，幼若な赤血球のヘモグロビン合成に利用される。赤血球の寿命は約 120 日であり，老化し破壊された赤血球由来の鉄は，その大部分がヘモグロビン合成に再利用される。この鉄の再利用はきわめて効率的に行われるため（1 日に約 20 mg），腸管から吸収する鉄量は，損失分を補うだけのわずかな分量（約 1 ~2 mg）のみとなっている。また，妊娠期には，胎児の成長に伴う鉄貯蔵，臍帯（さいたい）・胎盤中への鉄貯蔵，さらに循環血液量の増加に伴う赤血球量の増加などで鉄の要求量が高まり，特に妊娠の中期～後期には非妊娠時の倍以上の鉄の摂取が推奨される。

鉄欠乏の典型的な症状は貧血である。鉄欠乏の原因として，疾病や月経による出血，鉄吸収障害，摂食障害，妊娠などによる鉄需要の増大などがあげられる。鉄欠乏は，貯蔵鉄

Dcytb：duodenal cytochrome b，DMT1：divalent metal transporter 1

の減少（血清フェリチン濃度の低下）→ 血清鉄の減少 → 赤血球鉄（赤血球数）の減少の順に進行する。赤血球数の減少が起こると，症状が顕在化する。体内の貯蔵鉄は，肝臓から分泌されるヘプシジンによって制御される。ヘプシジンは，細胞からの鉄の放出を担うフェロポーチンの発現を抑制する。フェロポーチンは細胞から鉄を放出することはできるが，この経路を介して体外に鉄を排出することはできない。すなわち，ヒトを含む哺乳類は，鉄を能動的に排出する経路をもたないため，鉄の過剰摂取は鉄の過剰蓄積を導く危険がある。鉄の過剰症であるヘモクロマトーシスでは組織（肝臓など）や細胞に貯蔵鉄状態のヘモシデリンが過剰に沈着し，フェントン反応※により様々な臓器障害が引き起こされる。

2）亜鉛（Zn）

亜鉛は，体内に約 2 g 存在する。主に骨格筋（約 60%）と骨（約 30%）に，そのほか肝臓や皮膚に比較的多量に分布する。血清中の亜鉛は，約 80%がアルブミンと緩く結合し，残りは α2-マクログロブリンと強く結合して各組織に運搬される。亜鉛は 3000 種以上のタンパク質と結合しており，その数はヒトの全タンパク質数の 10%に及ぶ。これらのタンパク質に結合する亜鉛の機能は，①ジンク（亜鉛）フィンガーモチーフや，膵ランゲルハンス島 β 細胞のインスリン顆粒中に存在するインスリン結晶（インスリンと亜鉛が 6：2 の比で結合）に含まれるような構造を保持させる役割，②酵素と結合して活性中心となり（アルカリホスファターゼ（ALP），炭酸脱水酵素など），酵素活性の調節に機能する役割，③細胞内シグナル伝達分子に作用してその調節などを担う役割に分類される（図 2.35）。

亜鉛代謝の恒常性の維持は，亜鉛の腸管吸収と膵液などへの分泌のバランスで保たれる。腸管での亜鉛の吸収率は約 30%と考えられているが，その値は食事に含まれる因子（フィチン酸やポリリン酸など）により影響される。腸管での亜鉛の吸収は経細胞輸送により行われる。小腸上皮細胞の頂端膜に発現する亜鉛輸送体（ZIP4）によって上皮細胞内に取り込まれた亜鉛は，側底膜に局在する別の亜鉛輸送体（ZNT1）によって門脈に排出される。ZIP4 は亜鉛欠乏時には頂端膜に蓄積されるが，亜鉛過剰時には速やかに分解される。この発現変動は，亜鉛欠乏時にみられる亜鉛吸収効率の上昇を上手く説明する。門脈に排出

構造の保持

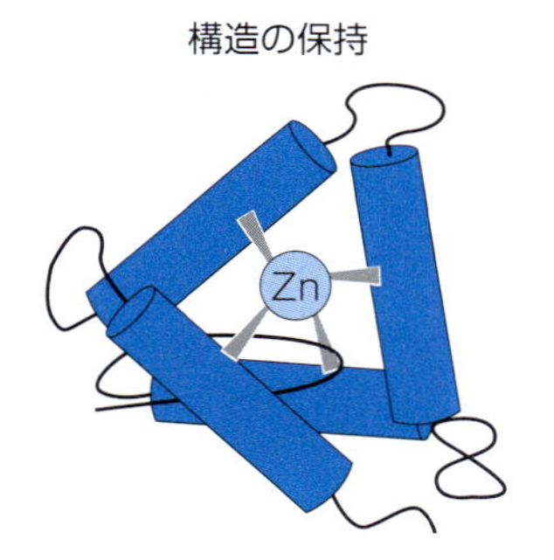

亜鉛フィンガー型
転写因子などの構造を保つ

酵素活性の調節

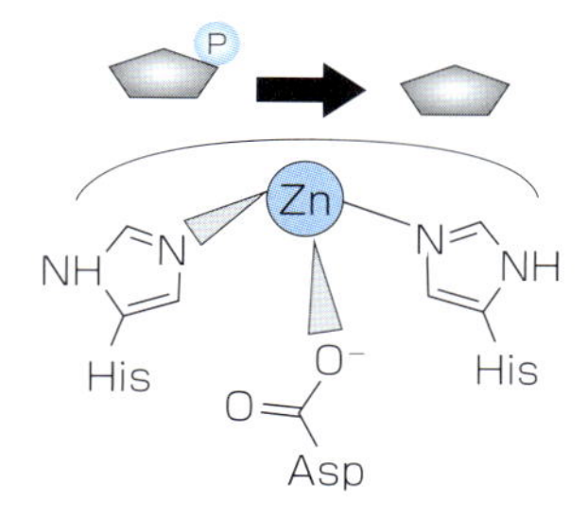

アルコール脱水素酵素などを
触媒する

シグナルの制御

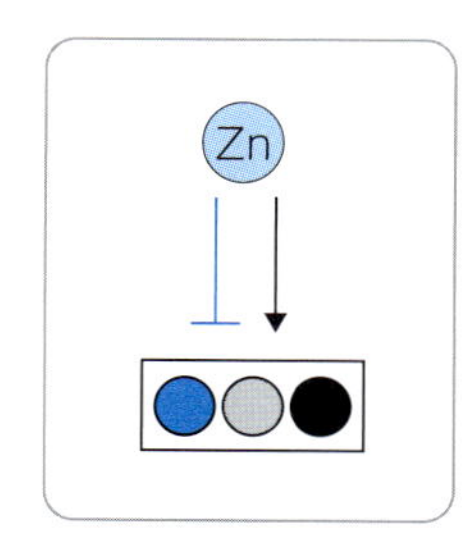

ガスパーゼなどを規制する

図2.35　亜鉛の生理機構

※ フェントン反応：過酸化水素が，Fe^{2+} や Cu^{+} によって還元されてヒドロキシラジカル（$\cdot$OH）を生成する反応のことである。以下の反応で表される。

$H_2O_2 + Fe^{2+}$（または Cu^{+}）→ $\cdot OH + OH^{-} + Fe^{3+}$（または Cu^{2+}）

ZIP4：Zrt, Irt-like protein 4，ZNT1：Zn transporter 1，ALP：alkaline phosphatase

された亜鉛はアルブミンなどに結合して血液中を運搬され，末梢に運ばれて細胞内に取り込まれる。個々の細胞の細胞質には，メタロチオネインが発現しており亜鉛恒常性維持に機能する。メタロチオネイン1分子には7個の亜鉛が結合できる。なお，*ZIP4* 遺伝子の変異は先天性の亜鉛欠乏症・腸性肢端皮膚炎を引き起こす。

日本では亜鉛欠乏者数の増加に伴い，2017年に亜鉛欠乏症（低亜鉛血症）に対する亜鉛製剤が認可された。亜鉛欠乏の症状として，味覚障害，皮膚障害，脱毛，成長遅延，免疫機能の低下，創傷治癒の遅延，性腺発達障害などがあげられる。亜鉛欠乏の診断には，血清亜鉛値や血清 ALP 値が検査所見として利用されるが，血清亜鉛値は日内変動（早朝に高値，午後に低値）を考慮することも重要である。また，早期産や低体重で出生した母乳栄養児では亜鉛欠乏を発症しやすいことが知られる。これは，胎児における亜鉛の貯蔵が妊娠後期に起こることと関係する。亜鉛は乳幼児の発育に特に必要となるため，母乳中（分娩後1か月程度）の亜鉛濃度は母体血清中の亜鉛濃度の3〜5倍に達する。

3）銅（Cu）

体内には約80 mgの銅が存在し，その約50％が筋肉や骨，約10％が肝臓中に分布している。ヒトの全タンパク質の0.5％は銅結合タンパク質だと推定されており，その中には，エネルギー産生（シトクロムC酸化酵素など），細胞外マトリックスの生成，神経伝達物質の産生，活性酸素除去など，生命現象に密接にかかわる酵素が多い。銅は鉄の吸収にも重要であり，銅含有鉄酸化酵素のヘファスチンが正常に働かないと，小腸上皮細胞に取り込まれた鉄を門脈へ排出できない。血清中の銅の95％はセルロプラスミンと強く結合し，残りがアルブミンと緩く結合する。細胞内に銅が過剰に存在すると毒性を示すため，体内の銅の恒常性はきわめて厳密に制御されている。

食品からの銅の吸収率は約50％である。食事からの銅は一価の銅イオン（Cu^{+}）に還元された後，銅特異的な輸送体（CTR1）により小腸上皮細胞に取り込まれ，銅輸送体 ATP アーゼである ATP7A を介して側底膜から門脈へ排出される。細胞内に取り込まれた銅は，銅シャペロンタンパク質と結合して細胞質内を配送され，銅酵素やセルロプラスミンなどへ渡される。過剰な銅は，肝臓から銅輸送体 ATP7B を介して胆汁へ輸送され糞便中へと排泄される。したがって，肝臓は銅代謝に重要な臓器である。

銅代謝に関連する先天性疾患として，銅欠乏症のメンケス病と銅過剰症のウィルソン病がある。メンケス病は *ATP7A* 遺伝子の変異により銅吸収が障害され，血中銅とセルロプラスミン濃度の減少が生じる。一方，ウィルソン病は，*ATP7B* 遺伝子の変異によって胆汁への銅の排出ができなくなり，肝臓や脳，角膜へ銅が顕著に蓄積する。

3）マンガン（Mn）

マンガンは生体内にほぼ一様に分布しており，12〜20 mg存在する。マンガンは酵素の補因子として重要であり，グルタミン合成酵素やピルビン酸カルボキシラーゼ，アルギナーゼ，グリコシルトランスフェラーゼは，マンガン酵素である。

食事からの吸収率は，見かけ上約1〜5％である。マンガンは，鉄の輸送体である

CTR1：copper transporter 1

DMT1によって吸収され，鉄と同様にトランスフェリンなどによって血中を輸送される。したがって，マンガンの吸収率は鉄の摂取量に影響を受け，食事中の鉄の含有量と反比例の関係がある。吸収されたマンガンは門脈を経て速やかに肝臓に運ばれ，胆汁を介して90％以上が糞便に排泄される。細胞内外へのマンガンの輸送には，カルシウムや亜鉛の輸送にかかわる一部の輸送体も機能する。

マンガン粉塵などによって体内に過剰量のマンガンが蓄積すると，マンガン中毒が引き起こされる。先天性疾患としてマンガン過剰症が生じるとジストニアやパーキンソン病に類似したパーキンソン症候群を発症する。一方，欠乏症としては，先天性グリコシル化異常症，小人症などがある。体内のマンガン恒常性の維持には，腸管吸収の調節のみならず，胆汁排泄による調節が重要である。マンガンは光合成に必須の構成成分として野菜に含まれるため，通常の食生活でマンガン欠乏が起こることはない。

5）セレン（Se）

生体内のセレンは，セレノメチオニンやセレノシステインとして，ほとんどがタンパク質と結合して存在する。体内には約13 mg含まれており，その恒常性は腸管吸収でなく，尿中排泄により維持されていると考えられている。セレンはグルタチオンペルオキシダーゼ，チオレドキシンレダクターゼ，セレノプロテインP，ヨードチロニン脱ヨウ素酵素などの構成成分であり，生体の抗酸化システムの中で重要な役割を果たしている。

欠乏症状には成長阻害，筋肉萎縮，肝臓障害，不妊症，免疫力低下などがある。これに関連する疾患として，1930年代に中国の北東部から南部にかけての地域でみいだされた克山病（こくざんびょう）（心筋障害）がある。セレンをほとんど含まない経腸栄養剤の長期の補給時には，セレン欠乏に注意する必要がある。

6）ヨウ素（I）

ヨウ素は甲状腺ホルモンであるサイロキシン（T4）とトリヨードサイロニン（T3）の必須な構成成分である。生体に存在する約15 mgのヨウ素のうち70〜80％は甲状腺に存在している。その45％はT4の形で，3％はT3の形で含まれる。食品から摂取したヨウ素は，ヨウ素イオンとして胃と小腸から吸収され，尿中へ排泄される。ヨウ素は甲状腺ホルモンの構成成分として成長・発育において重要な役割を担っている。甲状腺ホルモンは，エネルギー産生を高めるほか，交感神経の感受性を高めることで呼吸促進，物質代謝促進，心臓拍動数の増加を促すなど多彩な作用を有する。

7）モリブデン（Mo）

生体内には10 mg程度のモリブデンが含まれており，血清中ではモリブデン酸塩として存在している。モリブデンはいくつかの酵素（キサンチンオキシダーゼ，亜硫酸オキシダーゼ，アルデヒドオキシダーゼ）の補因子として機能し，ヒポキサンチンからキサンチン，キサンチンから尿酸（核酸の代謝）や，亜硫酸から硫酸への反応に不可欠となる。

8）クロム（Cr）

クロムは，三価と六価の形できわめて低濃度で人体組織に存在する。三価クロムがもっとも安定した型である。通常，食事から摂取されるクロムは三価クロムと考えられる。ク

T4：thyroxine 4，T3：triiodothyronine

ロムはインスリン作用を増強することにより，耐糖能を改善すると報告されている。一方，この作用は薬理作用によるもので栄養素としての作用ではないとの主張もある。これに合致するように，最近，クロムの耐糖能改善効果が，ミトコンドリアのATP合成酵素の活性抑制である可能性が分子レベルで示された。

六価クロムは過剰摂取によって腎臓，脾臓，肝臓，肺，骨に蓄積し，毒性を発する。

9）コバルト（Co）

コバルトはビタミンB_{12}の構成成分であり，その生理作用はビタミンB_{12}の作用に準じる。ビタミンB_{12}の不足は，悪性貧血を引き起こす。ビタミンB_{12}以外のコバルトの役割はよくわかっていない。

参考文献

・日本栄養・食糧学会編：栄養・食糧学用語辞典〔第2版〕，建帛社，2015.
・福渡努，岡本秀己編：応用栄養学 第5版，化学同人，pp105〜123，2021.
・吉田勉監修，佐藤隆一郎，加藤久典編：基礎栄養学-第二版，学文社，pp114〜132，2017.
・日本食品免疫学会編：食品免疫学事典，朝倉書店，pp34〜35，334〜339，2021.
・三輪一智，中恵一：生化学 第13版，医学書院，pp75〜79，2014.
・清水孝雄監修，清水孝雄他 訳：イラストレイテッド ハーパー・生化学 原書29版，丸善出版，2013.
・京都大学大学院生命科学研究科編：京大発！フロンティア生命科学，講談社サイエンティフィク，pp86〜87，2018.
・日本人の食事摂取基準（2020年版），2019. 多量ミネラル
https://www.mhlw.go.jp/content/10904750/000586565.pdf,（2023年7月13日閲覧）
・日本人の食事摂取基準（2020年版），2019. 微量ミネラル
https://www.mhlw.go.jp/content/10904750/000586568.pdf,（2023年7月13日閲覧）

2.6. 非栄養素

〔学習のポイント〕
- ファイトケミカルの種類と構造
- ファイトケミカルの生体調節機能

多彩な植物性食材に含まれるポリフェノールは，ベンゼン環などの芳香環に結合したヒドロキシ基を分子内に複数もつ植物成分の総称であり，カロテノイドやスルフィドとともに代表的な非栄養素として知られている。従来，非栄養素は生体にとって異物と考えられてきたが，急増する生活習慣病に対する疾病予防・改善効果が徐々に明らかとなり，分子レベルでの説明も可能になりつつある。このような生理活性を有する植物由来の非栄養素を「ファイトケミカル」あるいは「食品因子」と呼ぶ場合もあり，基礎研究にとどまらず，特定保健用食品や機能性表示食品などへの応用展開も活発に進められている。ここでは代表的な非栄養素に焦点をあててそれらの特徴を解説する。

2.6.1. カロテノイド

カロテノイドの化学構造は，長鎖の共役二重結合が特徴で8個のイソプレン単位から構成されるテトラテルペン※であり，ポリエン部分の両側にエンドグループがついている（図2.36）。野菜，果物，藻類などに含まれ，現在までに750種類以上が知られている[1]。カロテノイドは，炭素と水素原子のみから構成されるカロテン類と分子内にアルコール，ケトン，エポキシなどの酸素原子を含むキサントフィル類に大別される。

ヒトは日常的に種々のカロテノイドを摂取しているが，血中で観察される主要なものは，

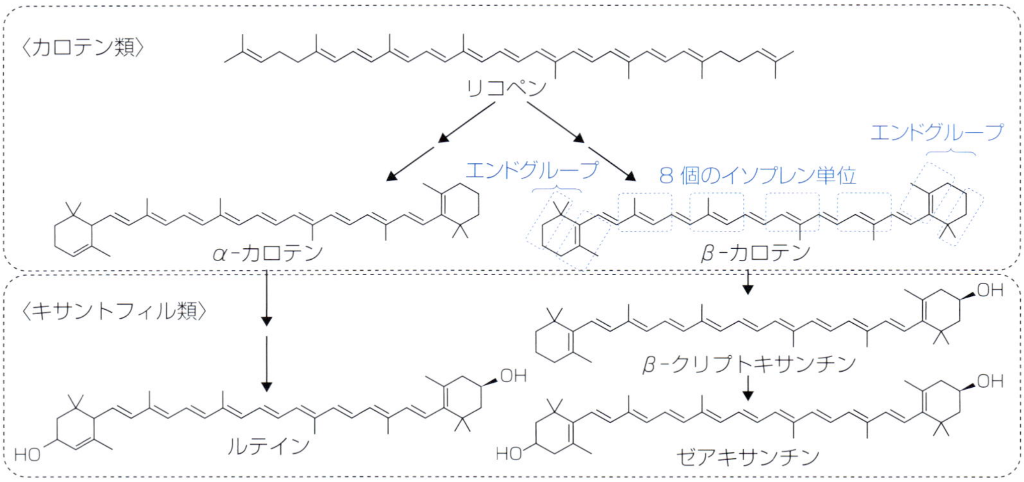

図2.36　代表的なカロテノイド類とその生合成経路

※ テルペン：2つ以上のイソプレン単位（C_5）から構成される炭化水素をテルペンと呼ぶ。イソプレン単位の数に応じて，それぞれモノテルペン（C_{10}），セスキテルペン（C_{15}），ジテルペン（C_{20}），セステルテルペン（C_{25}），トリテルペン（C_{30}），テトラテルペン（C_{40}）に分類されている。

リコペン，α-カロテン，β-カロテン，ルテイン，ゼアキサンチン，β-クリプトキサンチンの6種類である（図2.36）。カロテノイドの生体調節作用でもっとも代表的なものはプロビタミンA活性であり，β-カロテンがもっとも強く，β-クリプトキサンチンはその約半分程度となっている。ここではβ-クリプトキサンチンとフコキサンチンに着目して，その生体調節機能について解説する。

（1）β-クリプトキサンチン

温州（うんしゅう）みかん，パパイヤ，かき（果実），赤ピーマンなどに含まれるβ-クリプトキサンチンは，栄養疫学調査で生活習慣病に対する有益な効果が認められている[1)]。

温州みかんの産地である静岡県三ヶ日（みっかび）町の住民約1,000人を対象とした調査（三ヶ日町研究）で，肝機能障害，動脈硬化，インスリン抵抗性，骨粗鬆症，メタボリックシンドローム，酸化ストレスなどへの効果が観察されるとともに，ほかのカロテノイドと比べ多くの優位性が示されている。さらに，フィンランドの男女約4,000人を対象とした大規模疫学調査では，β-クリプトキサンチンの高摂取群は低摂取群と比べて糖尿病罹患リスクの相対危険率が有意に低く，本効果はβ-カロテンを含めたほかのカロテノイドでは認められていない。

近年，β-クリプトキサンチンの抗肥満効果を担う有力な分子として，脂肪細胞の分化・肥大化ならびにその機能制御にかかわるリガンド依存性核内受容体であるペルオキシソーム増殖剤応答性受容体γ（PPARγ）が注目されている[1)]。PPARγは脂肪組織を中心に血管壁や肥満の病態に深くかかわる脂肪組織の炎症反応を惹起するマクロファージに発現し，糖・脂質代謝の調節に重要な役割を果たしている。PPARγの活性抑制は，高脂肪食の摂取で糖尿病を発症したマウスの脂肪重量・体重を減少させ，糖尿病の病態改善効果を示すことから，肥満症やメタボリックシンドロームの予防・改善に有効と考えられている。

β-クリプトキサンチンはPPARγの弱いアゴニスト※として働くが，内因性，あるいは外因性のアゴニストが多く存在する場合はアンタゴニスト※として作用し，脂肪細胞の肥大化抑制により抗肥満効果を発揮する。近年，PPARγアンタゴニストが2型糖尿病，肥満，骨粗鬆症の治療薬として期待されており，β-クリプトキサンチンが糖・脂質代謝改善の有望な食品成分となり得ることが注目されている。

β-クリプトキサンチンを機能性関与成分とする温州みかん（三ヶ日みかん）が生鮮食品では初となる機能性表示食品として2015年に消費者庁で受理されており，骨粗鬆症のリスクを軽減する効果が注目されている。三ヶ日町研究では，β-クリプトキサンチンの血中濃度が高い閉経女性は骨密度が有意に高いことが明らかとなっている[2)]。また，骨粗鬆症の発症リスク低減と有意な関連性は血中で観察される6つの代表的なカロテノイドのうちβ-クリプトキサンチンのみに認められている。

（2）フコキサンチン

フコキサンチンは，わかめ，ひじき，もずくなどの褐藻類に多く含まれ，アレン構造（R^1R^2C

※ アゴニストとアンタゴニスト：受容体と相互作用して細胞内シグナル伝達を引き起こす物質をアゴニスト（作動剤），アゴニストと拮抗的に作用してその作用を減弱させる物質をアンタゴニスト（拮抗剤）とよぶ。

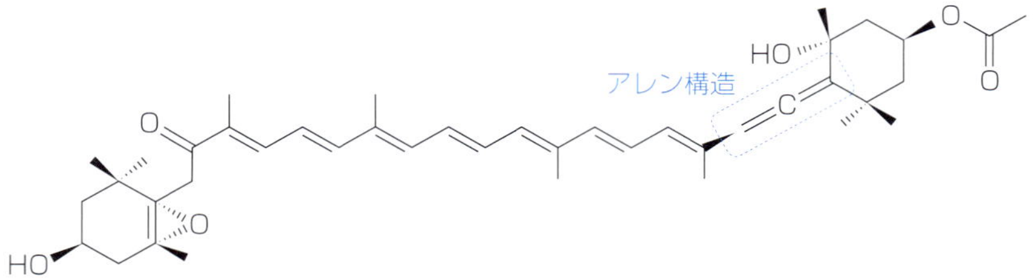

HO　アレン構造　O　O　O　HO　O

図2.37　フコキサンチン

＝C=CR^{3}R^4）を有する特徴的なカロテノイドである（図2.37）。

フコキサンチンは抗肥満・抗糖尿病作用として，脂肪組織におけるマクロファージの浸潤を抑制し，炎症性サイトカイン※の産生抑制により肥満を軽減するとともに，通常は褐色脂肪組織に発現して体熱産生にかかわる脱共役タンパク質-1（UCP-1）の発現誘導を介してエネルギー代謝を亢進することが知られている[1]。糖尿病／肥満マウスにおける内臓脂肪の肥大化抑制とともに，脂肪組織で進行する慢性炎症の抑制効果を介したインスリン抵抗性の予防・改善が期待できる。また，筋肉組織において，フコキサンチンは糖輸送体4（GLUT4）の細胞膜移行の亢進やタンパク質発現の誘導により糖の取り込みを活性化するとともに，骨格筋組織をはじめ，褐色脂肪組織や心臓，脳などの組織においてエネルギー代謝因子の発現を制御し，ミトコンドリア増生にかかわるPPARγコアクティベーター（PGC-1α）やミトコンドリアの活性化に関与するミトコンドリア転写因子（mitochondrial transcription factor A）の発現増加を介してエネルギー消費の活性化にかかわっている[1]。2型糖尿病患者では，インスリン抵抗性とともに骨格筋におけるミトコンドリア量の低下とそれに伴う脂肪酸の酸化能低下により，脂肪蓄積が起こりインスリンによる糖取り込みが低下する。また，骨格筋組織におけるPGC-1αの発現誘導は，ミトコンドリア活性の増強やインスリン抵抗性を改善するとともに，インスリン非依存的なGLUT4の発現制御にも関与することが明らかになっている。

フコキサンチンやβ-クリプトキサンチンは体内に吸収されて蓄積するため，生体利用率が高いことが特徴である[1]。日本人のβ-クリプトキサンチンの血中濃度は，温州みかんの摂取量に相関して高くなることが知られている。一方，フコキサンチンは，そのものは血中で検出されないが，その代謝物が検出されており，これらが作用の場である肝臓や脂肪組織に蓄積し，機能性発現に寄与すると考えられている。

2.6.2　スルフィド

日常摂取するネギ属のにんにくやたまねぎ，アブラナ属のブロッコリー，キャベツ，カリフラワー，ダイコン属のだいこん，ワサビ属のわさびなどの植物には香気や香味にかかわる含硫化合物が多く含まれている。これらの化合物は，通常植物体内では含硫アミノ酸や含硫配糖体などの前駆体として貯蔵されているが，調理による物理的損傷により内在性の酵素が働き，これらの前駆体を基質として特有の香気や香味を有する化合物を生成する。

※ サイトカイン：細胞同士のコミュニケーションは，細胞表面分子を介する細胞同士の直接的な接触や可溶性分子を介して行われている。この細胞間の情報伝達分子が「サイトカイン」である。サイトカインは約1万～数万程度の分子量を有するタンパク質であり，産生されたサイトカインの大部分は拡散により周辺の標的細胞に作用する。また，サイトカイン同士でその産生や作用を相互に制御している。

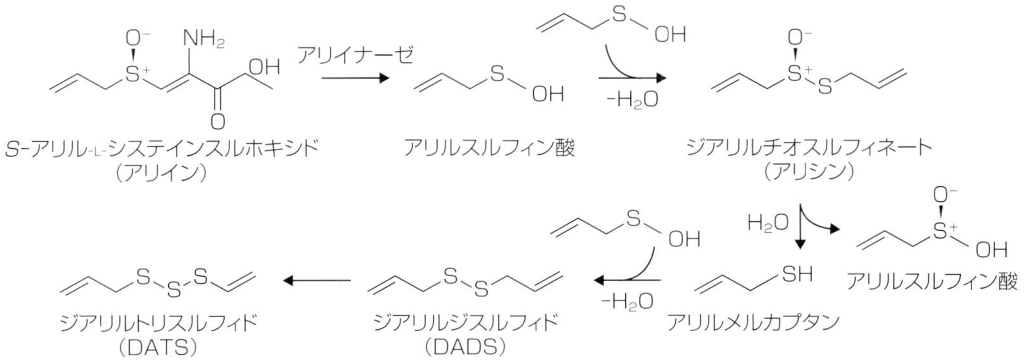

アリイナーゼ
S-アリル-L-システインスルホキシド（アリイン）
アリルスルフィン酸
$-H_2O$
ジアリルチオスルフィネート（アリシン）
H_2O
アリルスルフィン酸
アリルメルカプタン
$-H_2O$
ジアリルジスルフィド（DADS）
ジアリルトリスルフィド（DATS）

図2.38　アリシンの生成と分解により生成する含硫化合物

例えば，ネギ属植物ではアリイナーゼが*S*-アリル-L-システインスルホキシド（アリイン）に作用してジアリルチオスルフィネート（アリシン）を経て安定なスルフィド類を生成する（図2.38）。通常，無臭であるアリインと酵素アリイナーゼが異なる部位に存在するためににおいは検出されないが，組織損傷により両者が反応すると生成されたアリシンによる刺激性の強いにおいが検出される。スルフィド類の中で代表的な化合物であるジアリルジスルフィド（DADS）は，アリシンの分解を介して段階的に生成される（図2.38）。さらに，DADSは硫黄数の異なるスルフィド類のジアリルトリスルフィド（DATS）へと変化する。このような含硫化合物が，LDLコレステロールの低下作用，心血管保護作用，動脈硬化抑制作用，抗血栓作用，発がん予防作用などの多彩な機能性発現に寄与している[1)]。

赤血球はニンニク由来スルフィドを硫化水素へと代謝することが知られている。硫化水素は強力な心臓保護作用を有する内因性血管細胞シグナル分子であり，抗酸化作用，抗アポトーシス作用，抗炎症作用を介して心保護作用を発揮する[1)]。内皮細胞に発現する一酸化窒素合成酵素（eNOS）が産生する一酸化窒素（NO）は血管機能の維持に重要な役割を果たし，NO産生の低下は高血圧症や虚血再灌流障害に加えて，心血管疾患や動脈硬化の病態進展に関与する。酸化LDLはeNOSの活性を低下させ，NO産生を抑制するが，DADSとDATSは酸化LDLによるeNOSの活性低下やタンパク質分解を抑制する[1)]。さらにDATSは，ミトコンドリアにおける酸化ストレス低減作用により，血管内皮細胞を高血糖による障害から保護するとともに，内因性の硫化水素とNOの生体内利用効率を向上させることで虚血心筋を保護する可能性も示されている[1)]。

2.6.3.　クルクミノイド

代表的なポリフェノールの一種であるクルクミンは，香辛料ターメリック（ウコン）の黄色成分であり，カレーのみならず様々な食品の着色に用いられている。ターメリックの原産地はインドで，東南アジアを中心に栽培されており，生薬の素材としても利用されている。クルクミンは，両端にヒドロキシ基（OH-）とメトキシ基（CH_3O-）を有する芳香環の間に2つのα，β-不飽和カルボニル基で連結した構造を有しており，ほかにもクルク

UCP-1：uncoupling protein 1，**PGC-1**α：PPARγ coactivator-1α，**DADS**：diallyl trisulfide，
LDL：p. 118参照

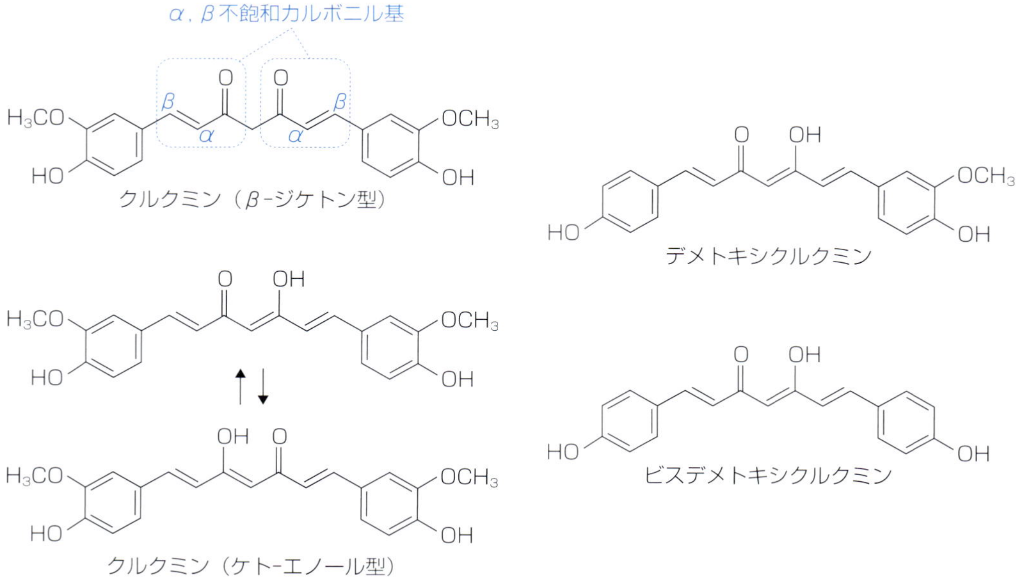

α, β不飽和カルボニル基

クルクミン（β-ジケトン型）

クルクミン（ケト-エノール型）

デメトキシクルクミン

ビスデメトキシクルクミン

図2.39　クルクミン

ミンと比べてメトキシ基が1つ少ないデメトキシクルクミンやメトキシ基をもたないビスデメトキシクルクミンが知られている（図2.39）。これらの構造の特徴として，β-ジケトン型とケト－エノール型の互変異性体が考えられており，固体および溶液中ではエネルギー的に安定なケト－エノール型平衡混合物として存在している。

現在，多様な生体調節機能が注目されており，ヒト介入試験ではクルクミンによる糖尿病予防・抑制作用が報告されている。グルカゴン様ペプチド-1（GLP-1）は，消化管ホルモンであるインクレチンの一種であり，インスリンの分泌促進，膵β細胞の保護・増殖促進，グルカゴンの分泌抑制，食欲抑制および体重増加抑制など2型糖尿病の予防・治療に有益な作用を示す（p. 20参照）。クルクミンはGLP-1分泌促進作用を示し，細胞内 Ca^{2+} レベルの上昇とこれに伴うカルシウムカルモジュリン依存性キナーゼ（Ca^{2+}/calmodulin-dependent kinase）Ⅱの活性化を介した作用機構が提案されている[1]。また，この作用には図2.39に示すクルクミンのメトキシ基とβ-ジケトン構造がGLP-1分泌に必要であることも明らかとなっている。マウスにおけるクルクミンの投与は，耐糖能を改善し，GLP-1アンタゴニストの前投与はクルクミンの耐糖能改善作用を消失させることから，クルクミンは生体内においてGLP-1分泌促進作用を介した血糖値制御への関与が指摘されている[1]。

ポリフェノールは生体異物として認識されるため，主に肝臓や小腸などの薬物代謝系で代謝変換が行われる。クルクミンに関しては，経口投与時にその多くが糞中に排泄されるため，生体利用率は低く，吸収された一部の化合物も主としてグルクロン酸抱合体として存在し，アグリコン※としての存在量は微量である。それにもかかわらず，抗炎症作用，抗酸化作用，脂質代謝改善作用，抗がん作用，抗動脈硬化作用，アルツハイマー病予防作用などの生理作用が多く報告されているが，それらをもたらす真の機能構造については依

＊ アグリコン：グルコースをはじめとした糖がグルコシド結合により糖以外の様々な化合物と結合した化合物を総称して「配糖体あるいはグリコシド（glycoside）」と呼び，この配糖体のうち糖以外からなる部分をアグリコンという。

然として不明な点が多い[1]。また，腸管内分泌細胞との関係から，クルクミン自体が腸管内の内分泌細胞表層におけるGLP-1の分泌を刺激すると考えると，その吸収・代謝や血中濃度のみならず，腸管内での溶解性なども重要となってくる[1]。そのため，分散性・溶解性および吸収性を向上させたクルクミンを用いた研究が活発に行われている。

2.6.4. スチルベン

多彩な機能性を示すスチルベンの一種であるレスベラトロール（図2.40）は，ぶどうの果皮や赤ワインなどに多く含まれており，日本人によって単離・同定・命名された代表的なポリフェノールである。世界中の研究者がレスベラトロールに着目したのは，赤ワイン摂取と心血管疾患の発症率が負に相関関係を示す，いわゆる「フレンチパラドックス」の関与成分として注目されたためである。

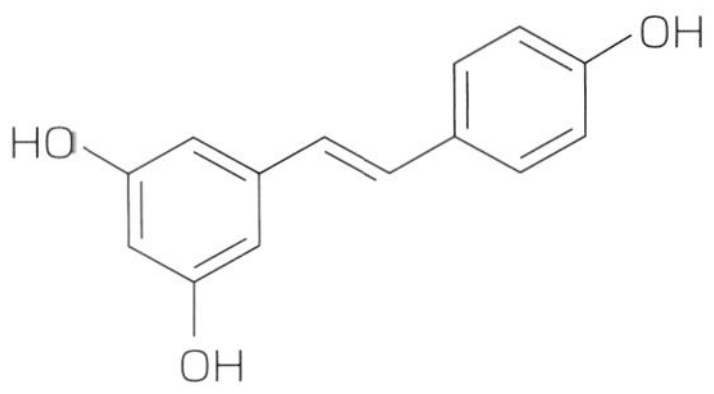

図2.40　レスベラトロール

レスベラトロールは，心血管疾患の発症リスク軽減効果に加えて，NAD^+依存性脱アセチル化酵素であるサーチュイン1（SIRT1）の活性化を介してカロリー制限を模倣し，寿命延長やインスリン抵抗性の改善などにつながると考えられている[1,4]。SIRT1は，細胞内のエネルギー恒常性において重要な役割を担っているため，レスベラトロールの生活習慣病予防効果にSIRT1の活性化が関与しているが，レスベラトロールが直接SIRT1を活性化するかについては議論がなされており，SIRT1以外の分子が関与する機構の寄与も指摘されている。例えば，レスベラトロールのSIRT1以外の標的分子として，cAMP依存性ホスホジエステラーゼ（PDE）の活性阻害が報告されている。また，PPARαやPPARγの活性化を介した*SIRT1*遺伝子の発現誘導ならびにPPARγの活性化による誘導型シクロオキシゲナーゼ2の発現抑制がレスベラトロールによる生活習慣病予防作用に関与することが指摘されている[1]。レスベラトロールを摂取したマウスの肝臓では，アシル-CoA酸化酵素，カルニチンパルミトイル転移酵素，長鎖アシル-CoA脱水素酵素などのPPAR応答配列を有する脂肪酸代謝関連遺伝子の発現上昇が確認されている[1]。しかしながら，PPARα欠損マウスではそのような誘導は認められていない。*SIRT1*遺伝子発現もPPARαに依存的に誘導され，この誘導はPPARαの合成リガンドであり脂質代謝改善薬であるフェノフィブラートと同様であった。PPARαの活性化は脂質代謝を活性化させる。本活性化によるATP濃度の上昇はcAMP濃度を低下させ，それがPPARαの活性化を負にフィードバック制御するが，レスベラトロールはcAMPの分解酵素（PDE）の阻害によりその制御をキャンセルし，PPARαの活性化状態を継続させる可能性が指摘されている[3]。

2.6.5. フラボノイド

フラボノイドはポリフェノールの中でもっとも多いグループを形成しており，構造のみならず機能未知のものも含めると7,000種類以上存在するといわれている。2つのベンゼ

PDE : phosphodiesterase

ン環を３つの炭素原子でつないだジフェニルプロパン構造を基本骨格とし，その構造の違いからフラボンと，その骨格の３位にヒドロキシ基を有しているフラボノール，2，３位の二重結合が単結合となっているフラバノン，フラバン骨格の３位にヒドロキシ基を有しているフラバン-3-オール（フラバノール），Ｂ環が２位ではなく３位に置換したイソフラボン，ベンゾピリリウムイオン構造にＢ環がついたアントシアニジン，Ｃ環が開環しているカルコンの各サブクラスに大別されている（図2.41）。フラボノイド類は，ほかの単純フェノール類，タンニン※（加水分解型タンニン類，縮合型タンニン類）とともに食品の機能性研究のターゲットとなっており，特定保健用食品や機能性表示食品として利用されているものも多い[4]。フラボノイド類でもっとも研究されているのはポリフェノール類であり，代表的なものとして，たまねぎに含まれるケルセチンなどのフラボノール類，大豆に含まれるイソフラボン類，緑茶に含まれるカテキン類などがある。

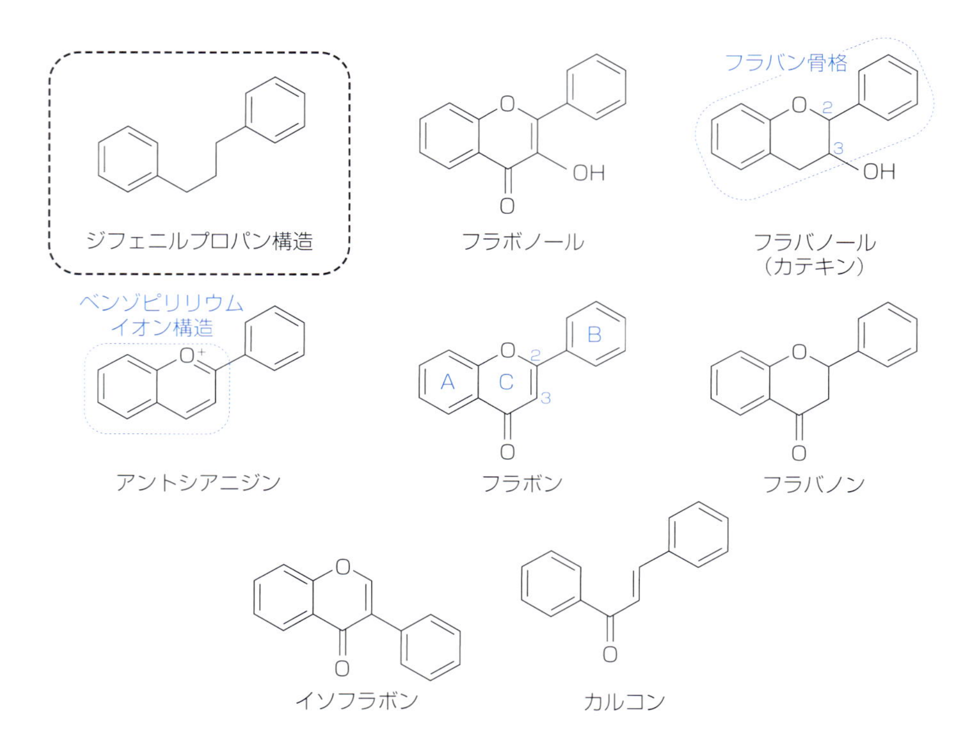

図2.41　フラボノイド類の基本構造

（1）ケルセチン

ケルセチンは野菜類や果実類に含まれ，特に，たまねぎ，りんご，ブロッコリー，ケールなどに多く含まれる。ケルセチンをはじめとしたフラボノイドは，腸管での吸収時および肝臓において第Ⅱ相解毒代謝反応を受けて，ウリジン二リン酸（UDP）-グルクロン酸転移酵素（UGT）によりグルクロン酸抱合体，硫酸転移酵素（SULT）により硫酸抱合体へと変換される（図2.42）[3]。また，カテコール構造を有するフラボノイドの一部はカテコール

※ タンニン：皮をなめす作用やタンパク質，アルカロイド，金属イオンと反応して難溶性の塩を形成する性質，ならびに強い収斂（しゅうれん）性もつ植物由来の水溶性化合物の総称をタンニンと呼ぶ。没食子酸やエラグ酸の糖エステルである加水分解型タンニンと，カテキンのようなフラバノールが重合した縮合型タンニンに大別されている。

UDP：uridine 5′-diphosphate，UGT：UDP-glucuronyl transferase，SULT：sulfotransferase

-*O*-メチル基転移酵素（COMT）の作用によりメチル化を受ける。吸収されたフラボノイドはこのような抱合・代謝を受けることで，水溶性の高い代謝物になり血中を循環し，速やかに尿中へ排泄される。

ケルセチンはそのほとんどが配糖体として天然に存在しており，3位にグルコースが結合したイソケルシトリン，ルチノースが結合したルチンはケルセチンの主な配糖体である（図2.43）。B環にカテコール構造を有する強力な抗酸化物質で，培養細胞や動物レベルでも多彩な生理作用が認められており，動脈硬化予防作用，抗肥満作用，糖尿病予防作用，筋萎縮予防作用が期待されている[1,3]。摂取したケルセチンは，3位がグルクロン酸抱合を受けたケルセチン-3-*O*-グルクロニド（Q3GA）や3′位が硫酸抱合を受けたケルセチン-3′-*O*-サルフェート（Q3′S）などが血中で見出される主要な抱合体となる（図2.43）。ヒトはケルセチンを経口摂取しても血中からアグリコンがまったく検出されず，抱合体のみが検出され，ケルセチンの機能性発現機構を考えるうえでは抱合体に着目する必要がある。

ヒトの血中でもっとも主要なケルセチン抱合体はQ3GAであり，ケルセチンの動脈硬化抑制作用に関する研究から，Q3GAが大動脈に蓄積することが明らかとなっている[3]。動脈硬化病巣の形成にはマクロファージが重要な役割を担っているが，ヒト動脈硬化病巣組織のマクロファージではQ3GAの蓄積が認められている。水溶性の高いQ3GAは細胞表面上に可逆的かつ比較的弱く結合することでマクロファージに集積するが，脂溶性の高い細胞膜を介して細胞質内へ移行することは難しい。しかしながら，マクロファージから分泌されるβ-グルクロニダーゼによりQ3GAは細胞外で脱抱合されケルセチンとなって細胞内に取り込まれ，その生理作用が顕在化することが示唆されている[3,4]。

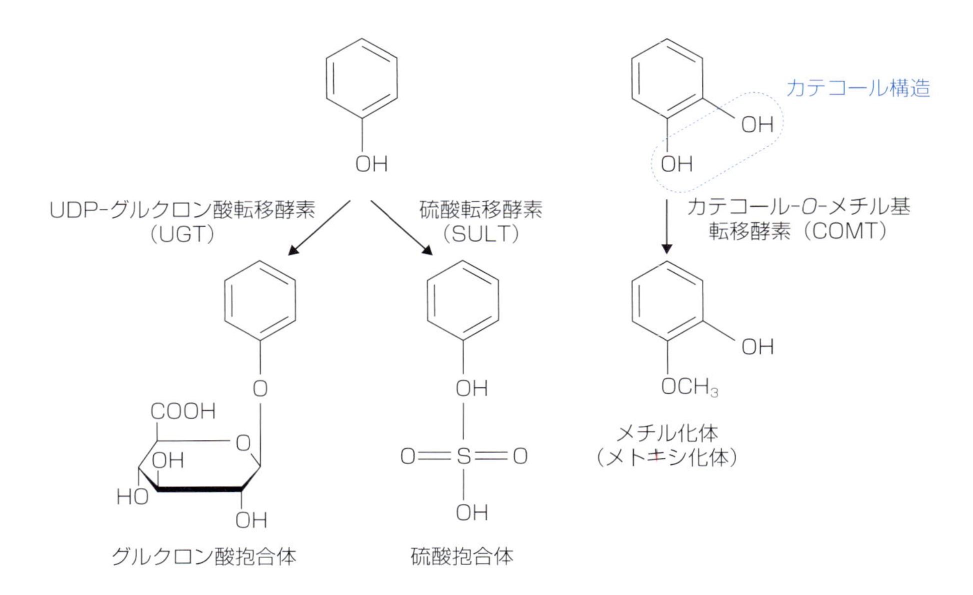

図2.42 ポリフェノールの代謝変換

COMT：catechol-*O*-methyltransferase

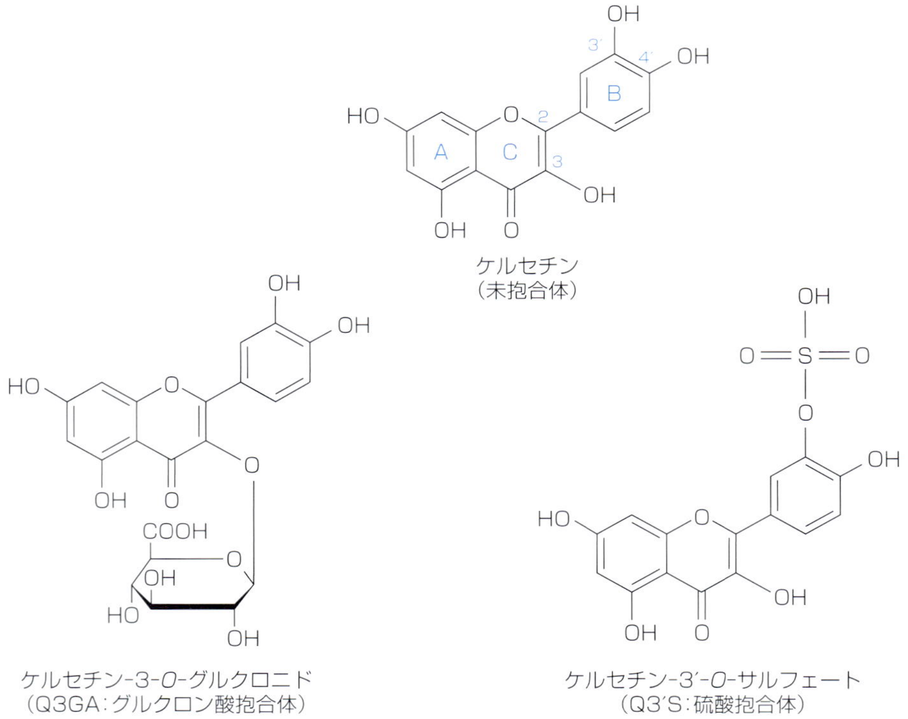

OH
3′
4′
OH
B
HO
O
2
A
C
3
OH
OH
O

ケルセチン
（未抱合体）

OH
OH
HO
O
O
OH
O
COOH
O
OH
HO
OH

ケルセチン-3-*O*-グルクロニド
（Q3GA：グルクロン酸抱合体）

OH
O＝S＝O
O
OH
HO
O
OH
OH
O

ケルセチン-3′-*O*-サルフェート
（Q3′S：硫酸抱合体）

図2.43　ケルセチンとその主要な代謝物

（２）イソフラボン

イソフラボンは大豆や葛根（くず）などのマメ科植物に含まれている。大豆に含まれる主なイソフラボンは，ダイゼイン，ゲニステイン，グリシテインであり（図2.44），それぞれの配糖体であるダイジン，ゲニスチン，グリシチン，さらにそれぞれのマロニル配糖体，アセチル配糖体，サクシニル配糖体が知られている。多くの大豆食品では数種の配糖体と

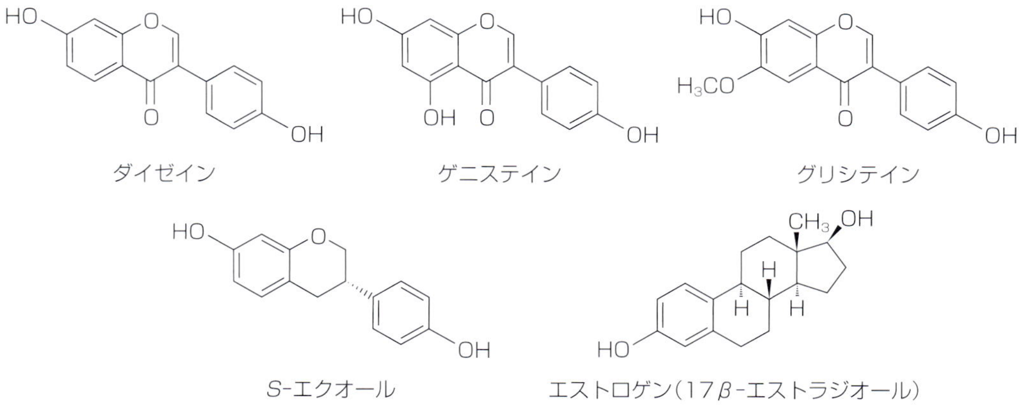

HO
O
O
OH

ダイゼイン

HO
O
OH
O
OH

ゲニステイン

HO
O
H_3CO
O
OH

グリシテイン

HO
O
OH

S-エクオール

CH_3
OH
H
H
H
HO

エストロゲン（17*β*-エストラジオール）

図2.44　主要な大豆イソフラボンと代謝物

アグリコンが混合物として存在している。イソフラボンの組成は加工や調理によって変化する[1]。煮豆では熱によりマロニル配糖体が分解されるため，その含量が減少する一方で，豆腐や豆乳はマロニル配糖体の割合が50%以上となっている。きなこではマロニル配糖体が脱炭酸されてアセチル化配糖体となる。みそやしょうゆでは，発酵段階で微生物のβ-グルコシダーゼにより，配糖体からアグリコンへの変換が進み，その割合が高くなる。なお，大豆イソフラボンの含有量がもっとも高いのはきなこである。

図2.44に示すように，大豆イソフラボンは女性ホルモンであるエストロゲンに類似した構造を有しており，エストロゲン受容体に対する結合能はエストロゲンの1/10,000～1/1,000であり，弱い女性ホルモン様作用を示す。生体内でエストロゲンが存在する場合にはアンタゴニスト（抗エストロゲン作用）として，エストロゲンが欠乏した状態ではアゴニスト（エストロゲン様作用）として働く[1]。大豆イソフラボンのエストロゲン様の骨代謝調節作用は古くから知られているが，さらに，脂質代謝異常改善作用，虚血性心疾患リスク低減作用，血圧低下作用，筋萎縮予防作用が報告されている[1]。食事から摂取された大豆イソフラボン配糖体は，腸管で腸内細菌由来のβ-グルコシダーゼによりアグリコンに変換された後に吸収されるが，一部のアグリコンはさらに腸内細菌によって代謝を受けて吸収される。

ダイゼインやダイジンは*S*-エクオールに代謝され体内に吸収されるが（図2.44），この代謝物はダイゼインに比べてエストロゲン活性が強く，ヒトではその産生能に個人差がある。エクオールには*S*体と*R*体が存在し，ヒトの腸内細菌叢では*S*体のみが産生される。また，大豆イソフラボンの生理作用は，個人のイソフラボン代謝能により異なることが示唆されている[1]。疫学研究によると，欧米人の約20～30%，日本人を含むアジア人の約50%がエクオール産生者であると報告されている。日本人では，成人に比べて若年者のエクオール産生者の割合が低いとされる。エクオール産生者は，ダイゼインからエクオールへ代謝を促進する腸内細菌を保有していると考えられている。エクオール産生者では，非産生者と比較して，乳癌および前立腺癌の罹患率の低減，更年期障害の軽減，骨量減少抑制作用が強いことが報告されていることから，エクオール産生の有無が様々な疾患の罹患率に影響を及ぼす可能性が高い[1]。エクオール産生は，疫学研究において食物繊維，緑茶，魚油および炭水化物の摂取量と相関することも示されている。

(3) カテキン

カテキンは緑茶に豊富に含まれる渋味成分であり，カテキン類の一種である エピガロカテキン-3-*O*-ガレート（EGCG）はほかの主要なカテキン（エピカテキン-3-*O*-ガレート（ECG），エピガロカテキン（EGC），エピカテキン（EC））と比較して強い生理活性（抗がん作用，抗アレルギー作用，血圧上昇抑制作用，脂質代謝改善作用など）を示すとともに，茶以外の植物には見出されていない緑茶特有の成分[5]である（図2.45）。このような茶葉中に認められるカテキンのうち，EC，EGC，ECGは日本人によって単離・同定されたものである。

ECおよびEGCは血中では主に抱合化されているが，EGCGは70%以上が未抱合体の

EGCG：epigallocatechin-3-*O*-gallate，ECG：epicatechi-3-*O*-gallate，EGC：epigallocatechi，EC：epicatechir

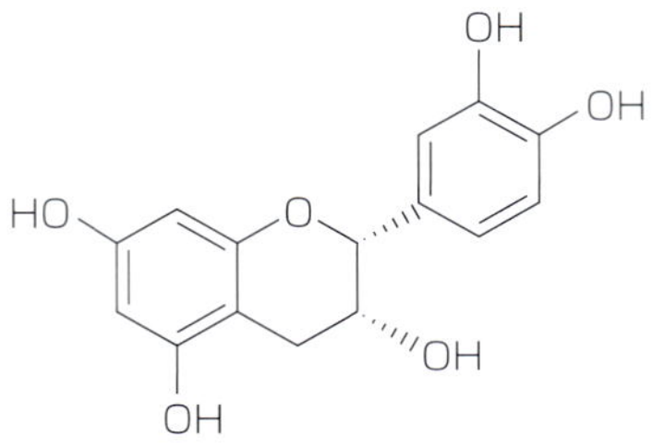

エピカテキン（EC）

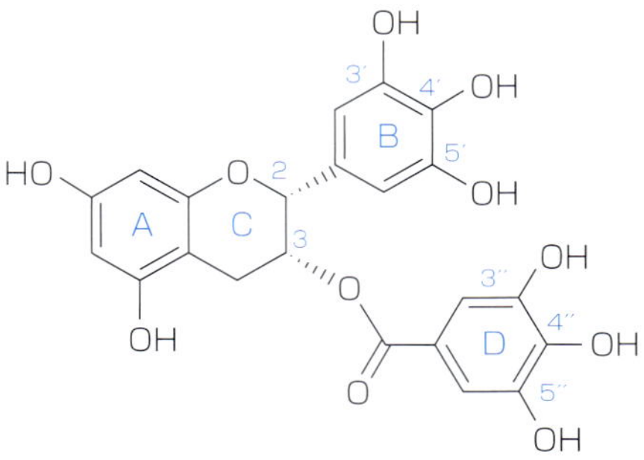

エピガロカテキン-3-*O*-ガレート
（EGCG）

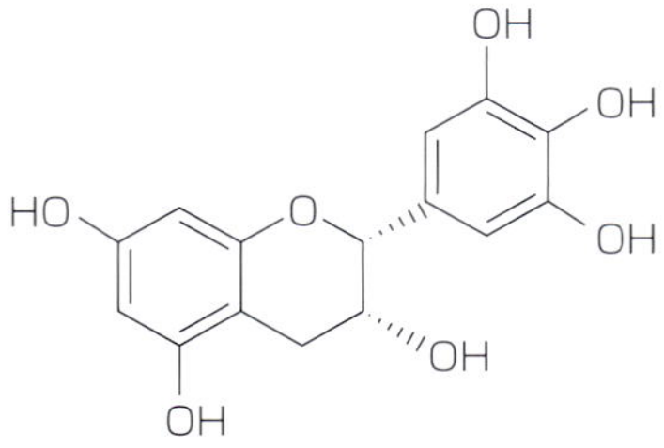

エピガロカテキン（EGC）

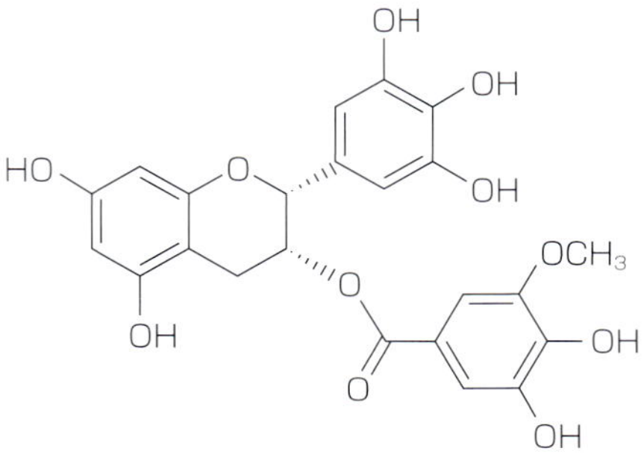

エピガロカテキン-3-*O*-(3-*O*″-メチル)ガレート
（EGCG3″Me）

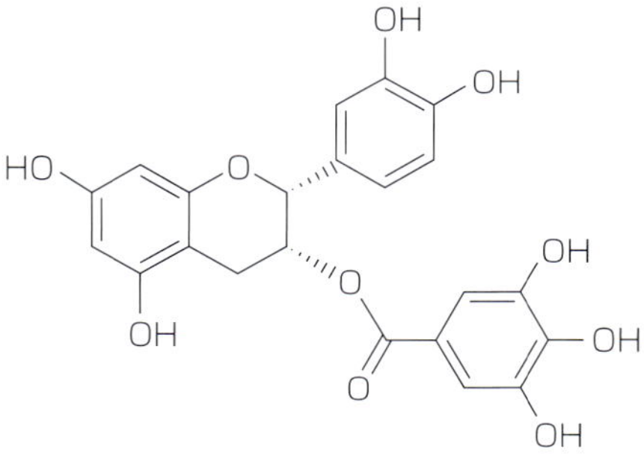

エピカテキン-3-*O*-ガレート
（ECG）

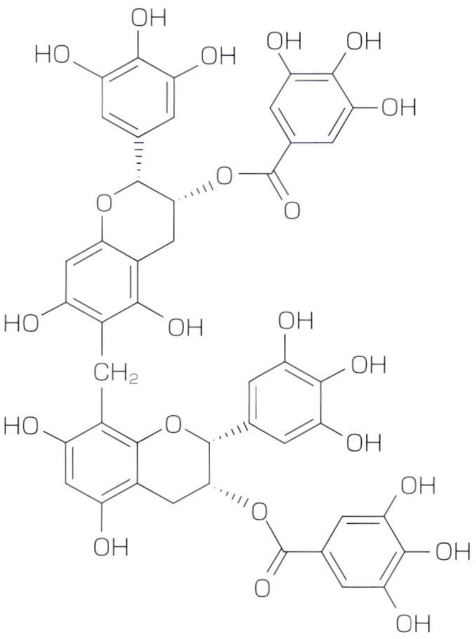

ウーロンホモビスフラバンＢ

図2.45　茶ポリフェノール

形で存在する。EGCG摂取後の血中濃度は1.5～2.5時間後にピークに達し，その後24時間後には消失するが，血中濃度のピークは1 μM程度である。これまでにEGCGの標的分子として多数の細胞内タンパク質が報告されているが，多くの場合，最大血中濃度から大きくかけ離れた量（10～100 μM）のEGCGを使用して得られた結果であった[5)]。これに対して，生理的濃度のEGCGの多彩な生理作用を仲介する細胞膜受容体として67-kDaラミニン受容体（67LR）が同定された[6)]。現時点で，EGCGの抗がん作用，抗アレルギー作用，抗炎症作用，抗菌作用，インスリン感受性改善作用，筋萎縮予防作用，血圧上昇抑制作用，心筋保護作用，神経保護作用など多彩な生理作用が67 LRを介して発現することが世界中で報告され，個々の生理作用に応じた特異的なシグナル伝達経路（緑茶カテキン受容体シグナリング経路）が提示されている[7)]。花粉症の軽減作用を有する緑茶品種「べにふうき」の活性成分であるメチル化カテキン（エピガロカテキン-3-*O*-(3″-*O*-メチル）ガレート：EGCG3″ Me)[5, 7)]や抗メラノーマ作用を有するウーロン茶重合ポリフェノールの一種であるウーロンホモビスフラバンB[8)]の機能性発現にも67LRが関与している（図2.45）。また，主要なビタミンEであるα-トコフェロールは生体内でジアシルグリセロールキナーゼα（DGKα）の活性化を介して糖尿病性腎症の改善作用を示すが，DGKαの活性化にはα-トコフェロールの67LRへの結合（EGCG結合部位とは異なる部位）が関与し，67LRがα-トコフェロールの細胞膜受容体として機能することが明らかとなっている[9)]。

緑茶カテキン受容体としての67LRは，乳癌細胞表面上のEGCG結合量が活性型ビタミンA（ATRA）の刺激により増加するという現象を契機に，ATRAにより発現が増加する遺伝子の中から同定された[5, 6)]。ATRAはメラノーマの67LR発現量を増加させ，メラノーマを移植したマウスにATRAを併用摂取させるとEGCGの抗メラノーマ作用が増強される[5)]。また，EGCGのがん細胞致死活性を高める成分として柑橘由来フラバノンであるエリオジクチオールが見出され（図2.46），67LR依存的な細胞致死誘導経路を担うAktの活性化を促進することでEGCGの抗がん作用の増強が認められている[5)]。エリオジクチオールは緑茶の体脂肪蓄積抑制作用や脂質代謝異常予防作用においても相乗的な効果が示されている。図2.46に示す柑橘由来フラバノンのエリオジクチオールやヘスペレチンが，緑茶カテキン（EGCGやEGCG3″ Me）の機能（抗肥満作用，抗がん作用，抗アレルギー作用，筋萎縮予防作用）を向上させることが細胞実験や動物実験で見出されている[5)]。一方，ヒト

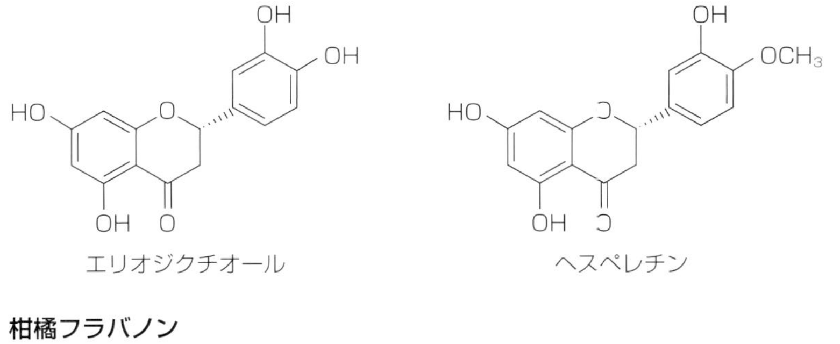

OH OH HO O OH O
エリオジクチオール

OH OCH_3 HO O OH O
ヘスペレチン

図2.46 柑橘フラバノン

67LR：67-kDa laminin receptor，DGKα：diacylglycerol kinase α，ATRA：all-*trans* retinoic acid

を対象とした試験では，健康な日本人男女60名を対象とした12週間の介入試験において，緑茶と柑橘由来ポリフェノールを組み合わせて摂取することで，より少ない量の緑茶カテキンの摂取で抗肥満作用が認められている[5]。現在，柑橘由来ポリフェノール以外にも，ネギ属植物に多く存在する含硫化合物アリシンの代謝物であるDADSやDATSがEGCGの67 LRを介した抗腫瘍活性や緑茶抽出物の体脂肪蓄積抑制作用を増強することが動物レベルで明らかとなっている[5]。一方，緑茶カテキンの生理作用を減弱する食品成分も見出されている[5]。高脂肪食誘導性の肥満モデルにおいて，牛脂ベース食ではオリーブ油食と比較して緑茶の脂質代謝改善効果が低下するとともに，緑茶カテキン受容体シグナリング経路の活性化作用ならびに脂質代謝関連遺伝子の発現増強作用の減弱が認められている。また，牛脂ベース食で観察されたこのような減弱作用は飽和脂肪酸を高含有する食事においても観察されている。

ECあるいはカテキンが重合したフラバン-3-オールであり，代表的な縮合型タンニンでもあるプロシアニジン類は，カカオ，黒大豆，りんご，グレープシードなどに多く含まれている（図2.47）。プロシアニジン類やそれを多く含む食品に肥満や高血糖の予防・改善

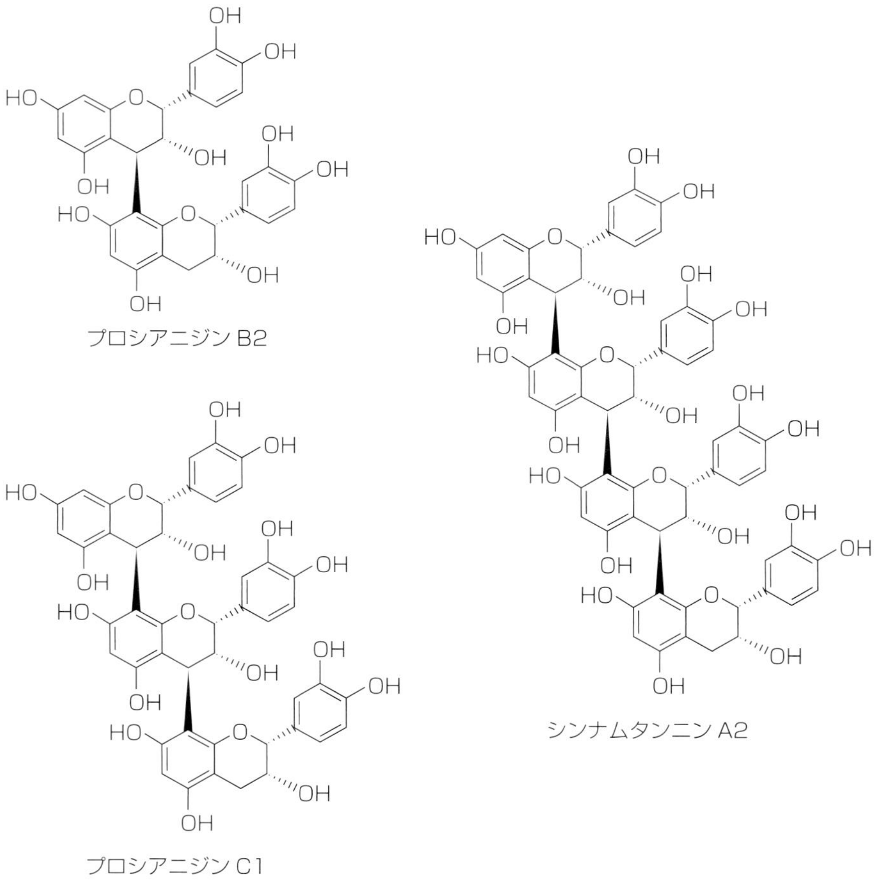

プロシアニジン B2

プロシアニジン C1

シンナムタンニン A2

図2.47　プロシアニジン類

効果が報告されている。その作用機構としては，消化管内でのインクレチン様作用によるインスリン分泌促進を介した作用とAMP活性化プロテインキナーゼ（AMP-activated protein kinase）の活性化を中核として筋肉におけるGLUT4の細胞膜移行の促進による高血糖抑制作用，ならびにUCP-1やPGC-1αの発現上昇によるエネルギー産生の向上作用が明らかとなっている[1]。また，ECの三量体であるプロシアニジンC1の抗メラノーマ作用については，67LRを介した プロテインキナーゼA（PKA）とプロテインホスファターゼ2A（PP2A）の活性化に基づく細胞増殖抑制が重要であることが示されている[7]。

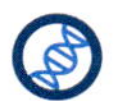 コラム

「機能性表示食品で注目されている非栄養素たち」

事業者が食品の安全性と機能性に関する科学的根拠などの必要な事項を販売前に消費者庁長官に届け出れば，機能性を表示することができる機能性表示食品制度が2015年にスタートした。これにより新たに導入された機能性表示食品は，2023年の7月の時点で届出数の累計は7,208件（そのうち，販売中のものは3,093件）にものぼり，特定保健用食品の許可件数1,065件（2023年4月）と比較してもかなり多い状況にある。

本項で着目した非栄養素についてみていくと，キサンチン類は376件の届出がなされており，もっとも多いのがルテイン，ゼアキサンチン，アスタキサンチン，クロセチンなどによる，目のピント調節機能のサポートやパソコンなどのVDT作業による疲労感の軽減効果である。また，β-クリプトキサンチンは骨代謝の働きを助けることで骨の健康維持に役立つ機能が，フコキサンチンは肥満気味の人のおなかの脂肪を減らす機能が期待されている。アリインは血中LDLコレステロール値を低下させる働きが着目されている。クルクミンは健康な人の肝機能を評価する指標である酵素値の一部の改善に役立つ機能ならびに年齢とともに低下する認知機能の一部である記憶力（日常生活で生じる行動や判断を記憶し，思い出す力）や注意力（注意を持続させて1つの行動を続ける力）を維持する機能の表示が可能となっている。レスベラトロールは中高年の加齢により低下する認知機能の一部である記憶力を維持する機能が訴求されている。ケルセチンは花粉，ほこり，ハウスダストなどによる鼻の不快感を軽減する機能や食後の血中中性脂肪の上昇をゆるやかにする機能が期待されている。

イソフラボン類は260件とキサンチン類に次ぐ届出数で，大豆イソフラボンとして骨の成分の維持に役立つ機能，くずの花由来イソフラボンとして体重やおなかの脂肪（内臓脂肪と皮下脂肪）やウエスト周囲径を減らすのを助ける機能が着目されている。カテキン類は163件の届出数で，ガレート型カテキンは体脂肪を減らす機能やLDLコレステロールを減らす機能，EGCGは食後血糖値の上昇を緩やかにする機能や口内環境を良好に保つ（歯垢の生成を抑える）機能，メチル化カテキンEGCG3″Meはハウスダストやほこりなどによる目や鼻の不快感を軽減する機能がそれぞれ着目されている。プロシアニジン類は88件の届出があり，松樹皮由来プロシアニジンは総コレステロールやLDLコレステロールを下げる機能や肌の弾力を維持し，肌の健康に役立つ機能ならびに中年期女性の睡眠の質を向上する機能，リンゴ由来プロシアニジンは内臓脂肪を減らす機能の表示が可能となっている。

VDT：visual display terminals

引用文献

1) 日本栄養・食糧学会監，芦田均，立花宏文，原博編：食品因子による栄養機能制御，建帛社，2015.
2) Sugiura M. *et al.*: PLoS One, 7, e52643, 2012.
3) 日本栄養・食糧学会監，芦田均，薩秀夫，中野長久編：非栄養素の分子栄養学，建帛社，2017.
4) 寺尾純二，越阪部奈緒美：食事由来ポリフェノールの機能性研究の展望と社会実装化ポリフェノール摂取目安量の策定へ向けて，化学と生物，59(5)，254-261，2021.
5) 立花宏文：緑茶ポリフェノールの生体調節作用に関する分子栄養学的研究．日本栄養・食糧学会誌，72(5)，205-210，2019.
6) Tachibana H. *et al.*: A receptor for green tea polyphenol EGCG. Nat Struct Mol Biol, 11(4), 380-381, 2004.
7) Fujimura Y. *et al.*: 67-kDa laminin receptor-mediated cellular sengsing system of green tea polyphenol EGCG and functional food pairing. Molecules, 27(16), 5130, 2022.
8) Bae J. *et al.*: 67-kDa laminin receptor mediates oolonghomobisflavan B-induced cell growth inhibition in melanoma. Phytomedicine, 118, 154970, 2023.
9) Hayashi D. *et al.*: Vitamn E functions by association with a novel binding site on the 67-kDa laminin receptor activating diacylglycerol kinase. J Nutr Biochem, 110, 109129, 2022.

2.7. 栄養素と概日リズム

〔学習のポイント〕
- 体内時計の分子メカニズム
- 時間栄養学的視点からの栄養素の吸収や代謝
- 時間栄養学と健康

社会の24時間化に伴い，先進国においては労働者の20％が夜勤や交代勤務に従事している。不規則な生活は，睡眠障害やうつ病などの精神疾患のみならず，高血圧や肥満症，糖尿病などの生活習慣病のリスクを高めることにつながるが，その大きな要因の1つとして，食リズムの乱れが考えられる。本項では，体内時計の分子メカニズムについて概説するとともに，「時間栄養学」と呼ばれる新たな研究分野について，疾患予防や健康維持の観点から実践につながる知見を中心に解説する。

2.7.1. 体内時計の分子メカニズム

（1）体内時計と概日リズム

バクテリアからヒトに至るまで地球上の多くの生物には体内時計が存在し，様々な生理機能の概日リズム（日内リズム）を制御している。哺乳類においては，睡眠覚醒サイクルや，深部体温，心拍数，血圧などのほかに，自律神経活動，糖代謝や脂質代謝，免疫機能や血小板凝集能，細胞分裂，ホルモンの分泌などに概日リズムが観察され，その多くが体内時計によって制御されている（図2.48）。コルチゾールやアルドステロンといった副腎皮質ホルモンは，早朝の時間帯に分泌が高まり，成長ホルモンや睡眠促進作用をもつメラトニンは，それぞれ夜間に下垂体および松果体から分泌される。また，肝臓におけるコレステロール合成は夕刻から夜間にかけて活発になることが知られている。

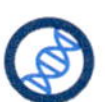 コラム

「腸内細菌の概日リズムと肥満」

腸内には1,000種類，100兆個の腸内細菌が生息している。実験動物でもヒトでも腸内細菌叢の構成には日内リズムが存在し，摂食リズムの乱れによって影響を受ける。健常者を対象とした時差ぼけ実験では，8～10時間のフライト（アメリカ中西部からイスラエル）の翌日に，肥満に関連するFirmicutes門の細菌群が増加し，2週間後に元の状態に戻ることが報告されている。さらに，このフライト前後のヒトの便を無菌マウスに移植したところ，フライト翌日の便を移植したマウスのみで体重が増加した。

（Thaiss CA *et al.*: Transkingdom control of microbiota diurnal oscillations promotes metabolic homeostasis. Cell, 159(3), 514-29, 2014.）

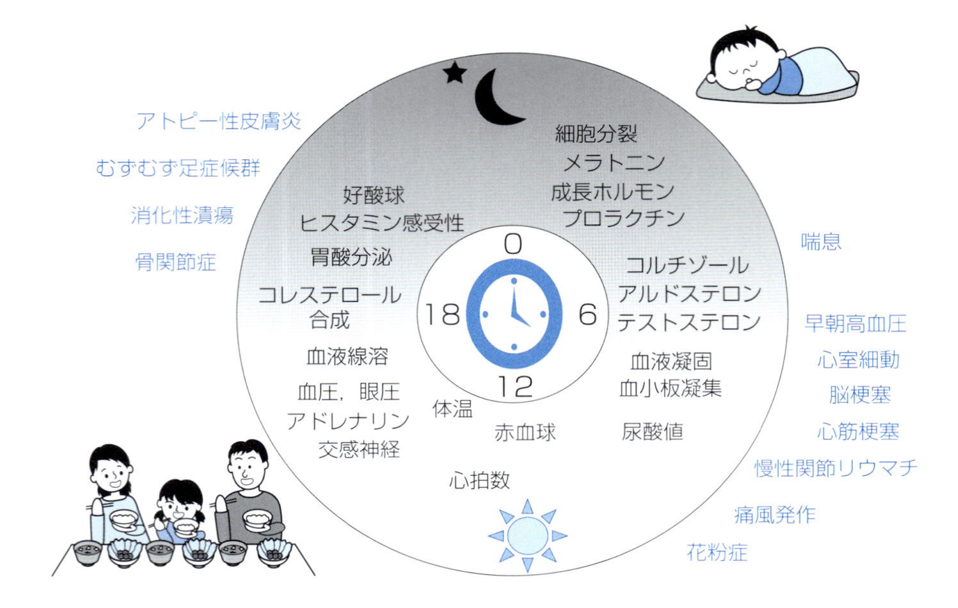

図2.48　生理機能の日内リズムと疾患の好発時刻

このように，様々な生理機能に概日リズムが存在することから，いくつかの疾患の発症や症状にも好発時刻が存在する。例えば，呼吸機能が低下する早朝の時間帯には，喘息発作の発症リスクが高まり，血小板凝集能が高く，血液線溶活性が低い午前中には，脳梗塞や心筋梗塞といった血栓症のリスクが高まることが知られている。痛風発作についても，尿酸値が高くなる早朝が好発時刻となっている。消化性潰瘍やアトピー性皮膚炎の症状が夜間の前半に重くなることなども知られている。

（2）時計遺伝子によるリズム発振メカニズム

哺乳類における体内時計の中枢は，脳内視床下部の視交叉上核（SCN）に存在する。実験動物においてこの神経核を破壊すると，活動リズムを含め，前述したほとんどの概日リズムが消失する。1990年代後半には，哺乳類の体内時計が，時計遺伝子と呼ばれる10～20個程度の遺伝子によって制御されていることが明らかとなり，時計遺伝子によるリズム発振メカニズムは，時計分子間の転写・翻訳を介したネガティブフィードバックループモデルによって説明されている（図2.49）。CLOCKとBMAL1はbHLH-PAS型の転写因子であり，ヘテロ二量体を形成して*Per*（*Period*）や*Cry*（*Cryptochrome*）といった時計遺伝子のプロモーター領域に存在するE-box（CACGTG）配列に結合して転写を促進する。翻訳されたPERとCRYは，ヘテロ二量体を形成して核内に入り，CLOCKやBMAL1と複合体を形成することによってCLOCK/BMAL1の転写活性を抑制する。PERやCRYがリン酸化を受けてユビキチン-プロテアソーム系によって分解されると，CLOCK/BMAL1による転写が再びはじまることになる。さらに，*Bmal1*遺伝子の日周発現を介したリズムも存在する。CLOCK/BMAL1によって発現が誘導されるREV-ERBαが，*Bmal1*遺伝

SCN：suprachiasmatic nacleus，BMAL1：brain muscle ARNT-like 1，
bHLH-PAS：basic helix-loop-helix-Per-Ahr/Arnt-Sim，PER：period，CRY：cryptochrome

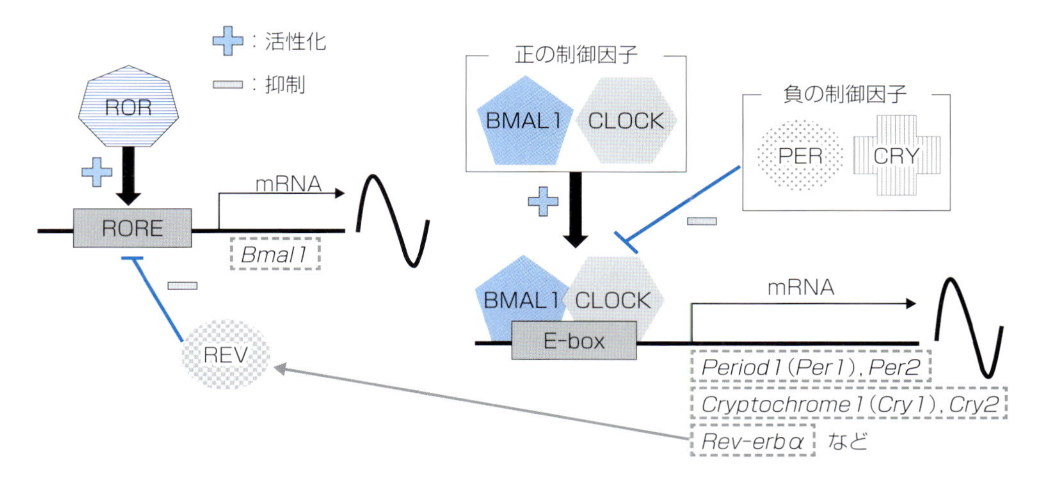

図2.49　時計遺伝子によるネガティブフィードバックループモデル

子プロモーター上の RORE 配列を介して転写を抑制する一方で，同配列を介して ROR が転写を促進することにより，*Bmal1* のリズミックな発現が制御されている。

(3) 中枢時計と末梢時計

時計遺伝子の日周発現は，中枢時計が存在する視交叉上核のみならず，肝臓や心臓，腎臓，骨格筋，皮膚，白血球に至るまでほとんどの全身組織で認められ，末梢時計と呼ばれている。時計遺伝子の日周発現は，培養細胞においても観察されることから，個々の細胞にリズムを刻むための要素がすべて備わっている。その一方で，個体レベルでは，視交叉上核に存在する中枢時計がインスリンやグルココルチコイドといった液性因子や神経的なシグナルを時刻情報として末梢時計を同調させている（図2.50）。

DNA マイクロアレイによる網羅的な発現遺伝子解析により，肝臓や脂肪組織などの末梢組織において，時計遺伝子以外にも多くの遺伝子の発現量が1日の中で変動しているこ

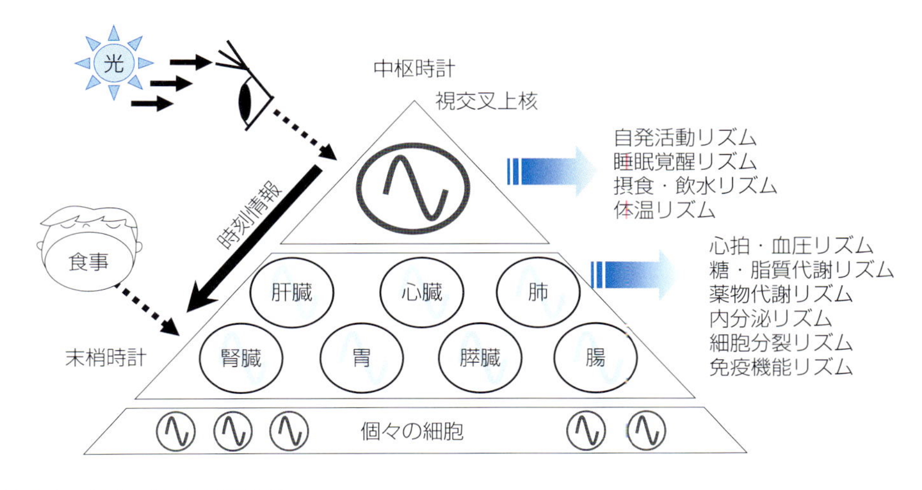

図2.50　体内時計の階層構造

RORE：ROR/REV-ERB responsive element

とが明らかとなった（図 2.51）。肝臓では，10％以上の遺伝子が日周発現しており，糖新生にかかわる *Pck1* や糖代謝にかかわる *Gck*，グリコーゲン合成にかかわる *Gys2*，コレステロール合成にかかわる *Hmgcr* など，肝臓の重要な機能を担っている遺伝子の発現量は，1 日の中で大きく変動している。このような臓器特異的な多くの遺伝子の日周発現が，個体における様々な生理機能の概日リズムをつくり出している（図 2.51）。

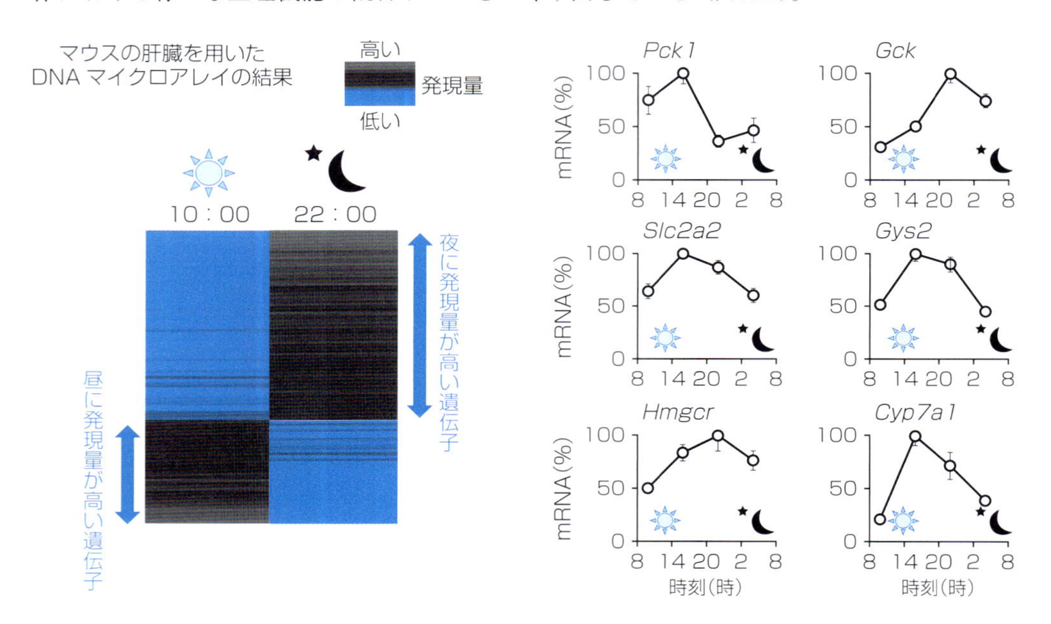

図 2.51　マウスの肝臓において日周発現する遺伝子

（４）末梢時計の給餌性リズム

視交叉上核の中枢時計が外界の明暗サイクルに従って時計の針を合わせるのに対して，肝臓などの末梢時計は，摂食のリズムによって大きく影響を受けることが知られている（図 2.51）。一方，骨格筋の時計は，摂食による影響を受けにくく，視交叉上核からの神経情報によって時計の針を合わせているようである。したがって，夜食や朝食欠食などの不適切な摂食リズムは，個体内における中枢時計と末梢時計，あるいは末梢時計間の脱同調を引き起こし，生体リズムの乱れや疾患の発症につながるものと考えられる。

2.7.2.　時間栄養学

（１）時間栄養学とは

時間栄養学とは，従来の疾患予防や健康維持を目的とした「何をどれだけ食べるべきか」という視点に，「いつ食べるべきか」という新しい視点を取り入れた研究分野である。時間栄養学には，食品や食品成分の機能性を利用することによって生体リズムや睡眠の改善をめざす研究や，体内時計によって制御されている消化・吸収・代謝などの生体リズムを利用して食品の一次機能（栄養機能）や三次機能（生体防御，代謝改善，老化制御，疾患の予防・

生体リズムの制御

食品の機能性を利用し，生体リズムを積極的に制御することにより，体内時計機能や睡眠の改善をめざす研究

生体リズムの利用

●生体リズムの利用による食品の機能性の向上をめざす研究

●生体リズムを考慮した食事のタイミングや摂食時間（空腹時間）の工夫による疾患の予防や改善など，健康機能の向上をめざす研究

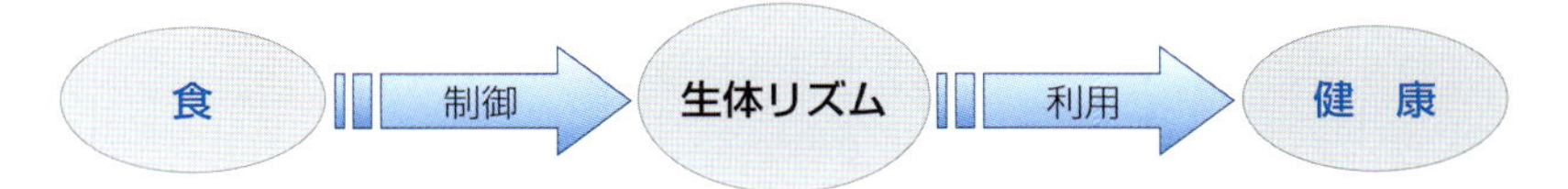

図2.52 時間栄養学

回復などの生体調節機能）の改善や向上をめざす研究が存在する（図 2.52）。

2015 年にはじまった新たな機能性表示食品制度により，これまでに多くの睡眠改善効果を有する食品が商品化されている（表 2.8）。時間栄養学を日常の食生活に上手に取り入れることにより，生活習慣病を中心とした様々な疾患の予防や改善につながるものと期待される。

表2.8 睡眠改善食品

食 品	効 果
アミノ酸	**グリシン**：脳内にて N-メチル-D-アスパラギン酸（NMDA）受容体に作用して深部体温を低下。
	トリプトファン：脳内にてセロトニンに合成され，松果体でのメラトニン合成に利用されて睡眠を促進。セロトニン合成に光（紫外線）の作用が重要であり，朝の摂取が効果的。
	L-セリン：グリシンや L-システインなどのアミノ酸，ホスファチジルセリンなどのリン脂質の前駆体として機能。体内時計の位相調節を促進。
	γ-アミノ酪酸（GABA）：精神安定やストレス軽減の作用。脳内に移行するかどうかについては不明だが，経口摂取によって脳内の GABA も増加するといわれている。
	L-テアニン：脳内の GABA を増加。副交感神経を活性化し，α 波の放出を促進。
	L-オルニチン：ノンレム睡眠を誘発。メラトニンの分泌位相を遅延（中枢時計に作用）。
	5 アミノレブリン酸：脳内のトリプトファンやセロトニンを増加。
	キシピナタニン：クワンソウに含まれる。末梢血管を拡張させ，深部体温を低下。ノンレム睡眠を促進。
カロテノイド・ポリフェノール	**クロセチン**：脳内 NMDA 受容体やヒスタミン受容体に作用して覚醒を抑制。
	クロシン：腸管でクロセチンに加水分解され，ノンレム睡眠を促進。
	サフラナール：セロトニンの再取込阻害作用。抗不安作用。
	ホノキオール・マグノロール：GABA A 受容体に結合し，ノンレム睡眠を誘発。
微 生 物	**清酒酵母 GSP6**：アデノシン A2A 受容体を活性化し，ノンレム睡眠を増加。
	乳酸菌シロタ株（*Lactobacillus casei* YIT 9029）：交感神経活動の亢進や副腎皮質ホルモンの分泌を抑制。
	乳酸菌 *L.brevis* SBC8803：活動期の活動時間や覚醒時間を延長。

NMDA：N-methyl-D-aspartic acid

(2) 栄養素と時間栄養学

1) 糖　　質

健常人における血糖値は,摂食のタイミングに従って変動する日内リズムを示す。一方,糖質の吸収効率や肝臓でのグリコーゲン合成の日内リズムは体内時計によって制御されている。

小腸粘膜において単糖類の吸収にかかわる Na^{+}／グルコース共輸送体（SGLT）1，や糖輸送体（GLUT）5の発現量には，活動期のはじめに高くなる日内リズムが存在し，遺伝子の転写レベルでリズムが制御されている。これらの輸送体をコードしている遺伝子のプロモーター上には，転写因子として機能する時計分子CLOCKやBMAL1のリズミックな結合がみられ，さらにこれら時計分子の欠損により，腸管からの糖の吸収が障害される。また，骨格筋特異的なBMAL1の欠損は，GLUT4の発現や膜移行を抑制し，耐糖能の低下や随時血糖値の上昇を引き起こす。膵臓の β 細胞特異的なBMAL1欠損では，膵臓からのインスリン分泌の日内リズムが消失する。したがって，様々な組織の末梢時計が糖の吸収効率の日内リズムを制御しているといわれている。

肝臓や骨格筋のグリコーゲン量には日内リズムが存在し,活動期の摂食に伴って増加し,非活動期に減少する。肝臓でのグリコーゲン合成酵素GYS2は,その発現量が日内変動し,時計分子であるCLOCKとBMAL1が，*Gys2* 遺伝子の転写因子として機能している。これらの時計遺伝子の変異や欠損によって肝臓のグリコーゲン量が減少することから，グリコーゲン合成の日内リズムは，摂食とともに末梢時計によって制御されている。

2) 脂　　質

血中脂質の中でもトリグリセリド（TG）や遊離脂肪酸の濃度は，摂食のタイミングと体内時計による内在性のメカニズムによって変動する日内リズムを示す。血中コレステロールの濃度の日内変動は比較的小さいが，肝臓でのコレステロールの合成や代謝には,時計分子によって制御される明らかな日内リズムが存在する。

高脂肪食を摂取した後の血中TG濃度の変動について,昼と深夜で比較した研究がある。それによると，深夜の摂食では，TG濃度の高い状態が長時間にわたって継続することが報告されている。脂肪酸やコレステロールの吸収や合成，代謝にかかわる多くの遺伝子の発現量には，腸管上皮や肝臓，骨格筋，脂肪組織などにおいて日内リズムが存在し，時計分子によって直接的あるいは間接的に制御されている。

食物由来の脂質は，胆汁により乳化された後，リパーゼによる加水分解を受けて腸管上皮から吸収されるが，プールされている胆汁量が最大となるのは朝食の時間帯である。胆汁の主成分である胆汁酸は，肝臓においてコレステロールから合成されるが，その律速酵素コレステロール-7a水酸化酵素（CYP7A1）の発現量は夜間に高まり，時計分子CLOCKとBMAL1によって制御されている。一方，肝臓でのコレステロール合成の律速酵素であるHMG-CoA還元酵素の発現量にも日内リズムが存在し，mRNAの転写レベルで制御されているが，そのリズムは副腎皮質ホルモンであるグルココルチコイドによって制御されている。グルココルチコイドは，ほぼ全身の細胞に発現するグルココルチコイド受容体

GYS2：glycogen synthase 2

(GR) を介して遺伝子の転写を直接的に制御するが，末梢組織における多くの遺伝子の日周発現にかかわっている。

カイロミクロン形成にかかわるミクロソームトリグリセリド輸送タンパク質（MTP）やコレステロールの細胞外への排出にかかわるATP結合カセットタンパク質A1（ABCA1）の発現にも日内リズムが存在し，時計分子によって転写レベルで制御されている。脂質の輸送や脂肪酸代謝にかかわる多くの分子の転写制御において中心的役割を担っている核内受容体のペルオキシソーム増殖剤活性化受容体α（PPARα）の肝臓や腸管上皮での発現にも明らかな日内リズムが存在し，時計分子によって転写レベルで制御されている。

3）タンパク質

先進諸国における疫学研究では，3食（朝昼夕）の中で夕食時のタンパク質摂取量がもっとも多いことが示されている。一方，観察研究や介入研究により，1日のタンパク質の摂取量が同じでも，朝食時の摂取割合が高いほど筋合成が高まり骨格筋量が増加することが報告されている。超高齢社会を迎えた我が国においては，朝食時のタンパク質摂取量を増やすことが，フレイルやサルコペニア（p. 139参照）を予防し，健康寿命の延伸につながるものと思われる。

食物に含まれるタンパク質は，ペプチドやアミノ酸に分解されて体内へと吸収されるが，腸管上皮におけるペプチド輸送体1（PEPT1）発現には朝食の時間帯にピークとなる日内リズムが存在し，そのmRNA発現は，時計分子によって転写制御されるDBPやPPARαといった転写因子によって制御されている。肝臓の末梢時計と同様，小腸の末梢時計は摂食リズムに速やかに同調するため，食事のリズムにあわせてPEPT1の発現リズムも変化する。

4）ミネラル

いくつかのミネラルの血中濃度には日内リズムが存在するが，一部を除いてその変動の振幅は比較的小さく，一定の濃度範囲内に維持されている。その一方で，腸管からの吸収や腎臓における再吸収，尿中への排泄などには明らかな日内リズムが認められる。

①ナトリウム　食塩の小腸からの吸収には，様々な輸送体やナトリウムチャネルが関与している。実験動物を用いた研究により，小腸上皮細胞におけるSGLT1の発現量が活動期のはじめに高くなることが報告されていることから，ナトリウムの吸収は，グルコースの吸収と同様に朝に高くなる可能性がある。一方，血中ナトリウムの日内変動の幅は非常に小さく，尿中への排出と腎臓尿細管からの再吸収によって制御されている。尿中へのナトリウムの排泄量は，朝や昼に比べて夕食後に増加する（図2.53）。

これは，腎臓でのナトリウムの再吸収を促進するアルドステロンの血中濃度において，朝に高く夜に低い日内リズムが存在するためである。アルドステロンと同様のリズムで日内変動するグルココルチコイドも，アルドステロンに対する感受性を高めることによって，朝のナトリウムの再吸収を促進する。

食塩の過剰摂取は，循環血液量の増加により血圧を上昇させる。この血圧上昇には，アンジオテンシン変換酵素（ACE）の活性化が関与し，強力な血管収縮作用をもつアン

GR：glucocorticoid receptor，MTP：microsomal triglyceride transfer protein，
PEPT1：peptide transporter1，DBP：D site albumin promoter binding protein

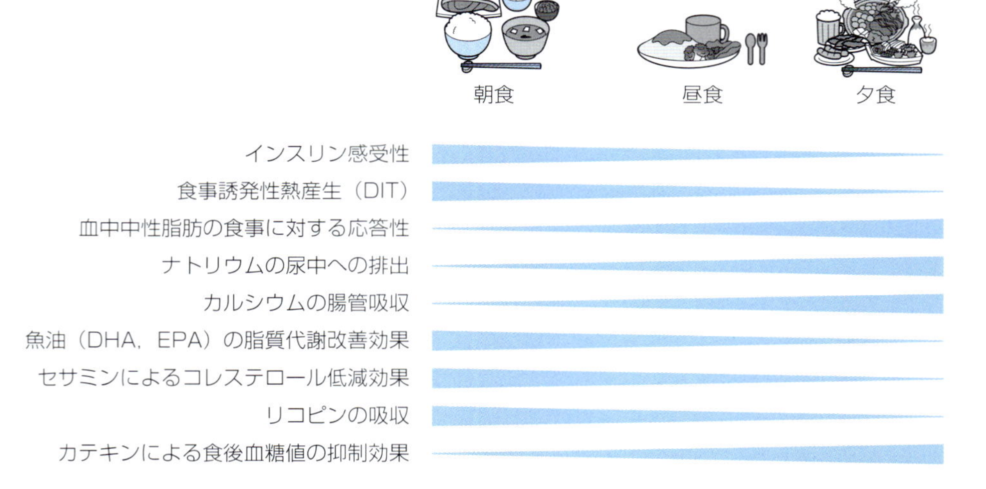

図2.53　時間栄養学の実践例

ジオテンシンⅡの生成（昇圧系）を促進するとともに，ナトリウムや塩素の排出促進や血管拡張作用をもつブラジキニン（降圧系）を分解する。健常人においては，起床後の交感神経系の活性化とともに，ナトリウムの再吸収の促進が朝の血圧を高めて活動に備えることになる。一方，高血圧患者においては食塩の摂取を制限する必要があるが，ナトリウムの再吸収リズムを考慮すれば，朝食や昼食に比べて夕食の摂取制限を緩やかにすることができるかもしれない。

②カルシウム　血液中のカルシウム濃度は，朝に高くなる日内リズムをもっているが，通常は8.5～10.4 mg/dL 程度に維持されている。カルシウムの体内への吸収率は，約30％程度であるが，加齢に伴って低下する。また，同時に摂取する食品成分によっても影響を受ける。カルシウムの腸管吸収には，朝よりも夜に高くなる日内リズムが存在する（図2.53）。腸管では，カルシウムの吸収にかかわるいくつかの分子の発現量に日内リズムが存在し，腸管上皮特異的な時計遺伝子の欠損により，カルシウムの腸管吸収リズムの消失や骨密度の低下が認められることから，小腸の末梢時計は，副甲状腺ホルモン（PTH）やビタミンDなどとともに血中カルシウム濃度の制御において重要な役割を担っているといわれている。

骨吸収（破骨細胞が骨の組織を分解してミネラルを放出し，骨組織から血液にカルシウムが移動する過程）は昼間に，骨形成（骨芽細胞が生成したコラーゲン上にカルシウムなどのミネラルが沈着する過程）は夜間に高まることから，腸管吸収も高まる夕食時のカルシウムの摂取は，骨粗鬆症の予防・改善に効果的である。

③リン　血液中のリン濃度には，深夜から早朝にピークとなり昼前に低くなる日内リズムがある。血中リン濃度は，摂食の影響を大きく受ける一方で，腸管からの吸収や骨代謝（骨形成・骨吸収），腎臓における再吸収と尿中への排出によって恒常性が維持されており，PTHや線維芽細胞増殖因子（FGF）23，活性型ビタミン D_3 といったホルモン

PTH：parathyroid hormone，DIT：dret induced thermogenesis

によって調節されている（p. 121 参照）。

④**鉄・亜鉛**　血清鉄の濃度には，朝に高く夕方から夜間に低くなる日内リズムがある。その位相については個人差が大きいものの，約2倍程度の大きな変動を示す。一方，亜鉛の血清濃度も1日の中で大きく変動し，早朝空腹時がもっとも高い日内リズムを示すが，食後に低下することが知られている。ヘプシジンやトランスフェリン（p. 58～参照）受容体など，鉄代謝にかかわるいくつかの分子の発現には日内リズムが報告されているが，鉄や亜鉛の吸収効率に関しての日内リズムは明確ではない。

（3）食事のタイミングと生活習慣病

1）糖尿病の時間栄養学

糖尿病の予防や改善においては，食事による急激な血糖値の上昇や持続的な高血糖状態を抑えることが重要である。血糖値の上昇を緩やかにするためには，低 GI（グリセミック指数）※食品の摂取やベジファースト，ミートファースト※などが効果的であるが，セカンドミール効果も考慮する必要がある。セカンドミール効果は GI の提唱者であるデヴィッド J. ジェンキンズらが提唱した概念であり，1日のうちで最初に摂った食事が，次の食事の際の食後血糖値の変動に影響するというものである[1]。例えば，1日の最初に糖質が少なめで食物繊維を豊富に含む食事を摂取すると，2回目の食事においても食後血糖値の上昇抑制効果がみられる。また，セカンドミール効果と関連して，同じエネルギー量の食事を1日3回摂取した場合と，朝食欠食により2回しか摂取しなかった場合で比較すると，朝食欠食群では1食分の摂取エネルギーが少ないのにもかかわらず，昼食後の血糖値が大きく上昇し，1日の平均血糖値が両群間で等しくなったとする報告もある[2]。これは，朝食の摂取によって昼食時のインスリン応答性が高まった結果であると考えられる。

耐糖能やインスリンの感受性には日内リズムが存在し，夕食時に比べて朝食時に高くなることから（図 2.53），同じ食事を摂取した場合，血糖値の上昇は夕食時に比べて朝食時に抑制される。特に，夕食のタイミングは血糖コントロールにとって重要である。健常人を対象に朝食と昼食の時刻を揃えたうえで，夕食のみを就寝4時間前と就寝30分前に摂取させた場合で比較すると，1日のエネルギー代謝が同一であった一方で，1日の平均血糖値や翌朝の朝食後血糖値が後者で有意に高値を示したとする報告がある[3]。2型糖尿病患者を対象としたクロスオーバー試験においても，夕食の時刻が18時から21時と3時間遅くなるだけで，翌朝まで高血糖の状態が続くといった報告がある[4]。したがって，糖尿病の予防や改善のためには，食物繊維の豊富な朝食を摂ることと，就寝直前の遅い夕食を避けることが重要である。

ヒトや実験動物を対象とした研究により，時間制限摂食が肥満症や糖尿病などの生活習慣病の予防や改善に効果がある可能性が示されている。1日の食事を16時までに終わらせる時間制限摂食（アーリーダイニングと呼ばれている）は，肥満症や糖尿病，高血圧や冠状動脈性心疾患の発症リスクを低減させる一方で，朝食欠食は，血中 LDL コレステロールや脂肪の蓄積を増加させ，糖尿病の発症リスクも増加させる。糖尿病予備群の男性を対

※ GI（glycemic index）：グリセミック指数とは，食品ごとの血糖値の上昇度合いを間接的に表現する数値。1981年にデヴィッド J. ジェンキンズらが，食品による血糖値の上がり方の違いを発見し提唱した。2003年に WHO は「過体重，肥満，2型糖尿病の発症リスクを，低 GI 食品が低減させる可能性がある」というレポートを発表した。

象とした6時間の時間制限摂食（8時～14時）では，5週間後に，酸化ストレスの減少や血圧の低下，インスリン感受性の改善が認められている[5)]。肥満者を対象としたランダム化クロスオーバー試験では，早い時間帯（8時～17時）の時間制限摂食と遅い時間帯（12時～21時）の時間制限摂食の糖代謝改善効果を比較したところ，7日後には両群ともに食後血糖値や空腹時中性脂肪の低減が認められた一方で，空腹時血糖値の減少は早い時間帯の時間制限摂食群においてのみ認められている[6)]。このように，時間制限摂食による代謝改善効果には，食事のタイミングと絶食時間の長さの2つの要素が重要であり，これらの時間栄養学的アプローチにより薬物に依存しない生活習慣病の予防や改善が可能かもしれない。

2）肥満症の時間栄養学

肥満は，主にエネルギーの供給が消費に対して過剰となることによって生じ，過食などの食行動の異常や，肝臓や脂肪組織，骨格筋などのエネルギー代謝臓器での脂質代謝異常などが原因となっている。一方，朝食欠食や，シフトワーク，生活リズムの夜型化などによる摂食リズムの乱れも，肥満症や2型糖尿病のリスクを増大させる。摂食リズムの乱れによる肥満の誘導には，以下のような生理機能の日内リズムが関連しているものと考えられる。

食事誘発性熱産生（DIT）は，摂取する栄養素によって異なり，タンパク質のみ，糖質のみ，脂質のみを摂取した場合，それぞれ約30%，約6%，約4%とされている。このDITには明らかな日内リズムが存在し，昼食時や夕食時に比べて，朝食時にもっとも高くなることが知られている（図2.53）。また，深部体温が日中の活動期に高く夜間から早朝にかけて低下することから，総エネルギー消費の約60%を占める基礎代謝にも日内リズムがあることも考えられる。摂食に対する血中中性脂肪の応答性には，日中に比べて深夜に高まる日内リズムが存在する（図2.53）。したがって，夜の遅い時間の食事は，朝食や昼食に比べてエネルギーの過剰摂取になりやすく，脂肪合成の促進につながるものと考えられる。

一方，実験動物を用いて，摂餌のタイミングと肥満との関連についての詳細な研究がなされている。マウスに高脂肪食を17週間負荷する研究では，摂餌時間を活動期である暗期の8時間のみに制限したところ，自由に摂餌させたマウスと比べて1日の総摂餌量が等しいにもかかわらず30%も体重が減少した[7)]。また，摂餌時間を8時間に制限したうえで，活動期のみに摂餌させたマウスと，非活動期のみに摂餌させたマウスで体重や脂肪量を比較すると，非活動期の摂餌によって短期間で肥満が促進することも報告されている[8)]。興味深いことに，摂餌時間制限による体重抑制効果には性差があり，雄においてのみ有効なようである[9)]。このような摂食時間（朝食から夕食までの時間）の制限はインターミッテントファスティング（intermittent fasting）と呼ばれているが，ヒトを対象とした研究では，体重減少などに効果があるという報告と，効果がないという報告が両方存在する。ヒトにおいては，性別や年齢，身体組成，食事の内容や活動量などの違いが，摂食時間制限による体重抑制効果に影響するものと考えられる。

※ ベジファーストとミートファースト：ベジファーストは，野菜（ベジタブル）を最初に（ファースト）食べることで，急激な血糖値の上昇を抑制し，脂肪合成を促進するインスリンの分泌を抑える。ミートファーストは，肉を最初に食べることで，食後の血糖値上昇抑制と満腹感につながる。

コラム

「カロリー制限の寿命延長効果と摂餌リズム」

線虫からショウジョウバエ，マウスに至るまで，カロリー制限が寿命を延長させることが知られている。一般的なカロリー制限実験においては毎日与える飼料の量を減らして飼育を行うことになるが，同時にインターミッテントファスティングのような一定時間の絶食状態を毎日繰り返すことになり，寿命延長効果が純粋にカロリー制限による効果なのか，それともインターミッテントファスティングとの相加的あるいは相乗的な効果なのかを区別することができなかった。そこで Acosta-Rodríguez らは，マウスにカロリー制限食を，絶食時間をつくらないように小分けにして終日与えた場合と，明期（非活動期）のみ，または暗期（活動期）のみに与えた場合で寿命延長効果を比較した。その結果，絶食時間なしのカロリー制限で 10%の寿命延長効果が得られたのに対し，活動期のみに摂餌させるカロリー制限では 35%の寿命延長効果が得られ，非活動期にカロリー制限食を与えた場合は 20%の寿命延長効果が得られた。したがって，少なくともマウスにおいては，カロリー制限のみでは十分な寿命延長効果が得られず，活動リズムに合致した摂餌や，非活動期の十分な絶食時間が寿命を延長させるものと考えられる。

（Acosta-Rodríguez V *et al*.: Circadian alignment of early onset caloric restriction promotes longevity in male C57BL/6J mice. Science, 376(6598), 1192-1202, 2022.）

「夜間摂食症候群（NES）」

一般的な摂食障害とは異なり，男性に発症することが多い。夜間の過食と朝の食欲低下，不眠症などを特徴とし，夕食後の夜食で 1 日のエネルギー摂取量の 25%以上を摂取することが診断基準となっている。肥満や糖尿病，メタボリックシンドロームなどの疾患の原因としてみつかることも多く，仕事などの日常生活におけるストレスが原因で，背景に抑うつがあるものと考えられている。 したがって，薬物療法としてうつ病の治療薬である選択的セロトニン再取り込み阻害薬が使われると同時に，ストレス源となっている問題を明らかにして治療者との共同作業で解決をめざす認知行動療法が重要である。

（4）機能性食品（成分）

1）睡眠改善に作用する機能性食品（成分）

グリシン，トリプトファン，L-セリン，γ-アミノ酪酸（GABA），L-テアニン，L-オルニチンなどのアミノ酸には，深部体温の降下やメラトニン分泌の促進，体内時計の位相後退などの作用が報告されており，睡眠や体内時計の機能を改善する効果が期待できるかもしれない。グリシンは，視交叉上核の N-メチル-D-アスパラギン酸（NMDA）受容体に作用して体表面の血流量を増加させ，深部体温を低下させて睡眠の質を改善する。必須アミノ酸であるトリプトファンは，脳内の縫線核でセロトニンへと合成された後，松果体において催眠作用を有するメラトニンへと合成される。L-セリンは，視交叉上核の $GABA_A$ 受容体に作用して睡眠を改善し，光による体内時計の位相シフトも促進する。脳内において抑

NES：night eating syndrome

制性の神経伝達物質として機能するGABAには，精神安定やストレス軽減などの作用が報告されているが，食品由来のGABAが直接脳内に取り込まれるわけではないようである。L-テアニンは緑茶に多く含まれるうま味成分であり，脳内においてドーパミンの放出を増加させ，神経保護や抗ストレス，抗うつの作用を示すとともに，脳内のGABAを増加させて入眠を促進する。また，副交感神経を活性化させてα波の放出を促進する。L-オルニチンは，ノンレム睡眠を誘発して，成長ホルモンやメラトニンの分泌リズムに作用する。代謝改善効果をはじめ，多様な機能が注目されている5-アミノレブリン酸は，脳内のトリプトファンやセロトニンを増加させる。沖縄で伝承的に睡眠改善効果が知られている「眠り草」と呼ばれるクワンソウに含まれるオキシピナタニンというアミノ酸は，体内で代謝された後，末梢血管を拡張させて深部体温を低下させ，ノンレム睡眠を促進する。

クロセチン，クロシン，サフラナールといったカロテノイド類も，睡眠に作用することが知られている。ホウノキ（厚朴（こうぼく））の成分であり，作用として，鎮痛，抗炎症，抗酸化，抗がん，神経保護などが知られているホノキオールやマグノロールは，$GABA_A$受容体に作用してノンレム睡眠を誘発することが報告されている。

いつかの乳酸菌や酵母にも，睡眠への作用が報告されている。乳酸菌シロタ株（*L. casei* YIT 9029）は消化管において迷走神経の求心路を刺激し，交感神経活動の亢進や副腎皮質ホルモンの分泌を抑制する。

カフェインによる覚醒作用は，アデノシンA_{2A}受容体の阻害効果によるものである。また，カフェインには体内時計のリセット効果や周期延長効果がある。

2）機能性食品の摂取と体内リズム

いくつかの機能性食品（成分）では，摂取のタイミングによって吸収効率や効果が異なることが報告されている（図2.53）。

魚油に多く含まれるn-3系不飽和脂肪酸，ドコサヘキサエン酸（DHA）とエイコサペンタエン酸（EPA）は，血中中性脂肪の低下や心血管疾患のリスク低減効果が認められている。健常成人を対象として，朝食時または夕食時にDHAとEPAを強化したソーセージを摂取させると，朝食時に摂取した群においてのみ，中性脂肪の低減効果が確認された。マウスを使った研究から，DHAやEPAの体内への吸収が活動期のはじめに高まることが示されており，魚油の吸収は朝食時に高くなるものと思われる。

ゴマに含まれるセサミンには，血中や肝臓中の中性脂肪やコレステロールを低減させる効果が知られているが，高脂肪食を負荷したラットに対するセサミン投与の実験から，活動期のはじめに投与した方がコレステロール代謝の改善効果が高まることが報告されている。

リコピンはトマトに含まれるカロテノイドであり，抗酸化作用により様々な疾患の予防効果が知られている。ラットと健常成人を対象とした研究からは，活動期のはじめに吸収が高まることが報告されている。

緑茶の主要なポリフェノールであるカテキンには，血糖値の降下作用が知られている。濃カテキン緑茶の食後血糖値の抑制効果を朝食時と夕食時で比較したところ，インスリンの分泌に対しては朝夕で差異が認められなかった一方で，血糖値の上昇は，夕食時の緑茶摂取によって顕著に抑制されることが報告されている。

近年，腸内細菌叢の乱れが宿主の代謝，免疫，脳機能などに影響することが明らかとなってきた。次世代シーケンサー（第5章参照）を用いた網羅的な解析により，腸内細菌叢が1日の食餌のリズムに従ってダイナミックに変動していることも知られている。大豆タンパク質や水溶性食物繊維であるイヌリンのプレバイオティクス※効果について，マウスを用いて摂取時刻による違いを比較した研究から，ともに朝食時の摂取の方が効果的であることが報告されている。興味深いことに，イヌリンを多く含むゴボウによるプレバイオティクス効果は，マウスを使った同様の実験から，夕食時の摂取がより効果的であることが報告されている。

以上のように，同一の機能性成分であっても，その成分を含有する食品の種類や形態によって，摂取する至適タイミングが異なることが考えられる。

引用文献

1) Jenkins DJ *et al.*: Slow release dietary carbohydrate improves second meal tolerance. Am J Clin Nutr 35(6), 1339-1346, 1982.
2) Ogata H *et al.*: Association between breakfast skipping and postprandial hyperglycaemia after lunch in healthy young individuals. Br J Nutr, 122(4), 431-440, 2019.
3) Sato M *et al.*: Acute effect of late evening meal on diurnal variation of blood glucose and energy metabolism. Obes Res Clin Pract, 5(3), e169-266, 2011.
4) Imai S *et al.*: Divided consumption of late-night-dinner improves glycemic excursions in patients with type 2 diabetes: A randomized cross-over clinical trial. Diabetes Res Clin Pract, 129, 206-212, 2017.
5) Sutton EF *et al.*: Early time-restricted feeding improves insulin sensitivity, blood pressure, and oxidative stress even without weight loss in men with prediabetes. Cell Metab, 27(6), 1212-1221. e3, 2018.
6) Hutchison AT *et al.*: Time-restricted feeding improves glucose tolerance in men at risk for type 2 diabetes: A randomized crossover trial. Obesity (Silver Spring), 27(5), 724-732, 2019.
7) Hatori M *et al.*: Time-restricted feeding without reducing caloric intake prevents metabolic diseases in mice fed a high-fat diet. Cell Metab, 15(6), 848-860, 2012.
8) Yasumoto Y *et al.*: Short-term feeding at the wrong time is sufficient to desynchronize peripheral clocks and induce obesity with hyperphagia, physical inactivity and metabolic disorders in mice. Metabolism, 65(5), 714-727, 2016.
9) Chaix A *et al.*: Sex- and age-dependent outcomes of 9-hour time-restricted feeding of a Western high-fat high-sucrose diet in C57BL/6J mice. Cell Rep, 36(7), 109543, 2021.

参考文献

・柴田重信編：時間栄養学～時計遺伝子，体内時計，食生活をつなぐ～，化学同人，2020.
・香川靖雄編：時間栄養学～時計遺伝子と食事のリズム～，女子栄養大学出版部，2009.

※ プレバイオティクス：プロバイオティクスが健康維持に役立つ微生物自体をさすのに対して，プレバイオティクスは，大腸内の有益な細菌の栄養源となることで腸内細菌叢を改善し，ヒトの健康維持に役立つ食品成分。オリゴ糖などの糖質や水溶性食物繊維などが知られている。

第3章
生活習慣病と分子栄養学

3.1. 循環器疾患 — 心疾患・脳血管疾患・高血圧

［学習のポイント］
- 動脈硬化
- 代表的な循環器疾患
- 分子栄養学的観点からの循環器疾患の病態発症機序

厚生労働省から発表された2022年人口動態統計による主な死因別にみた死亡率の年次推移において，心疾患と脳血管疾患をあわせた循環器疾患は悪性腫瘍に続いて死亡原因2位であり，全死亡総数の21.7％を占めている。また，年齢別にみると，悪性腫瘍のピークは男性65～69歳，女性55～59歳であるのに対し，循環器疾患のピークは男女ともにより高齢である。超高齢社会を迎えている我が国にとって早急な対策が必要な疾患である。一方，循環器疾患に罹患すると，重症化することも多く長期臥床を余儀なくされることも多い。また，脳血管疾患による嚥下障害や心不全により腸管浮腫をきたし，栄養の吸収低下なども起こる。それらにより，全身の筋力や筋肉量が低下し身体能力が低下するサルコペニアを発症することで，生活の質（QOL）の低下に加え，介護が必要になることも少なくない。これからも，いかにして循環器疾患の発症や悪化を予防するかが重要な課題であるが，循環器疾患を分子栄養学的な側面から考えていくことでそれらに寄与できる可能性がある。

近年，ゲノムの網羅的な解析や血液のメタボローム※研究により，これまで不明であった循環器疾患の分子的側面も明らかとなってきた。本項では，循環器疾患の病態の基礎となる動脈硬化や狭心症や心筋梗塞といった冠動脈疾患，すべての心疾患の終末期を表す心不全，脳梗塞や脳出血などの脳血管疾患の病態における分子栄養学との関連性について概説する。

3.1.1. 心疾患・脳血管疾患・高血圧の基礎疾患としての動脈硬化

循環器疾患は，心臓を起点として，大動脈から脳血管などの臓器循環へとつながる一連の流れの中から発生する。そのため，動脈硬化は循環器疾患発症と深く関連している。動

※ メタボローム（metabolome）：生体内に含まれる代謝物質のすべてのことで，その種類や濃度を網羅的に分析する手法のことを「メタボローム解析」あるいは「メタボロミクス（metabolomics）」と呼ぶ。
QOL：Quality of life

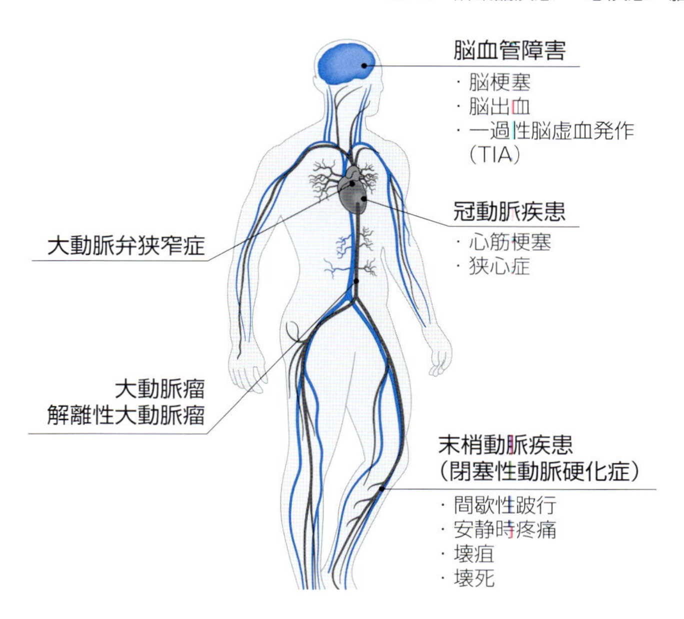

図3.1　動脈硬化の病変部位と疾患

脈硬化は血管が老化して硬くなった状態である。進行すると，血中に含まれているコレステロールが血管壁に蓄積し，いわゆるプラークが形成され，徐々に増大し血管が細くなったり，破綻することで血管が詰まったりする。血管は全身にめぐらされているため，狭くなる部位や詰まる部位によって病態は異なる（図3.1）。心筋細胞への血液供給が悪くなれば，狭心症や心筋梗塞といった冠動脈疾患を発症する。また，脳細胞への血液供給が悪ければ一過性脳虚血発作（TIA）や脳梗塞といった脳血管疾患，足の血管が狭くなれば末梢動脈疾患をきたす。それらの疾患になると，QOLや生命予後に悪影響を及ぼす。動脈硬化を発症・増悪させる原因として，加齢以外に生活習慣病（脂質異常症や糖尿病，高血圧など）や，喫煙，肥満などがあげられるが，それらが複数重複することによって，より進行を速めると考えられている。

（1）血管壁の構造

正常な血管壁の構造を示す（図3.2）。

大動脈は，内側から，内膜，中膜，外膜の3種類の膜からなっている。内膜は内皮細胞という細胞に覆われており，血液を固まらせない，血液中の物質の出入りや血管の拡張など，様々な働きに関与している。中膜は平滑筋と弾性線維などからなり，伸縮性と弾性に富む。外膜は血管や神経などからなり，血管を支持している。

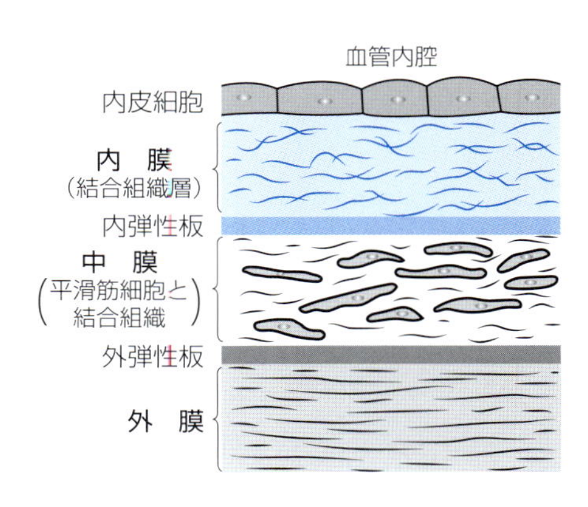

図3.2　動脈の構造

（榊原隆三編：分子栄養学，建帛社，p.68，2003）

TIA：transient ischemic attack

（２）動脈硬化の発生と進展

1）　内皮細胞の障害から動脈硬化の初期病変形成

内皮細胞の機能障害にはじまる慢性炎症により動脈硬化の発生・進展につながると考えられている（図 3.3）。内皮細胞は，高 LDL コレステロール血症や高血圧，糖尿病，喫煙などの危険因子や血流による血管へのずり応力，進展張力といった刺激により障害をきたす。内皮細胞の機能障害により，血管透過性が亢進し LDL コレステロールが血管の内膜に侵入し，酸化 LDL となる。酸化 LDL が血管内皮細胞の受容体に認識され，細胞表面に種々の接着分子（ICAM-1，P セレクチンなど）の発現が増強される。これは，血中の単球細胞の内皮細胞への接着を促進し，結果的に単球細胞は内膜内に浸潤し，マクロファージに分化する。酸化 LDL は，このマクロファージによって，特異的な受容体（スカベンジャー受容体）を介して取り込まれる。その結果，コレステロールエステル（CE）が細胞内に溜まり，空砲をもつ泡沫細胞となる。これらの細胞は，動脈硬化巣病変に蓄積していく。また，酸化 LDL は内皮細胞や血小板に働き種々の生理活性物質（VEGF や PDGF）の産生を促進する。これら生理活性物質が中膜の平滑筋細胞に働き，内膜への遊走・浸潤を引き起こす。このようにして，動脈硬化の初期病変が形成され，病変が進行していく。LDL の酸化が最初の出来事と考えられているが，リポタンパク質中には，ビタミン E や β カロテン，ユビキノールなどの抗酸化物質が多く含まれており，LDL などのリポタンパク質が酸化されることを防いでいるとも考えられている。また，LDL の酸化防止に，抗酸化作用が高いビタミン C や E，β カロテンなどの栄養素を摂取することが効果的といわれている。

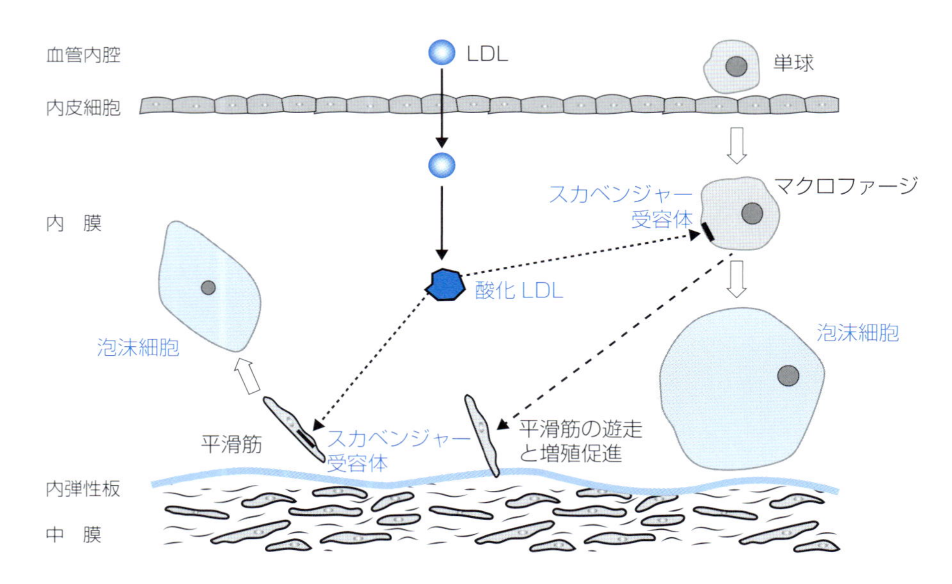

図３.３　動脈硬化の発生機序

LDL：low density lipoprotein，ICAM：intercellular adhesion molecule，
VEGF：vascular endothelial growth factor，PDGF：platelet-derived growth factor

2）プラークの進展と予防

動脈硬化性変化が進行する過程で，内腔と動脈硬化病変を隔てる線維性被膜が形成される。単球とTリンパ球の内膜への接着と侵入が持続すると，M-CSFやMCP-1，酸化LDLなどの刺激によりマクロファージが集積し，酸化LDLを大量に取り込んだ後に最終的にアポトーシスを生じ壊死性コアを形成する。それにより線維性被膜が非薄化した不安定プラークを形成していく。脆弱化したプラークに，急激な血圧変動などの物理的な負荷がかかることで線維性被膜が破綻し，急性心筋梗塞などの致死的な病態を発症する。そのような致死的な病態になると，生命が脅かされるだけでなく，生命が維持されたとしても大きな障害を与え，QOLが低下する可能性がある。そのためにも，発症や進展の予防を行う必要がある。

動脈硬化と関連する要因の1つに食生活があげられる。では，どのような食生活が予防につながるのであろうか。先述したように，血中LDLコレステロールが高いと，動脈硬化が進行しやすくなるため，脂質の摂取に気をつけてLDLコレステロールを増やさないようにする必要がある。コレステロールの摂取抑制は，血中のコレステロールおよびLDL中のコレステロールエステル（CE）のレベルを低下させる。また，摂取する脂肪酸は，多価不飽和脂肪酸の中でも，n-3系不飽和脂肪酸（α-リノレン酸，EPA，DHA）よりも，n-6系不飽和脂肪酸を減らすことが重要である。多価不飽和脂肪酸であっても，n-6系不飽和脂肪酸は，アラキドン酸からエイコサノイドと呼ばれるトロンボキサン（TX），ロイコトリエン（LT），プロスタグランジン（PG）などが生成される（図3.4 A）。これらの物質は，局所病巣（動脈硬化巣）において血管平滑筋細胞の増殖をもたらし，動脈硬化を進展させる。図3.4（B）に示すPGを例にとって考えると，この作用はGタンパク質共役受

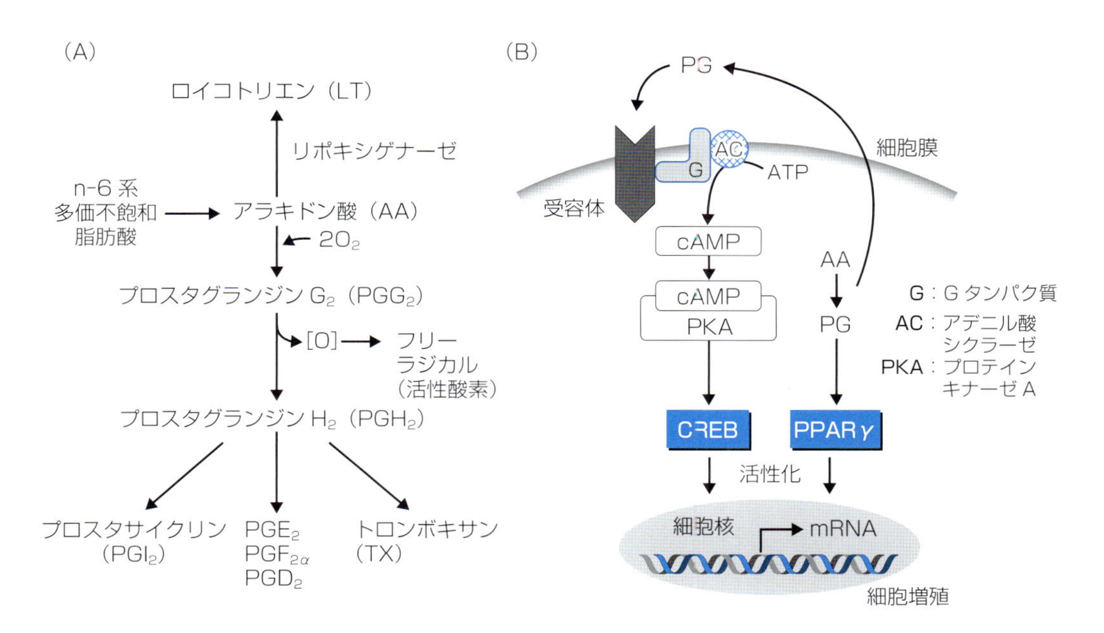

図3.4　プロスタグランジンの代謝と生理作用発現機序

M-CSF：macrophage colony stimulating facter，MCP-1：monocyte chemotoctic protein 1，
TX：thoromboxane，LT：leukotriene，PG：prostaglandin

容体を介するものがある。PG 刺激によって cAMP が産生され，転写因子である cAMP 応答配列結合タンパク質（CREB）が活性化（リン酸化）される。また，PG は，ペルオキシソーム増殖剤活性化受容体 γ（PPARγ）などの核内転写因子に直接結合することも知られている。これらによって，種々の遺伝子発現が変化し，細胞増殖などの方向に向かうと考えられる。以上のことから，動脈硬化予防のためには多価不飽和脂肪酸の摂取量だけでなく，n-3/n-6 の値の高い多価不飽和脂肪酸を摂取する必要がある。

（３）動脈硬化と腸内環境

2011 年に腸内細菌と動脈硬化との関連性が示され，近年，腸内細菌による代謝産物と循環器疾患との関連性が注目されている。その代謝産物は，卵黄や赤身肉に多く含まれるホスファチジルコリンを腸内細菌が代謝することで生じるトリメチルアミン（TMA）である。TMA は腸管から吸収され，肝臓でトリメチルアミン-N-オキシド（TMAO）に代謝される。TMAO は，動脈硬化病変部のマクロファージの泡沫化を促進することで，動脈硬化を進展させる[1]。TMAO は後で述べる狭心症や心不全，脳血管障害との関連性も報告されており，循環器疾患発症・進展の一因となっている可能性がある（図 3.5）。

食品タンパク質由来腸内細菌代謝物インドールから産生されるインドキシル硫酸と血管機能との関連も報告されている[2]。食事由来のトリプトファンは，腸管内で大腸菌などの腸内細菌が有するトリプトファナーゼによりインドールが生成される。生成されたインドールは腸管から吸収され，肝臓で代謝されインドキシルとなる。その後，硫酸抱合によりインドキシル硫酸となる。インドキシル硫酸は，血管内皮細胞において，炎症の惹起や

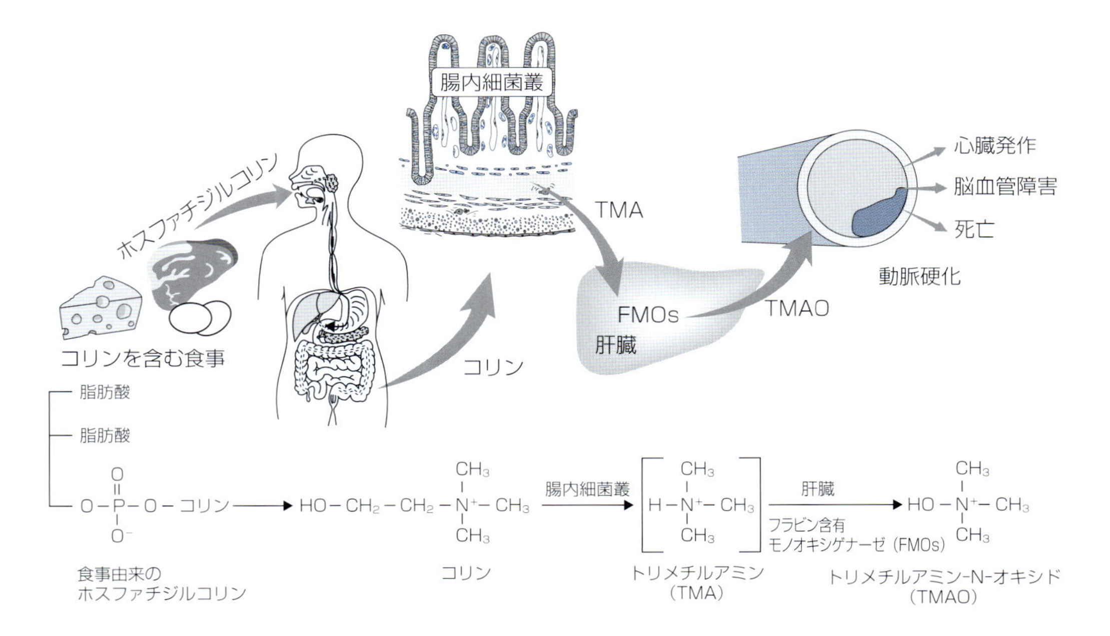

図３.５　腸内細菌の代謝産物と動脈硬化

TMA：trimethylamine，FMOs：flavin-containing monooxygenases，
TMAO：trimethlamine N oxide

アポトーシスの誘導，血栓イベントの促進，細胞透過性を亢進させ，血管平滑筋細胞において，石灰化の促進や炎症の惹起をきたす。インドキシル硫酸の血管に対する影響についてはまだ不明な点もあり，今後の研究の成果がまたれる。

腸内細菌には善玉菌，悪玉菌が存在し，善玉菌により腸内環境が整えられることが健康につながることが期待されている。善玉菌による動脈硬化に対する効果については十分明らかにされていないが，一部の乳酸菌や *Akkermansia muciniphila* が動脈硬化を予防する可能性があることが報告されている。

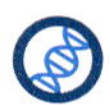
コラム

「トランス脂肪酸と動脈硬化」

トランス脂肪酸は，炭素-炭素原子間にトランス型二重結合を1つ以上有する不飽和脂肪酸の総称である。植物油などの油脂の部分水素添加や食品製造過程でシス脂肪酸が異性化した副産物として生じる人工型と，牛や羊などの反芻（はんすう）動物の胃の微生物によるシス脂肪酸の酵素的な脱不飽和反応で産生される天然型が存在する。これまでの疫学研究から，特に，人工型トランス脂肪酸と循環器疾患との関連性が示されている。トランス脂肪酸摂取により血中 LDL コレステロール濃度が上昇し，動脈硬化を進行させ冠動脈疾患の発症につながる。また，トランス脂肪酸と血中の CRP 濃度やインターロイキン 6，腫瘍壊死因子 α といった炎症性サイトカインとの関連性も示されており，トランス脂肪酸による炎症惹起により動脈硬化が発症・進展する可能性がある。部分的に水素添加した油脂を用いてつくられたマーガリン，ファットスプレッド，ショートニングやそれらを原材料に使ったパン，ケーキ，ドーナツなどの洋菓子，揚げ物などにトランス脂肪酸が含まれているものがあり，摂取量の過剰には注意が必要である。

3.1.2. 心　疾　患

(1) 虚血性心疾患（狭心症・心筋梗塞）

1) 分類と病態

虚血性心疾患は，心臓の筋肉である心筋に栄養を送っている冠動脈が動脈硬化などにより狭くなったり，閉塞したりして心筋への血流が阻害されることで起こる疾患である。大きく，狭心症と心筋梗塞の2つに分けられる。

狭心症は，主に3つのタイプ（労作性狭心症，不安定狭心症，冠攣縮性（かんれんしゅくせい）狭心症）に分類される。前二者は冠動脈が動脈硬化により狭窄を起こしている状態である。運動など身体を動かす際に胸痛や圧迫感などの症状が3～5分程度続き，安静にすると症状は治まるものを労作性狭心症，安静時労作時にかかわらず胸痛発作や胸部違和感などを認め，症状が長時間持続するものを不安定狭心症という。不安定狭心症は冠動脈内のプラークが破綻して血栓が形成され，さらに血流の狭窄が進んでいる状態であり，急性心筋梗塞に移行しやすい状態とされる。

冠攣縮性狭心症は，冠動脈血管の痙攣性の収縮（冠攣縮）が原因となり，一過性の心筋虚血をきたしている状態である。一方，冠動脈の動脈硬化に血栓性の閉塞が加わり，心筋

CRP：C-reactive protein

細胞の壊死が広範囲に生じたものを心筋梗塞と呼ぶ。心筋梗塞は，時間とともに心筋が壊死していき広範囲の心機能障害を発症させる可能性があるため，早期に治療介入する必要がある。

近年，様々な診断技術の進歩・発展により，冠動脈閉塞を伴わない心筋梗塞（MINOCA）や心筋虚血（INOCA）といった新たな概念が提唱されている[3)]。これらは，狭心症や心筋梗塞のような心筋虚血が疑われる症状や心電図変化などがあるにもかかわらず，冠動脈造影検査を行うと冠動脈に有意な器質的病変は認められず，冠攣縮や冠微小循環障害により心筋虚血をきたしていると考えられている。

2）分子栄養学に基づく病態発症機序

虚血性心疾患の病態には，冠動脈硬化症や冠攣縮，冠微小循環障害，血液の酸素運搬能などが関与している。冠動脈硬化症の危険因子として，脂質異常症，喫煙，糖尿病，高血圧，肥満などがあり，それらのコントロールが虚血性心疾患発症の予防につながる。冠攣縮は，脂質異常症や喫煙，飲酒，ストレスなどが危険因子としてあげられているが，その部位にはプラークが存在することも多く，冠動脈硬化と攣縮の密接な関連が示唆されている。病態には，血管内皮細胞が障害されることによる一酸化窒素（NO）産生の低下があげられる。NOは血管平滑筋を弛緩させることにより血管の緊張状態を調整し，血栓形成や平滑筋細胞の増殖，炎症性サイトカインや接着因子などの発現を抑制し血管機能を維持している（図3.6 A）。ニトログリセリンなどの硝酸薬は，生体内でNOに変換され，血管平滑筋の可溶性グアニル酸シクラーゼ(GC)を刺激してcGMPを増加し血管を拡張させる。冠攣縮を起こした動脈は，ニトログリセリンの投与により拡張するため，内皮からの基礎的なNO産生が低下しているためと考えられる。もう1つの機序として血管平滑筋の関与が示唆されている。血管平滑筋の収縮・弛緩の調節を行う，Ca^{2+}濃度依存性ミオシン軽鎖（MLC）のリン酸化に伴う調節系と細胞内Ca^{2+}濃度に非依存的なRhoキナーゼの調節系が関与していると考えられている（図3.6 B）。

冠攣縮性狭心症の発作は飲酒後酔い醒めの時間帯に多く，飲酒は冠攣縮の危険因子でもある。飲酒により，マグネシウムの尿排泄が増して組織でのマグネシウム欠乏が生じることにより冠攣縮が誘発される。また，エタノールの代謝過程において合成されるアセトアルデヒドは，冠攣縮と関連がある。

3）虚血性心疾患の発症関連遺伝子

冠動脈疾患には家族内発症が比較的多く，生活習慣に問題がなくても発症する例もあることから，“遺伝要因”も発症に関与する可能性がある。血管内皮由来のNOは，血管の緊張調整に大きな役割を果たしており，L-アルギニンから一酸化窒素合成酵素（eNOS）によって合成される。攣縮を起こす冠動脈では，内皮由来のNO活性が低下しており，これが冠攣縮の原因の1つである。*eNOS*遺伝子に対し遺伝子多型が検索され，第7エクソンにある298番目のグルタミン酸（Glu）がアスパラギン酸（Asp）に置換されるミスセンス変異（Glu298Asp変異）がみいだされ，冠攣縮性狭心症との有意な関連が示されている。また，*eNOS*遺伝子の発現調節に関与する5′側非翻訳領域においても－786T/C多型がみ

MINOCA：myocardial infarction with non-obstructive coronary arteries,
INOCA：ischemia with non-obstructive coronary artery disease, **MLC**：myosin light-chain,
Rho：ras homolog family member

(A)

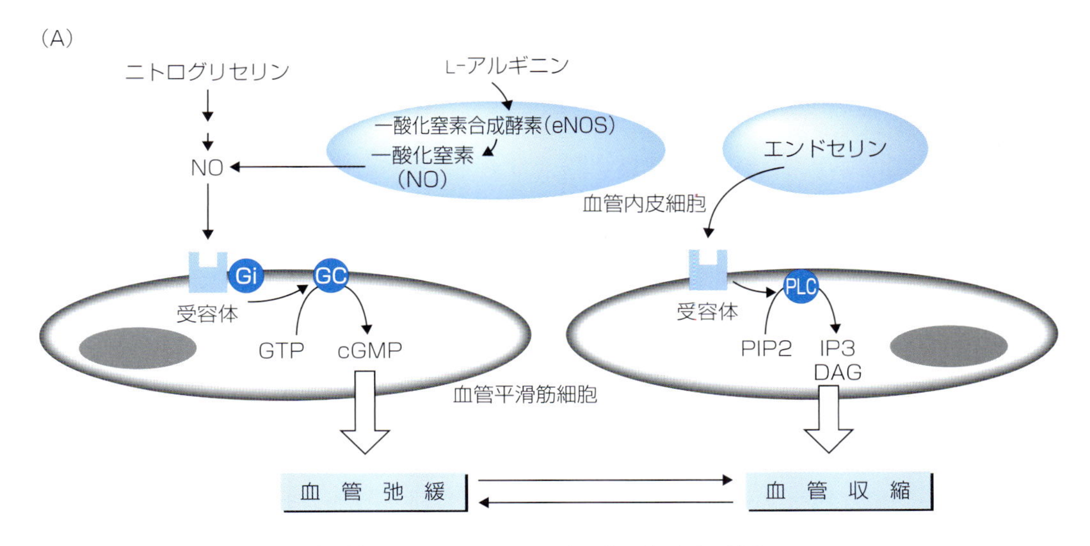

Gi：G タンパク質
GC：グアニル酸シクラーゼ
cGMP：サイクリック GMP
PLC：ホスホリパーゼ C
PIP2：ホスファチジルイノシトールニリン酸
IP3：イノシトール三リン酸
DAG：ジアシルグリセロール

(B)

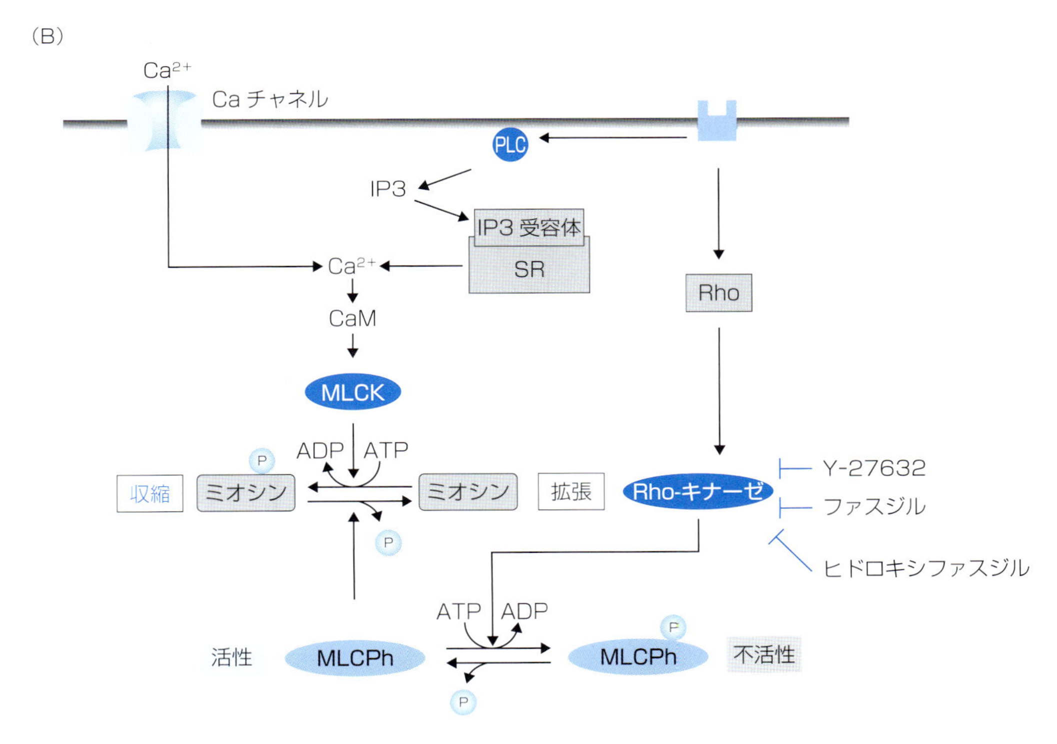

PLC：ホスホリパーゼ C，SR：小胞体，IP3：イノシトール三リン酸，MLCK：ミオシン軽鎖キナーゼ，MBS：ミオシン結合サブユニット，MLCPh：ミオシン軽鎖ホスファターゼ

図3.6　冠攣縮発生機序

いだされ，冠攣縮性狭心症との有意な関連が示された。一方，日本人の心血管病症例を対象としたゲノムワイド関連研究（GWAS，p.183参照）において，2型アルデヒド脱水素酵素（*ALDH2*）遺伝子の遺伝子座※（rs671）が欠損型（*2：Glu504 Lys）を示す場合，強い予測因子として特定されている。ALDH2の*2遺伝子型と冠攣縮性狭心症との有意な関係性が示されており，冠攣縮の重要な因子であると考えられる。

（2）心　不　全

1）分類と病態

何らかの心機能障害，すなわち，心臓に器質的および，あるいは機能的異常が生じて心ポンプ機能の代償機転が破綻した結果，呼吸困難・倦怠感や浮腫が出現し，それに伴い運動耐容能が低下する臨床的症候群と定義[4]されており，すべての心疾患の終末像とされている。近年，超高齢社会となり，心不全の患者数は増加の一途をたどっている。これまで，心筋の収縮不全による心不全（HFrEF）に対し様々な研究がなされ，多くの心不全治療薬が開発されてきた。しかし，高齢心不全患者は，左室収縮の保たれた心不全（HFpEF）の割合が多いとされる。HFpEFは，心房細動や貧血，慢性腎臓病などが合併していることが多く，いまだエビデンスのある薬剤は少なく今後の研究の成果がまたれるところである。

2）分子栄養学に基づく病態発症機序

心不全では心筋細胞の収縮・拡張という心臓のポンプとしての機能低下が基礎にあり，自律神経や内分泌系まで影響が及んだ状態である。内分泌系であるレニン・アンジオテンシン（RA）系の活性化は，アルドステロン分泌を介して，体内への塩・水分を貯留する。また，交感神経系の活性化は，血管を収縮をする。さらに，心筋細胞の仕事量を増し，酸素消費量を増加させる。いずれも結果的に心臓に多大な負荷をもたらし，心不全が悪化する。HFrEFに対する治療薬は，心不全の病態の本態であるレニン・アンジオテンシン・アルドステロン（RAA）系をブロックするRA系阻害薬や交感神経活性を抑制するβ遮断薬が選択される。近年，RA系阻害薬とネプリライシン拮抗薬の合剤であるアンジオテンシンⅡ受容体・ネプリライシン拮抗薬や，糖尿病治療薬として開発されたNa^+／グルコース共輸送体（SGLT）2阻害薬の有用性が多数報告され，HFrEFの治療に用いられている。

3）ケトン体による心保護作用のメカニズム

心臓は，脂肪酸やグルコースなどの様々な基質を利用し，心筋ミトコンドリア内で エネルギーを産生している。健常心筋ではエネルギー産生に脂肪酸をもっとも利用し，グルコースと合わせて約90%を占める。残りの10%をケトン体や分枝鎖アミノ酸などが用いられる。一方，ストレスにさらされた心臓では，エネルギー基質は脂肪酸からグルコースへとシフトしている。さらに心不全が進展すると，脂肪酸酸化やグルコース酸化はともに低下し，総ATP産生量も減少するため，エネルギーが不足した状態に陥る。このような状態になると，健常人に比べて血中ケトン体濃度が高値を示す。心不全に伴う交感神経系の活性化により過剰に分泌されたカテコールアミンが脂肪融解を引き起こし，遊離脂肪酸

※ 遺伝子座：染色体上の遺伝子の特定の位置。
GWAS：genome-wide association study，ALDH2：aldehyde dehydrogenase 2，
HFrEF：Heart failure with reduced ejection fraction，
HFpEF：Heart failure with preserved ejection fraction

由来のケトン体合成が増加するためと考えられている。末期重症心不全患者とマウス心不全モデルの心臓組織において，ケトン体利用の亢進が明らかとなっている。このような不全心筋におけるケトン体の取り込みや利用の亢進は心筋保護的に作用するといわれており，ケトン体は飢餓状態にある不全心筋のエネルギー基質として多面的な効果を発揮し，今後の心不全治療の新たな選択肢となる可能性がある。

臨床からのメッセージ

肥満は心不全発症のリスク因子であり，摂取エネルギーを制限することが心不全の栄養指導の1つであった。しかし近年の研究により，低体重や低栄養が心不全の予後悪化につながることが示され，体重を維持する栄養指導がすすめられるようになってきている。高齢心不全患者における食塩摂取制限は，食事の摂取量減少につながり，骨格筋量の減少から運動能力の低下をきたすことが懸念され，栄養評価を行いながら個々に応じた食事療法を行う必要がある。

3.1.3. 脳血管疾患

脳血管疾患は，脳血管が狭窄あるいは閉塞することにより生じる脳梗塞と血管が破れることによって起こる脳出血に大きく分類される。

（1）脳　梗　塞

1）分類と病態

動脈硬化により血管内皮にプラークが形成され成長することで，血管が狭窄やプラークの破綻によって脳血管を閉塞するアテローム血栓性脳梗塞や，心房細動などの不整脈により心臓内でできた血栓が血流にのって脳血管に詰まる心原性脳梗塞などに分類される。これらにより，脳細胞に流れる血流が低下・消失し，脳細胞が虚血となり壊死する。壊死した部位により，呂律(ろれつ)が回らない，視野が欠ける，めまい，片側の手足の麻痺やしびれ，意識障害などの症状が出現する。

（2）脳出血・くも膜下出血

1）分類と病態

脳血管は脳表面を走る太い表在動脈とそれから枝分かれして脳内部に入っていく穿通枝(せんつうし)に分けられる。前者の血管に奇形があったり，動脈瘤（動脈のこぶ）を形成したりし，血管が破れることで，くも膜下の部分に血液が漏出する場合に，くも膜下出血となる。細い血管や穿通枝が破れた場合には，脳出血となる。破れる血管の場所によって，脳機能の障害の程度や病状が異なる。

2）分子栄養学に基づく病態発症機序

①脳細胞のエネルギー代謝　脳細胞は，ほかの細胞に比べて酸素不足に弱い。主にグルコースをエネルギー源としているが，一部脂肪酸由来のケトン体を使えるものの脂肪

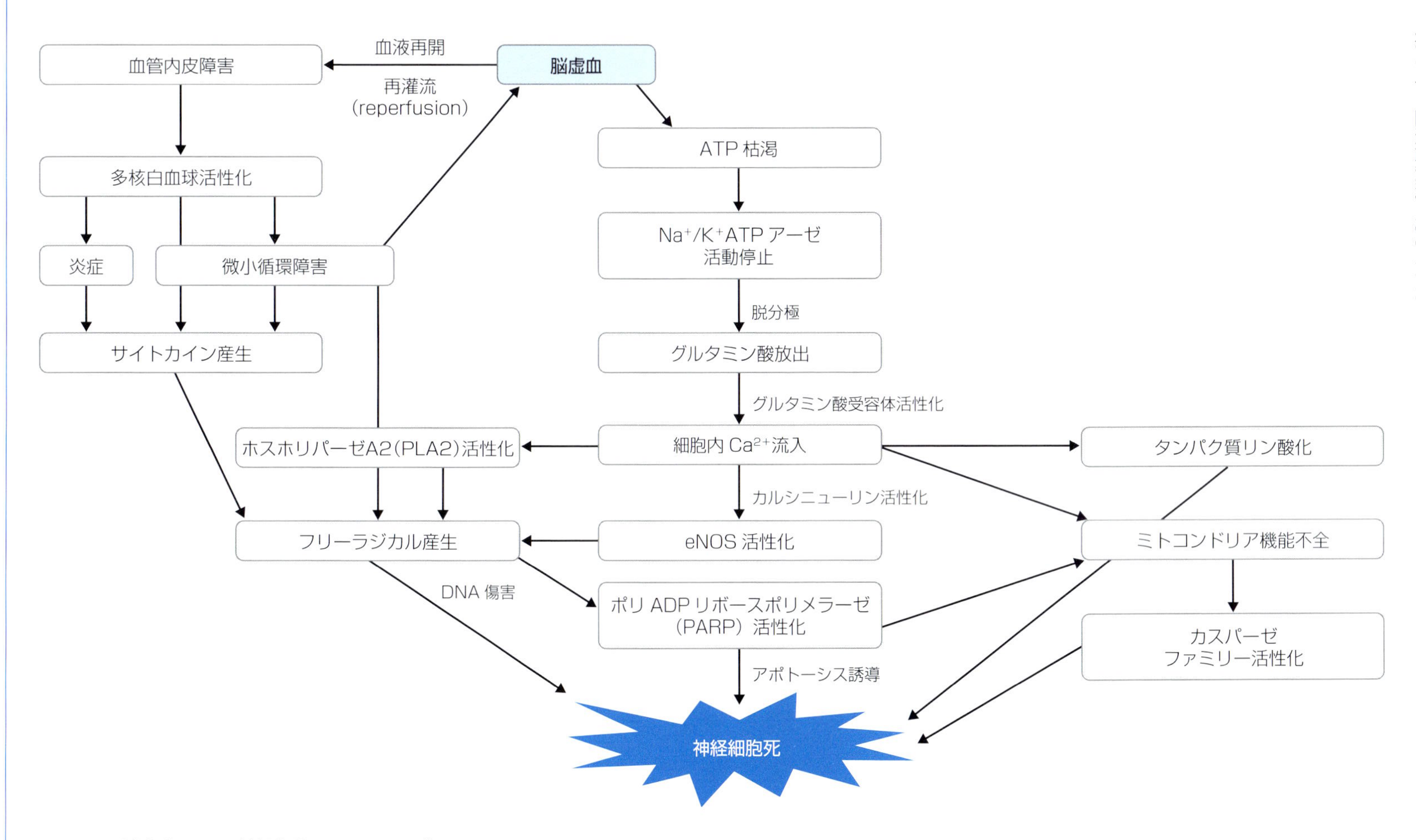

図３.７　脳虚血による神経細胞死のメカニズム

PLA2：phospholipase A2, RARP：poly ADP-ribose polymerase

酸そのものは，エネルギー源として多くは利用できないと考えられている。そのため，血管狭小化に伴うグルコース供給不足は，顕著に神経細胞の障害を起こす。

②脳梗塞とフリーラジカル※　脳梗塞超急性期には，脳血管の閉塞により回復できない領域の周辺組織には機能障害をきたすものの早期に何らかの治療手段を講じることにより細胞死から救済し得る領域（ペナンブラ）があるといわれている。脳虚血に陥るとグルコースと酸素の供給が低下しATPが枯渇する。その後，細胞膜の脱分極によりグルタミン酸が細胞外に放出される。グルタミン酸は細胞内への持続的なCa^{2+}流入を惹起する。細胞内Ca^{2+}濃度の上昇は，NOやフリーラジカルの産生をきたし，様々なプロセスを経て細胞死に至る（図3.7）[6]。

急性期脳梗塞治療の基本戦略となるのが血行再建療法と脳保護療法によるペナンブラの救済により脳細胞を保護することである。虚血自体を軽減して神経細胞を救命するのが，組織プラスミノーゲン・アクチベータ（t-PA）などによる血行再建療法である。t-PA投与により早期に血流再開が得られれば，臨床症状の改善と良好な転帰が期待できるが，出血合併症のリスクが高く使用には制限がある。一方，現在，有害なフリーラジカルを消去無害化して 脳を酸化障害から保護する作用機序を有するエダラボンが脳保護薬として使用されている。エダラボンは，脂溶性と水溶性のちょうど中間の性質をもつヒドロキシラジカルスカベンジャーで，脂質過酸化抑制，血管内皮細胞障害抑制，脳浮腫抑制，脳梗塞進展抑制，神経症候軽減などの作用をもっている。

③もやもや病と遺伝子　もやもや病は東アジア人に多くみられる脳血管の異常をきたす病気で，脳血管撮影によりもやもやとした煙のような血管を認めることにより命名された。別名，ウィリス動脈輪閉塞症とも呼ばれる。家系内発症を一定の頻度で認めるため，関連遺伝子の研究がなされ，第17染色体にある遺伝子の中で*RF213*にp.R4810Kの遺伝子多型があることがもやもや病の発症にかかわっていることが示されている。しかし，健常な日本人の1～2%においてもp.R4810Kの遺伝子多型をもっており，もやもや病発症数よりはるかに多い。そのため，遺伝子多型に自己免疫や感染，炎症，環境要因などの二次的な要因が加わって発症すると考えられている。

3.1.4. 高　血　圧

1）分類と病態

診察室血圧140/90 mmHg以上を高血圧と定義する（日本高血圧学会：高血圧治療ガイドライン2019）。血圧120/80 mmHg未満での脳心血管病の累積死亡率がもっとも低く，収縮期血圧140 mmHg以上あるいは拡張期血圧90 mmHg以上は，脳心血管病死亡および全死亡の有意な危険因子であることが示されている。診察室血圧値による血圧分類は，降圧薬非服用下で少なくとも2回以上の異なる機会における血圧値によって行い，1～2分の間隔をおいて複数回測定し，安定した値を示した2回の平均値とする。一方，血圧は緊張などのストレスのかかった状態で変動することが知られており，継続的に測定された家庭血圧値の重要性も指摘されている。家庭血圧を用いて高血圧の分類を行う場合は，135/85

※ フリーラジカル：通常，分子の中の電子は2つが対をなして安定して存在しているが，その電子が対をなさず，1つだけ離れて存在する不対電子をもつ原子や分子のこと。
t-PA：tissue-type plasminogen activator

mmHg を基準とする。家庭血圧による血圧分類は，朝あるいは晩のそれぞれの測定値 7 日間の平均値を用いる。高血圧を原因から分類すると，原因が明らかのものを二次性高血圧，原因が不明確なものを本態性高血圧と呼ぶ。二次性高血圧は，腎実質性高血圧や腎血管性高血圧といった腎臓疾患に由来するものがもっとも多く，次いで，内分泌異常（副腎髄質，副腎皮質）に基づく疾患が多い。

臨床からのメッセージ

血圧は多くの因子により影響を受ける。家庭血圧は高くなくても診察室での血圧は高かくなる，いわゆる白衣高血圧が知られている。一方，診察室血圧が低くても家庭血圧で高値を示す仮面高血圧も存在する。仮面高血圧は，飲酒や喫煙，ストレス，自律神経障害など様々な因子が関連するため，診察室血圧が良好でも家庭血圧を積極的に測定することが重要である。

2）分子栄養学に基づく病態発症機序

血圧は，心拍出量と末梢血管抵抗の積により決定されるが，心拍出量と末梢血管抵抗は，種々の因子によって調節を受けている（図 3.8）[6]。心拍出量の増加は，循環血液量増加による前負荷増大，交感神経活性化を介した心臓刺激による心収縮力増大といった主に２つの機序によって起こる。循環血液量増加は過度の食塩摂取や腎臓からのナトリウム（Na）排泄能の低下などが影響し，心収縮力の増加は交感神経機能の増大や RA 系の亢進が影響する。交感神経活性や RA 系の亢進は血管緊張も高めるために末梢血管抵抗も増加する。

食塩摂取量が過剰になると血圧が上昇することはよく知られているが，食塩の負荷による血圧上昇は個人差が大きい。日本人においては，血圧に対する食塩感受性が亢進している割合が多い。また，高齢者や腎機能障害があると，食塩感受性が高まるといわれている。その機序として，生理学で有名な Guyton による圧―利尿曲線という概念で説明される（図 3.9）。通常は収縮期血圧が上昇すると急激に尿中 Na 排泄量が増加し，食塩非感受性高血圧では Na 利尿閾値が上昇しているものの，わずかな血圧上昇で尿中 Na 排泄が得られることから，多量の Na であっても大幅に血圧を上げることなく体外に余分な Na を排泄することが可能である。しかし，食塩感受性高血圧の場合には，尿中 Na 排泄を得るために血圧をかなり上げなければならず，尿中 Na 排泄量に依存する食塩感受性高血圧となる。

高血圧の大部分を占める本態性高血圧は，複数の遺伝因子と環境因子が関与する多因子疾患であり，単独で発症させる遺伝子は特定されていない。ゲノム全体の網羅的解析であるゲノムワイド関連研究（GWAS）により，高血圧関連遺伝子座の総数は 500 を超えるが，個々の変異における血圧への影響は 1 mmHg 程度とされている。また，食塩感受性関連遺伝子の GWAS も行われ，日本人においては，食塩感受性を高める候補遺伝子多型の頻度が高いことが報告されている。一方，リドル（Liddle）症候群やミネラルコルチコイド過剰症候群などの二次性高血圧においては，単一遺伝子変異によって高血圧が発症することが示されている。

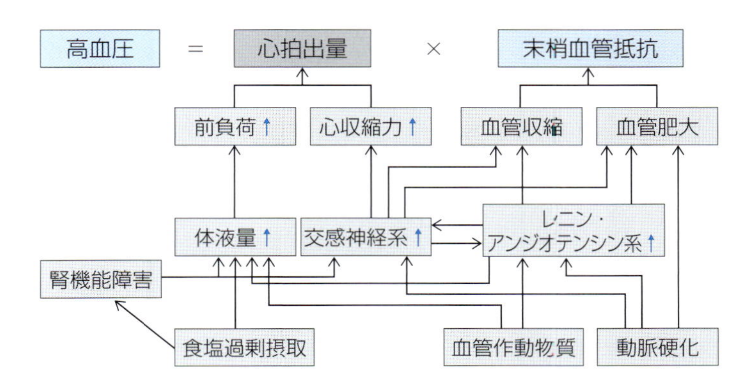

図3.8 本態性高血圧の原因と機序

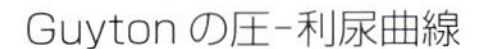
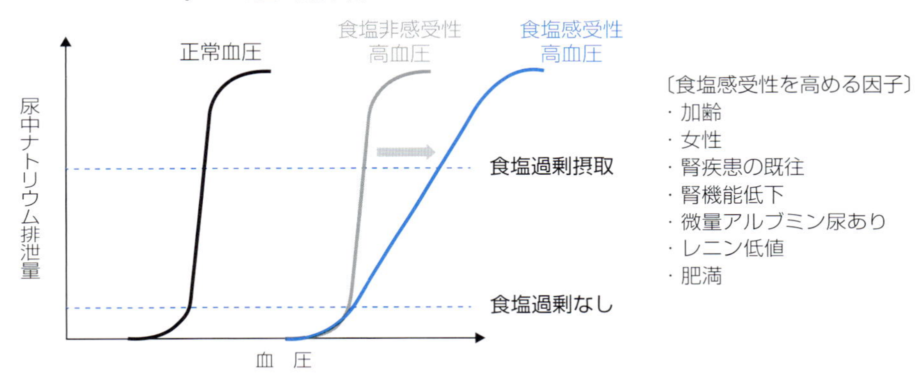

図3.9 高血圧と食塩感受性

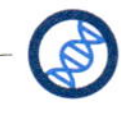
コラム

「食塩摂取量は少なければいいのか？」

食塩摂取量と血圧値は多くの疫学研究により正の相関関係があることが示されており，食塩の過剰摂取は予後の悪化につながることは明らかである。そのため，高血圧治療ガイドライン2019年版では，高血圧患者における塩分摂取の目標値は6 g/日未満，日本人の食事摂取基準2020年版では一般人における食塩摂取量の目標量は男性7.5 g/日未満，女性6.5 g/日未満とされている。一方，食塩摂取制限が必ずしも予後の改善につながるわけではない。17か国，約10万人の朝の空腹時尿を採取し，24時間ナトリウムおよびカリウム排泄量を用いて死亡および主要心血管イベントとの関連を調査した研究において，推定ナトリウム摂取量が1日3～6 gの群は，推定摂取量がそれよりも多い群または少ない群いずれにおいても死亡および心血管イベントのリスクが低く，Jカーブ現象を示した。また，カリウム排泄量の推定値が多い方が死亡および心血管イベントのリスクが低かった。近年，高齢者や虚弱な患者においては，減塩によりエネルギーやタンパク質といった栄養摂取量の低下をかえってもたらし，ますます虚弱を進行させる可能性がある。健康状態や病態に応じて食塩摂取量は調整する必要があり，カリウム摂取も予後改善につながることから，バランスのよい食事摂取が望まれる。

引用文献

1) Wang Z *et al.*: Gut flora metabolism of phosphatidylcholine promotes cardiovascular disease. Nature, 472, 57-63, 2011.
2) Matsumoto T *et al.*: Role of S-Equol, Indoxyl Sulfate, and Trimethylamine N-Oxide on Vascular Function. Am J Hypertens, 33, 793-803, 2020.
3) 2023年JCS/CVIT/JCCガイドライン　フォーカスアップデート版　冠攣縮性狭心症と冠微小循環障害の診断と治療，2023.
4) 日本循環器学会/日本心不全学会合同ガイドライン：急性・慢性心不全診療ガイドライン（2017年改訂版），2018.
5) 中野由美子，山下徹，阿部康二：脳梗塞に対する脳保護療法と将来展望．カレントテラピー，34，784-789，2016.
6) 熊谷裕生，大島直紀，今給黎敏彦：高血圧の成因，分類，疫学　本態性高血圧の発症機序．診断と治療，108(4)，453-459，2020.

3.2. 糖 尿 病

〔学習のポイント〕
- 糖尿病
- 血糖調節にかかわる因子
- 糖尿病発症機構
- 合併症
- 糖尿病の治療
- 低血糖
- メタボリックシンドローム

3.2.1. 糖尿病とは

糖尿病とは,「インスリンの作用が十分でないためグルコース（ブドウ糖）が有効に使われずに血糖値が普段より高くなっている状態」と定義されている。

糖尿病患者においては，血糖値をみるだけでなく，何が原因で高血糖が起こっているかを理解する必要がある。

(1) 糖尿病型の判定

血液中のグルコース（血糖）と HbA1c※の濃度が判断の基準となっている。「糖尿病型」の判定基準は以下のとおりである。HbA1c のみでは糖尿病と診断されないので，血糖検査が必要である。

・血糖値：空腹時血糖 126 mg/dL 以上，75 g 経口ブドウ糖負荷試験（OGTT）2 時間値 200 mg/dL 以上，随時血糖値 200 mg/dL 以上のいずれか

・HbA1c：6.5%以上

(2) 糖尿病の診断

・血糖値と HbA1c ともに糖尿病型

・血糖値のみ糖尿病型＋糖尿病の典型症状（口渇，多飲，多尿，体重減少），確実な糖尿病網膜症のいずれか

・HbA1c のみ糖尿病型の場合，再検査で少なくとも血糖値が糖尿病型

重要なことは，血糖値が高いことが前提であり，それを支持するほかの所見（HbA1c，自覚症状，合併症）があれば，糖尿病と診断される。

※ HbA1c（ヘモグロビン・エー・ワン・シー）：成人のヘモグロビンの型はほとんどが HbA であり，そのうち血液中のグルコースが非酵素的に HbA に結合したものを HbA1c という。ヘモグロビンを含む赤血球の寿命が約 120 日であるので，HbA1c の HbA に対する割合は計測時点から遡って数か月分の血糖値を反映している。正常値は 5.5%以下。6.5%以上は糖尿病とされる。

OGTT：oral glucose tolerance test

3.2.2. 血糖調節に関与する因子

(１) インスリン

細胞にグルコース（ブドウ糖）が入るときに必要なホルモンが，インスリンである。さらに，インスリンには肝臓や筋肉でのグリコーゲン合成の促進作用，脂肪酸合成組織での脂肪酸合成促進作用もある。すなわち，過剰に摂取したグルコースをグリコーゲンや脂肪に変えて蓄える作用がインスリンにはある。アミノ酸の筋肉への取り込みにもインスリンが必要なため，インスリンがないといくら食べても栄養にはならず（細胞内飢餓），どんどん痩せていってしまう。すなわち，細胞の中にグルコースが取り込まれずに，血液中にとどまった状態が糖尿病である。グルコースはタンパクを糖化してしまい機能を失わせるため，血管がボロボロになり，糖尿病特有の細小血管合併症を引き起こす。また，尿へ排泄されるグルコースは，通常，血糖値が 160〜180 mg/dL を超えないと尿糖検査において陽性にはならない。したがって，栄養学を志す人は糖尿病（代謝学）についても十分勉強しておく必要がある。

1）インスリンの合成

インスリンは，プレプロインスリンからシグナルペプチドが切断され，プロインスリンとなる。プロインスリンは粗面小胞体で修飾され，インスリン顆粒内で二量体を形成する。さらに亜鉛と結合し，プロインスリンの六量体を形成する。プロインスリンはプロホルモン転換酵素（prohormone convertase）により，インスリンとＣペプチドに分解される。なお，糖尿病ではプロインスリン/インスリン比の上昇がみられ，膵 β 細胞の障害を反映していると考えられる。

インスリンの分泌（グルコースに応答した膵 β 細胞からのインスリン分泌）においての機序は，第２章（p. 17）を参照。

2）インスリン作用

インスリンはインスリン受容体に結合したのち，インスリン受容体基質（IRS）タンパクのチロシン残基をリン酸化し，その後の細胞内情報が伝達される。IRS のチロシン残基がリン酸化されると PI3 キナーゼ（PI3K）が IRS に結合し，活性化する。PI3K の活性化によりセリン／スレオニンキナーゼ Akt が活性化され，多くのインスリン作用の伝達に関与する。すなわち，Akt はグリコーゲン合成，脂肪分解抑制，タンパク質合成，脂質合成，糖新生の抑制，糖取り込み作用を促進するといった，インスリン作用を伝達する。

3）インスリン抵抗性

インスリンの血糖降下作用が十分に発揮されない状態であり，膵 β 細胞機能が保たれている限りは，代償性に高インスリン血症を示す。インスリンの感受性は臓器により異なり，インスリン作用不全による代謝障害とインスリンの過剰作用が混在した病態と考えられている。そのため，糖尿病だけでなく，脂質異常症，高血圧，MAFLD※，がんといった病態に関与する可能性がある。インスリン抵抗性とともに β 細胞機能は代償的に増加し，やがて破綻するときに高血糖が生じる（図 3.10）。

※ MAFLD（metabolic dysfunction associated fatty liver disease，マッフルド）：アルコールやウイルスなどを原因としない脂肪肝の総称。MAFLD ではお酒をあまり飲まない人やウイルス性肝疾患のない人でもアルコール性肝障害ように肝疾患が進行していく。

IRS：insulin receptor substrate，PI3K：phosphoinositide-3-kinase

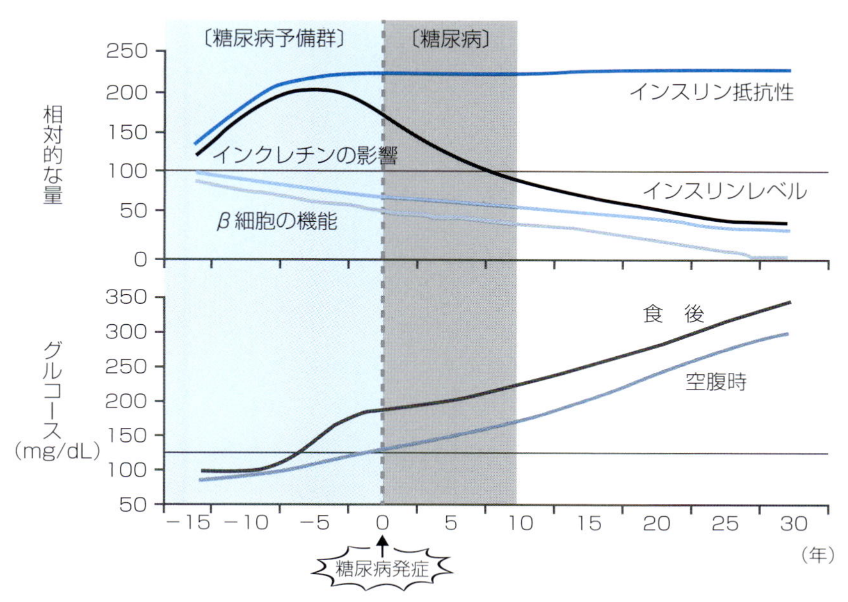

図3.10 2型糖尿病の経時的進行

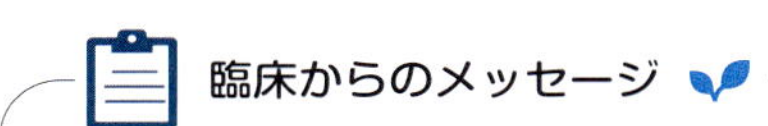

臨床からのメッセージ

図3.10を頭に入れて，今目の前の患者が図のどこにいてどこに向かうのかを想像する必要がある。どこにいるかで糖尿病治療のゴールも，栄養指導の仕方も変わる。

4) 糖尿病状態での膵β細胞の異常

糖尿病状態では，グルコースの刺激によるインスリン分泌は初期から低下するが，アルギニン刺激によるインスリン分泌は保たれる。また，膵β細胞量はインスリン抵抗性の出現とともに代償性に増加し，その後膵β細胞の代償不全が生じ，膵β細胞容積が減少し，高血糖が出現する。

(2) 血糖上昇に関与するホルモン（グルカゴン，カテコラミン，成長ホルモン，コルチコステロイド）

①グルカゴン　グルカゴンについては第2章（p. 18）を参照。

②カテコラミン　脂肪組織からの遊離脂肪酸の供給，肝臓でのグリコーゲン分解，糖新生作用をもつ。また，グルカゴン分泌促進，インスリン分泌抑制（α作用）・亢進（β作用）作用をもつ。骨格筋でもタンパク分解抑制作用，脂肪組織での脂肪分解亢進作用がある。

③成長ホルモン　肝臓でのインスリン作用に拮抗する。骨格筋でのインスリン拮抗作用があり，タンパク合成亢進作用をもつ。また，脂肪組織での脂肪分解を亢進させる。

インスリン分泌を亢進させ，グルカゴン作用を亢進させる。

④コルチコステロイド　肝臓でのインスリン作用に拮抗する。骨格筋でのインスリン

拮抗作用をもち，細胞への糖取り込みを抑制する（インスリン抵抗性を増加させる）。脂肪組織での脂肪分解亢進，糖取り込み抑制作用をもつ。インスリン分泌を抑制させ，グルカゴン作用を亢進させる。

（３）腸から分泌されるインスリン刺激ホルモン：インクレチン（GIP，GLP-1）

インクレチン（GIP，GLP-1）については第２章（p.20）を参照する。

インクレチンの作用は膵β細胞内のcAMPを増加させ，増幅経路を活性化するため，血糖が上昇したときのみインスリン分泌を促進する（インクレチンによるインスリン分泌促進作用は血糖依存性を示すともいえる）。すなわち，低血糖の場合，インスリン分泌を促進するリスクが少ないといえる。

インクレチンはタンパク質分解酵素DPP-4によって分解，不活化される。DPP-4阻害薬はGIP，GLP-1の濃度を数倍上げるため，糖尿病治療薬として使われる。また，分解されにくいようにアミノ酸を置換したGLP-1受容体作動薬も糖尿病治療薬として使用されている。GIPとGLP-1の働きは以下の通りである。

GIP　：インスリン分泌促進，グルカゴン分泌促進，脂肪組織でのトリグリセリド蓄積促進

GLP-1：インスリン分泌促進，グルカゴン分泌抑制，胃運動抑制，食欲抑制

表3.1　GIPとGLP-1の働き

	脳	膵　臓	胃	その他
GIP	記憶力増加	インスリン増加 グルカゴン増加	胃酸分泌抑制	骨形成 脂肪蓄積
GLP-1	記憶力増加 食欲抑制	インスリン増加 グルカゴン低下	胃運動抑制	心血管保護

（４）アディポサイトカイン

①アディポネクチン　アディポネクチンは脂肪組織より分泌されるアディポサイトカインであり，肥満や内臓脂肪蓄積患者で低値をとることが知られる。さらに，抗動脈硬化作用に加え，インスリン感受性増強作用が報告されている。アディポネクチン受容体にはR1（骨格筋と肝臓に多い），R2（肝臓に多い）が発現する。

②レプチン　レプチンは肥満により増加するアディポサイトカインである。視床下部

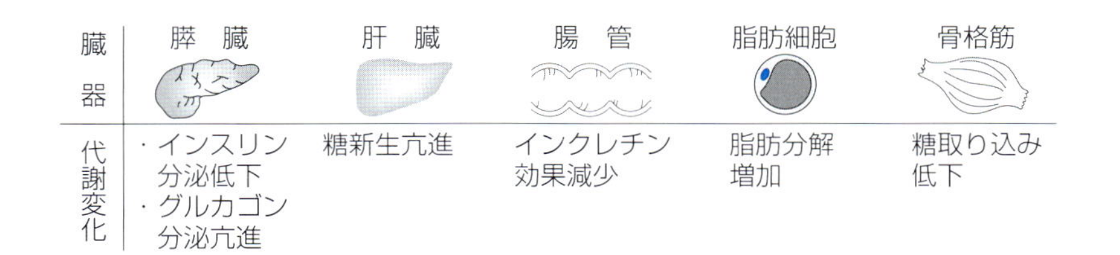

図3.11　糖尿病でみられる血糖調整に関係する臓器の代謝変化

に働き，摂食抑制，エネルギー消費亢進作用を示す。肥満者では矛盾しているがレプチンの濃度が増加しているにもかかわらず食欲抑制が起こらない，レプチン抵抗性を示すとされる。

以上（1）～（4）を踏まえて，高血糖時に各臓器でどのようなことが起こっているのかを考える必要がある（図 3.11）。

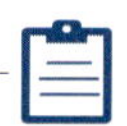

臨床からのメッセージ

どのような原因で糖尿病が生じているのかを考えなければ，適切な栄養指導はできない。ただ単に「糖尿病」と書いてあるのは，例えば肺炎なのに，ただ「熱が高い」といっているだけであって，原因を評価していることにはならない。そのため，必ず主治医が高血糖の原因としてどのような評価をしているか確認する必要がある。

3.2.3 糖尿病の成因分類

糖尿病の成因は，インスリン分泌が枯渇した 1 型糖尿病（主として自己免疫で起こる），遺伝因子と環境因子により生じる 2 型糖尿病，それ以外の糖尿病（遺伝子異常，薬剤性，膵性，内分泌など），妊娠糖尿病に分けられる。

糖尿病の成因分類を表 3.2 に示す。

（1）1 型糖尿病

1 型糖尿病では，インスリン欠乏状態がほとんどを占める。急性に発症するもの（高血糖症状出現後 3 か月以内にケトーシス，ケトアシドーシス），緩徐に進行するものがあり，激症 1 型糖尿病（1 週間以内にケトーシス，ケトアシドーシス）となるケースもある。ほかの自己免疫疾患（甲状腺疾患など）を合併することが少なくない。家族歴によるものは少なく，小児から思春期に多い（高齢でもある）。1 型糖尿病では，GAD 抗体，IA-2 抗体，ICA，インスリン自己抗体，ZnT8 抗体陽性などといった，自己抗体が陽性のことが多い。

表3.2 糖尿病の成因分類

Ⅰ.	1型	膵 β 細胞の破壊，通常はインスリン欠乏に至る A. 自己免疫性　B. 特発性
Ⅱ.	2型	インスリン分泌低下を主体とするもの，インスリン抵抗性が主体で，それに相対的なインスリン分泌不足を伴うものなどがある。
Ⅲ.	その他の特定の機序，疾患によるもの	A. 遺伝因子として遺伝子異常が同定されたもの ① 膵 β 細胞機能にかかわる遺伝子異常 ② インスリン作用の伝達機構にかかわる遺伝子異常 B. ほかの疾患，条件に伴うもの ① 膵外分泌疾患 ② 内分泌疾患 ③ 肝疾患 ④ 薬剤や化学物質によるもの ⑤ 感染症 ⑥ 免疫機序による稀な疾患 ⑦ その他遺伝疾患で糖尿病を伴うことのあるもの
Ⅳ.	妊娠糖尿病	

（清野裕他：糖尿病の分類と診断基準に関する委員会報告，糖尿病 55(77)，485-504，2012．より抜粋）

GAD：glutamic acid decarboxylase，IA-2：insulinoma-associated antigen-2，
ICA：islet cell antibody，ZnT8：zinc transporter 8

（２）２型糖尿病

インスリン分泌異常とインスリン抵抗性が混在した病態である。発症者の特徴として，家系内で糖尿病をもつ人や，40歳以上で多い。また，肥満または肥満の既往が多い。自己抗体は陰性である。

（３）その他の特定の機序，疾患によるもの

1）遺伝因子として遺伝子異常が同定されたもの

a．膵β細胞機能にかかわる遺伝子異常

インスリンのほか，*HNF-4α*，*GCK*，*HNF-1α*，*IPF-1*，*HNF-1β*，*NEUROD1*，*KLF11*，*CEL*，*PAX4*，*BLK*，*ABCC8*，*KCNJ11*，*APPL1*，*RFX6*などの遺伝子は，膵臓の発生やβ細胞の機能にかかわる遺伝子である。これらの遺伝子異常による糖尿病はMODY（若年発症成人型糖尿病）として知られている（表3.3）。

また，ミトコンドリアの遺伝子変異によるミトコンドリア糖尿病がある。代表的なものとしてミトコンドリアDNAの3243番目のAからGへの塩基置換により，糖尿病と難聴が母系遺伝することが知られている。

b．インスリン作用の伝達にかかわる遺伝子異常

①新生児糖尿病　新生児糖尿病では，K_{ATP}チャネルを構成サブユニットとする内向き整流カリウムチャネル（Kir6.2）やスルホニル尿素受容体１（SUR1）による遺伝子変異により，グルコースが作用してもK_{ATP}チャネルが閉鎖できずにインスリン分泌がうまくできないことが原因とされている。そのため，生後６か月以内に糖尿病が発症する。

②ウォルフラム（Wolfram）症候群　小胞体ストレスの亢進により，インスリン依存に至る糖尿病，視神経萎縮，中枢性尿崩症，感音性難聴をきたす常染色体潜性遺伝の症候群である。

③インスリン受容体異常症　インスリン受容体の遺伝子異常により，インスリンのシグナル伝達がうまくいかずにインスリン抵抗性やそれに付随し糖尿病を発症させる。

インスリン受容体異常症には，A型のインスリン受容体遺伝子の変異，B型のインスリン受容体に対する抗体が原因で起こる病気がある。A型では，口渇，多飲，多尿，黒色表皮腫，多毛症，多嚢胞性卵巣症候群がみられる。重症の場合，妖精様顔貌を呈し，妖精症と呼ばれる。B型はほかの自己免疫疾患の合併がみられる。

2）ほかの疾患，条件に伴うもの

a．膵外分泌疾患

この疾患の原因として，膵炎，外傷，膵臓摘出術，膵腫瘍，ヘモクロマトーシスがある。膵臓癌の患者が体重減少と高血糖で受診することもある。

b．内分泌疾患で起こる疾患

コルチコステロンの増加したクッシング症候群，成長ホルモンの増加した先端巨大症，アドレナリン・ノルアドレナリンの増加した褐色細胞腫，グルカゴンの増加したグルカゴノーマ，甲状腺ホルモンの増加した甲状腺機能亢進症，ソマトスタチンの増加したソマト

MODY：maturity onset diabetes of the young，SUR：sulfonylurea receptor

表3.3　MODY 遺伝子

タイプ	遺伝子名	原 因 遺 伝 子	表現型
MODY1	*HNF-4α*	hepatocyte nuclear factor-4 α	進行性のインスリン分泌不全，一過性の新生児高インスリン性低血糖症が一般的
MODY2	*GCK*	glucokinase	出生時より軽度空腹時高血糖が持続，一般的には無症状，偶然診断されることが多い
MODY3	*HNF-1α*	hepatocyte nuclear factor-1 α	進行性のインスリン分泌不全，一過性の新生児高インスリン性低血糖症が一般的
MODY4	*PDX1*	insulin promoter factor-1/ pancreas-duodenum homeobox prote n 1	一部の人で，過体重／肥満
MODY5	*HNF-1β*	hepatocyte nuclear factor-1 β	子宮内発育不全，腎尿路系異常，膵臓低形成
MODY6	*NEUROD1*	neurogenic differentiation 1	一部の人で，過体重／肥満
MODY7	*KLF11*	Kuppel-like factor 11 carboxyl-ester lipase/	
MODY8	*CEL*	bile salt-stimulated lipase	膵萎縮 → 膵外分泌機能不全，線維化および脂肪腫 → 糖尿病
MODY9	*PAX4*	paired box gene 4	
MODY10	*INS*	insulin	
MODY11	*BLK*	tyrosine kinase, B-lymphocyte specific	
MODY12	*ABCC8*	ATP-binding cassette, subfamily C, member 8	一部の人で，過体重／肥満
MODY13	*KCNJ11*	Potassium inwardly rectifying channel subfamily J member 11	
MODY14	*APPL1*	Adaptor protein, phosphotyrosine interacting with PH domain and leucine zipper 1	一部の人で，過体重／肥満

スタチノーマがある。これらの疾患は，血糖上昇に関係するホルモンの過剰により生じる疾患だとわかる。

c. 薬剤で起こる糖尿病

グルココルチコイド，インターフェロン，抗精神病薬，免疫チェックポイント阻害薬，免疫抑制剤（タクロリムス，シクロスポリン）が知られている。臨床の場ではステロイド投与で起こる糖尿病を診断することが日常多い。

d. 遺伝的症候群で糖尿病を伴うことが多いもの

ダウン（Down）症候群，クラインフェルター（Kleinefelter）症候群，ターナー（Turner）症候群，プラダー・ウィリ（Prader-Willi）症候群などがある。

（4）妊娠糖尿病

妊娠中に血糖が高くなることで注意を必要とする糖代謝異常には，大きく分けて3種類があり，「妊娠糖尿病」，「妊娠中の明らかな糖尿病」，「糖尿病合併妊娠」と呼ばれる。妊娠により血糖が高くなっても，妊娠糖尿病とは限らない。紛らわしい言葉だが，それぞれを理解することが大事である。

a. 妊娠糖尿病

妊娠中に発見または発症した糖尿病ほどではない軽い糖代謝異常をさす。75 gOGTT により次の基準の1点を満たした場合に診断される。

空腹時血糖 92 mg/dL 以上，1時間値 180 mg/dL 以上，2時間値 153 mg/dL 以上

b. 妊娠中の明らかな糖尿病

もしかしたら，妊娠前から診断されていない糖尿病があったかもしれないという糖代謝異常などが含まれる。次の①，②の基準を満たすか確認が必要である。

① 空腹時血糖 126 mg/dL 以上
② HbA1c 6.5%以上，随時血糖 200 mg/dL 以上，
75 gOGTT で2時間値 200 mg/dL 以上

c. 糖尿病合併妊娠

糖尿病と診断を受けている者が妊娠した状態で，次の①と②が該当している場合をいう。

① 妊娠前にすでに診断されている糖尿病
② 確実な糖尿病網膜症があるもの

3.2.4. 糖尿病と合併症

糖尿病の合併症には急性に発症するものと，長期にわたり慢性に経過するものとがある。心臓，脳血管，末梢動脈の動脈硬化性疾患は罹病期間に関係なく生じる。

(1) 急性合併症

①糖尿病性ケトアシドーシス　極度のインスリン欠乏やコルチゾールやアドレナリンなどインスリン拮抗ホルモンの過剰で生じる。高ケトン血症とアシドーシス（pH 7.3 未満）がみられる。

②高浸透圧性高血糖状態　高血糖（600 mg/dL 以上）と高度の脱水により生じる。高齢の2型糖尿病でみられやすい。

③感染症　肺結核，尿路感染症，皮膚感染症などがみられることがある。

(2) 慢性合併症

①細小血管合併症　以下の細小血管合併症と呼ばれる網膜症，腎症，神経障害は，糖尿病が発症した後無治療であれば，5～10年で発症することが多い。失明や透析に至ることもあるので，これらを防ぐことが糖尿病治療において重要な点である。

②糖尿病性網膜症　失明につながる。網膜症なし，単純網膜症，増殖前網膜症，増殖網膜症の4期に分かれる。増殖前網膜症以降は眼科の治療が必須である。

③糖尿病性腎症（DKD）　栄養指導をするうえで，DKD の進行した例では，タンパク制限など通常の糖尿病の食事療法とは異なる制限を設ける必要がある。そのため，DKD の病期分類を知っておく必要がある（表 3.5）。

DKD：diabetic kidney disease

慢性腎臓病(CKD)重症度分類は，GFR※区分（G1：90以上，G2：60～89，G3a：45～59，G3b：30～44，G4：15～29，G5：15未満）とアルブミン尿区分（A1：30未満（タンパク尿0.15未満），A2：30～299（タンパク尿0.15～0.49），A3：300以上（タンパク尿0.5以上））で分類され，G4，G5はタンパク尿の有無にかかわらず，腎不全である。

表3.5 糖尿病腎症の病期分類

病期	尿アルブミン（mg/gCr）あるいは尿タンパク（g/gCr）	eGFR（mL/分/1.73 m^2）
第1期	正常アルブミン尿（30未満）	30以上
第2期	微量アルブミン尿（30～299）	30以上
第3期	顕性アルブミン尿（300以上）あるいは持続性タンパク尿（0.5以上）	30以上
第4期	問わない	30未満
第5期	透析療法中	—

（糖尿病性腎症合同委員会：糖尿病性腎症病期分類2014の策定（糖尿病性腎症病期分類改訂）について，糖尿病57(7)，529-534，2014．より抜粋）

DKDは，従来の典型的な糖尿病性腎症（アルブミン尿の出現の後に腎機能が低下する）に加えて，アルブミン尿の増加がなく，腎機能低下が進行する病態を包括した概念である。

重要な点は，DKDでタンパク尿がみられる場合，十分なエネルギー量（30～35 kcal/kg体重）に加えて，タンパク質制限（0.6～0.8 g/kg体重）が必要になる。タンパク質制限することで，尿へのタンパク質漏出が防げる。さらに，エネルギーを十分摂ることで，骨格筋のタンパク質分解を防ぐ意味がある。ただし，高齢者のようにサルコペニア（p.139）を合併している場合には，タンパク質制限をゆるめる必要がある。

④糖尿病性神経障害 多発神経障害（両側性の知覚の異常：しびれ，疼痛，異常感覚，アキレス腱反射の低下，振動覚の低下）と単神経障害（外眼筋麻痺）がある。

⑤動脈硬化性疾患 動脈硬化性疾患（冠動脈疾患，脳血管障害，末梢動脈疾患）は，境界型糖尿病（糖尿病予備群）の時期からリスクが増加するので，糖尿病発症後いつ起こってもおかしくない。肥満の改善，高血圧，脂質の管理を一緒に行う必要がある。

（3）併存疾患

骨粗鬆症，手根管症候群，デュプイトラン（Dupuytren）拘縮，歯周病，認知症，がん（肺癌，肝癌，膵癌，結腸癌，子宮内膜癌，乳癌など）がある。糖尿病患者をみたら，必ずがんの可能性を除外する必要がある。

3.2.5. 治　療

（1）治療の目標

治療目標は，罹病期間，臓器障害，低血糖の危険性，サポート体制を考慮して個別に設定する。

- 血糖正常化を目指す際の目標：HbA1c＜6％
- 合併症予防のための目標　：HbA1c＜7％
- 治療強化が困難な場合の目標：HbA1c＜8％

そのほか，目標体重の維持，血圧（130/80 mmHg未満），LDLコレステロール（120 mg/dL未満），HDLコレステロール（40 mg/dL以上），中性脂肪のコントロールなども考慮する。

※ eGFR（estimated glemerular filtration rate，イージーエフアール，推算糸球体濾過値）：GFRとは，腎糸球体が1分あたりに濾過する血液量の実測値であるが，実際に測定するのは時間と手間がかかる。これを年齢，性別，血清クレアチニンの値から推定したものがeGFR。腎機能を推定することができ，30～44は中等度～高度低下，15～29は高度低下，15未満は末期腎不全の状態とされる。

(2) 食事療法

1) 目標体重

成人と高齢者（65歳以上）では異なり，成人ではBMI 22，高齢者ではBMI 22〜25とする。目標体重は，身長（m）×身長（m）×BMI 22（高齢者では22〜25）で計算される。

2) 総エネルギー量

目標体重にエネルギー係数を乗じて設定する。エネルギー係数は，軽労作（25〜30 kcal），普通労作（30〜35 kcal），重い労作（35〜40 kcal）である。各エネルギー係数に幅があることに注目する。設定エネルギーはあくまでも目安であり，個人のライフスタイルにあわせた栄養指導ができるように心がけることが大切である。

3) エネルギー産生栄養素バランス（タンパク質：脂質：炭水化物比）

炭水化物を40〜60%エネルギー，タンパク質は20%エネルギー以下を目安とし，残りを脂質とする。脂質が25%エネルギーを超える場合は，多価不飽和脂肪酸を増やすなど，脂肪酸の構成（質）に配慮をするとしており，一定の目安としてよい。

(3) 運動療法

運動の急性効果として，グルコースと脂肪酸の利用が促進され，慢性効果として，インスリン抵抗性が改善する。筋萎縮や骨粗鬆症の予防にも有効である。中等度の運動を週に150分が目安となる。有酸素運動（歩行，ジョギング，水泳など），レジスタンス運動（腹筋，ダンベルなど），両者混合（水の中を歩くなど）があげられる。ただし，血糖コントロール不良，増殖前網膜症，腎不全，狭心症など虚血性心疾患，骨関節疾患，糖尿病性壊疽（えそ），感染症，自律神経障害がある場合は禁止したほうがよい。

(4) 薬物療法

糖尿病の薬には，体重の増えやすいものと減りやすいものがある。

1) 体重が増えやすい薬

インスリン，スルホニル尿素（SU）剤（インスリン分泌を増やす），グリニド製剤（インスリン分泌を増やす），チアゾリジン（PPARγのアゴニスト，脂肪組織を増やす）など。なお，インスリン，SU剤，グリニド製剤は低血糖を起こす薬でもある。

2) 体重に中立な薬

DPP-4阻害薬（インクレチンの濃度を増やし，インスリンを血糖が上がったときだけ分泌させる），αグルコシダーゼ阻害薬（二糖類の分解を抑制し，糖の吸収をゆっくりにする）などがある。

3) 体重を減らす薬

メトホルミン（肝臓の糖新生を抑制），GLP-1受容体作動薬（GLP-1作用により，食後血糖の改善，食欲抑制をきたす），SGLT2阻害薬（腎近位尿細管に働き，尿糖の再吸収を抑える）などがある。メトホルミンは糖尿病治療の基本薬であるが，腎不全では禁忌である。GLP-1受容体作動薬やSGLT2阻害薬は糖尿病性腎症の進展予防，心血管イベントの抑制のエビデンスのある薬剤で，広く使用されている。

SU：sulfonylurea

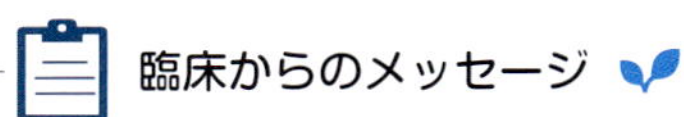

管理栄養士は，以下の点を心がける。

- 血糖値の上がっている要因をよく考え，食事療法，運動療法，薬物療法それぞれの寄与度を個人ごとに検証する。また，画一的な食事療法のみを押しつけず，設定エネルギーには幅があることを認識することが大切である。
　患者から低血糖症状が日常どのくらいあるかを確認し，医師，看護師，薬剤師と情報を共有する。多くは，インスリンや SU 剤など糖尿病治療薬剤の過剰投与か，不適切な食事パターンによるため，食事のパターン，量を聞き取る必要がある。
- このような状態の際の食事は，口当たりがよく消化がよい食べ物をすすめるため，かえって血糖値が上がる要因となり，インスリンを増やさなくてはいけないことも多い。インスリン治療など入院加療が必要な場合があるので，患者から相談を受けたら速やかに主治医に連絡をして指示を受ける。メトホルミンや SGLT2 阻害薬など，シックデイ（次頁参照）では禁忌となる薬剤を服薬していないかなどの情報を得ておく。

3.2.6.　糖尿病を知るうえで重要なその他の事項

（1）低　血　糖

動悸，発汗，脱力，意識レベルの低下などの症状に加え，血糖値 70 mg/dL 未満の場合に対処を要する。重症低血糖の場合，命にかかわる場合がある。インスリンや SU 剤による治療で生じることが多い。

低血糖の症状には 2 種類あり，交感神経刺激症状と中枢神経症状がある。交感神経症状は，血糖がどのくらい急速に下がったか（血糖と時間の微分）で起こるもので，症状は，発汗，不安感，動悸，頻脈，手指の震え，顔面蒼白などがあげられる。中枢神経症状は血糖の絶対値により生じ，50 mg/dL 程度で，目のかすみ（字がぼやけて見える），空腹感，眠気，頭痛が生じ，50 mg/dL 未満で異常行動，けいれん，昏睡，20 mg/dL では脳死が生じる（図 3.12）。

通常体の防御反応として，80 mg/dL 以下でインスリン分泌の減少，70 mg/dL でグルカゴンやアドレナリンの分泌が起こる。コルチゾールや成長ホルモンもその程度から分泌が亢進するが，効果が出るのに時間がかかる。また，自律神経障害，低血糖を頻回に起こしている人や高齢者，1 型糖尿病患者では，自覚症状のないまま意識消失などの無自覚低血糖と呼ばれる重篤な低血糖をきたしやすい。さらに，強度の運動をした日は，夜中に低血糖を起こすこともある。

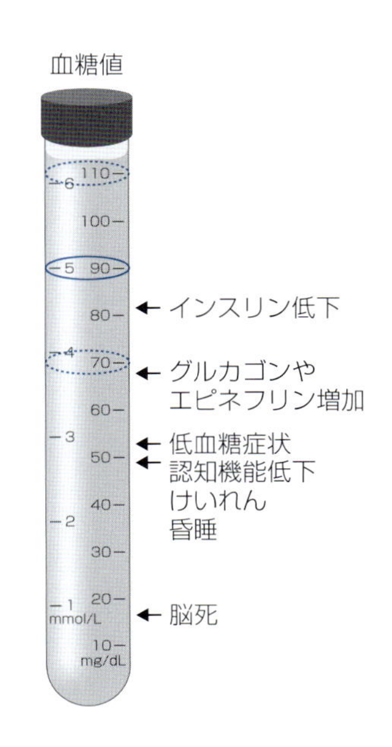

図 3.12　低血糖時における血糖値と症状

（2）シックデイ

糖尿病患者が治療中に発熱，下痢，嘔吐，または食欲不振のため，食事ができないときのことをシックデイと呼ぶ。このようなときは，通常血糖がよくても，ケトアシドーシスや著しい高血糖をきたすことがある。

3.2.7.　高齢者の糖尿病

高齢者の特徴として，認知症，うつ，ADL 低下，サルコペニア，転倒，骨折，フレイル，低栄養，排尿障害をきたしやすいことがあげられる。目標体重は BMI 22〜25 と幅がある（死亡率がこの体重近辺がもっとも低いため）。また，認知機能，ADL により治療の目標値を変える必要がある（図 3.13）。高齢者では低血糖をきたしにくい薬をあえて選ぶことがある。

臨床からのメッセージ

どのような状況か（世話をしてくれる人はいるか？　経済的に問題はないか？　誰が食事をつくるか？　認知機能はどうか？　など）知っておくべき情報は，65 歳未満の人に比べて多いことがわかる。高血糖の分子メカニズムを考えるのと同様，その方が生活している中で血糖に関係する要因を調べることが大事である。

3.2.8.　境界型とメタボリックシンドローム

75 g 糖負荷試験（OGTT）で，糖尿病型にも正常型にも属さないものを，境界型と呼ぶ。すなわち，正常型は空腹時血糖値＜110 mg/dL，2 時間値＜140 mg/dL，糖尿病型は空腹時血糖値 126 mg/dL 以上もしくは 2 時間値 200 mg/dL 以上であるが，そのどちらにも当てはまらない場合である。また，この時点から大血管障害（動脈硬化性疾患）が進行する。このような境界型を呈する人は，メタボリックシンドロームを合併することがしばしばみられる。

メタボリックシンドロームは，必須条件として，内臓脂肪型肥満（腹囲が男性 85 cm，女性 90 cm 以上もしくは内臓脂肪面積が 100 cm^2 以上）があり，かつ次の 2 つ以上を満たす場合をさす。

- 脂質：高トリグリセリド血症（150 mg/dL 以上），または低 HDL コレステロール血症（40 mg/dL 未満）
- 血圧：収縮期血圧 130 mmHg 以上または拡張期血圧 85 mmHg 以上
- 血糖：空腹時血糖 110 mg/dL 以上

メタボリックシンドロームは動脈硬化性疾患のハイリスク群と考える必要がある。

		カテゴリーⅠ		カテゴリーⅡ	カテゴリーⅢ
患者の特徴・健康状態[注1]		①認知機能正常 かつ ②ADL 自立		①軽度認知障害～軽度認知症 または ②手段的 ADL 低下，基本的 ADL 自立	①中等度以上の認知症 または ②基本的 ADL 低下 または ③多くの併存疾患や機能障害
重症低血糖が危惧される薬剤（インスリン製剤，SU 薬，グリニド薬など）の使用	なし[注2]	7.0%未満		7.0%未満	8.0%未満
	あり[注3]	65 歳以上 75 歳未満 7.5%未満 （下限 6.5%）	75 歳以上 8.0%未満 （下限 7.0%）	8.0%未満 （下限 7.0%）	8.5%未満 （下限 7.5%）

治療目標は，年齢，罹病期間，低血糖の危険性，サポート体制などに加え，高齢者では認知機能や基本的 ADL，手段的 ADL，併存疾患なども考慮して個別に設定する。ただし，加齢に伴って重症低血糖の危険性が高くなることに十分注意する。

注 1）認知機能や基本的 ADL（着衣，移動，入浴，トイレの使用など）。手段的 ADL（IADL：買い物，食事の準備，服薬管理，金銭管理など）の評価に関しては，日本老年医学会のホームページ（https://www.jpn-geriat-soc.or.jp/）を参照する。エンドオブライフの状態では，著しい高血糖を防止し，それに伴う脱水や急性合併症を予防する治療を優先する。

注 2）高齢者糖尿病においても，合併症予防のための目標は 7.0%未満である。ただし，適切な食事療法や運動療法だけで達成可能な場合，または薬物療法の副作用なく達成可能な場合の目標を 6.0%未満，治療の強化が難しい場合の目標を 8.0%未満とする。下限を設けない。カテゴリーⅢに該当する状態で，多剤併用による有害作用が懸念される場合や，重篤な併存疾患を有し，社会的サポートが乏しい場合などには，8.5%未満を目標とすることも許容される。

注 3）糖尿病罹病期間も考慮し，合併症発症・進展阻止が優先される場合には，重症低血糖を予防する対策を講じつつ，個々の高齢者ごとに個別の目標や下限を設定してもよい。65 歳未満からこれらの薬剤を用いて治療中であり，かつ血糖コントロール状態が図の目標や下限を下回る場合には，基本的に現状を維持するが，重症低血糖に十分注意する。グリニド薬は，種類・使用量・血糖値等を勘案し，重症低血糖が危惧されない薬剤に分類される場合もある。

【重要な注意事項】 糖尿病治療薬の使用にあたっては，日本老年医学会編「高齢者の安全な薬物療法ガイドライン」を参照すること。薬剤使用時には多剤併用を避け，副作用の出現に十分に注意する。

図 3.13　高齢者糖尿病の血糖コントロール目標（HbA1c 値）

（日本糖尿病学会：糖尿病治療ガイド 2022-2023，文光堂，p. 107，2022.）

参考文献

・日本糖尿病学会：糖尿病専門医研修ガイドブック　改訂第 8 版　日本糖尿病学会専門医取得のための研修必携ガイド 2020，2020.

・日本糖尿病学会：糖尿病治療ガイド 2022-2023，2022.

・金澤康徳　他 訳：ジョスリン糖尿病学 第 2 版，2007.

・Philip E. Cryer M. D: Hypoglycemia in Diabetes: Pathophysiology, Prevalence, and Prevention, Oxford University Press, 2016.

3.3. 脂質異常症

［学習のポイント］
- 脂質異常症
- 脂質異常発症機構
- 脂質異常症の治療

3.3.1. 脂質異常症とは

コレステロール，トリグリセリド（中性脂肪，TG），リン脂質，遊離脂肪酸の4種類のうち，血中コレステロールの増加（低下），TGの増加（低下）がみられるものを脂質異常症と呼ぶ。表3.5が脂質異常症の診断基準である。

表３.５　脂質異常症の診断基準

LDLコレステロール	140 mg/dL 以上	高 LDL コレステロール血症
	120～139 mg/dL	境界域高 LDL コレステロール血症**
HDLコレステロール	40 mg/dL 未満	低 HDL コレステロール血症
トリグリセリド	150 mg/dL 以上（空腹時*）	高トリグリセリド血症
	175 mg/dL 以上（随時*）	
Non-HDLコレステロール	170 mg/dL 以上	高 non-HDL コレステロール血症
	150～169 mg/dL	境界域高 non-HDL コレステロール血症**

* 基本的に10時間以上の絶食を「空腹時」とする。ただし水やお茶などカロリーのない水分の摂取は可とする。空腹が確認できない場合を「随時」とする。
** スクリーニングで境界域高LDLコレステロール血症，境界域高non-HDLコレステロール血症を示した場合，高リスク病態がないか検討し，治療の必要性を考慮する。
- LDL-CはFriedewald式（TC−HDL-C−TG/5）で計算する（ただし空腹時採血の場合のみ）。または直接法で求める。
- TGが400 mg/dL以上や随時採血の場合はnon-HDL-C（＝TC−HDL-C）かLDL-C直接法を使用する。ただしスクリーニングでnon-HDL-Cを用いる時は高TG血症を伴わない場合はLDL-Cとの差が＋30 mg/dLより小さくなる可能性を念頭においてリスクを評価する。
- TGの基準値は空腹時採血と随時採血により異なる。
- HDL-Cは単独で薬物介入の対象とはならない。

（日本動脈硬化学会：動脈硬化疾患予防ガイドライン2022年版，p. 22，2022.）

コレステロールやTGは様々なリポタンパク質に含まれ，密度，粒子サイズ，アポタンパク質により，カイロミクロン（Chylomicron），VLDL，IDL，LDL，HDLの主要4分画に分類される。リポタンパク質は脂質と様々なアポタンパク質からなる（表3.7）。

なお，原発性脂質異常症の病型分類は，リポタンパク質分画（増加したリポタンパク質の種類）により分類（I～V型高脂血症）される（表3.7）。リポ代謝の流れが滞ることにより生じる病気であるため，リポタンパク質の代謝を知る必要がある。

LDLコレステロール（LDL-C）の血管平滑筋への蓄積により，HDLコレステロール（HDL-C）の低下は組織からのコレステロール引き抜きが減少し，動脈硬化の原因となる。また，TGの高値は膵炎を引き起こす。

VLDL：very low density lipoprotein，**IDL**：intermediate density lipoprotein，
LDL：p. 92参照，**HDL**：high density lipoprotein

表3.6 リポタンパクの分類

分 類	密 度 (g/mL)	直 径 (nm)	アポタンパク質	脂質組成（%）		
				トリグリセリド	コレステロール	リン酸
カイロミクロン	<0.93	75～1200	B-48，C，E	80～95	2～7	3～9
VLDL	0.930～1.006	30～80	B-100，C，E	55～80	5～15	10～20
IDL	1.006～1.019	25～35	B-100，C，E	20～50	20～40	12～25
LDL	1.019～1.063	18～25	B-100，C，E	5～15	40～50	20～25
HDL	1.063～1.210	5～12	C，E	5～10	15～25	20～30

表3.7 脂質異常症の表現型分類

	表現型					
	Ⅰ型	Ⅱa型	Ⅱb型	Ⅲ型	Ⅳ型	Ⅴ型
増加するリポタンパク質	カイロミクロン	LDL	LDL ＋ VLDL	IDL	VLDL	カイロミクロン ＋ VLDL
コレステロール増加	不変	1+～3+	1+～2+	2+	不変	1+
トリグリセリド増加	3+	不変	2+	2+	2+	3+

3.3.2. リポタンパク質代謝

食事で摂取された脂質は機械的な作用と界面活性物質によりエマルションとなる。エマルションはリパーゼ，ホスホリパーゼ A1，コレステロールエステラーゼにより，TG は遊離脂肪酸とモノグリセリドに，コレステロールエステル（CE）は遊離コレステロールに分解される。コレステロールは，取り込み輸送体である NPC1L1 により食事由来および胆汁由来コレステロールの 50％が吸収され，コレステロールアシル転移酵素の ACAT2 により CE になる。なお，血中コレステロールは，肝臓で合成されるもの（400 mg/日），食事中のもの（400 mg/日），胆汁由来のもの（800～2000 mg/日）から成り立つ。

遊離脂肪酸は，小腸内で遊離脂肪酸とモノグリセリドが結合し，TG に再合成され，CE とともにカイロミクロンがつくられる。

（1）外因性経路

カイロミクロンは小腸からリンパ管に分泌される。カイロミクロンに含まれる TG は，脂肪組織や筋肉の毛細血管内皮細胞表面に存在するリポタンパク質リパーゼ（LPL）により分解され，遊離脂肪酸を組織に供給する。カイロミクロンはコレステロールに富んだカイロミクロンレムナントになり，カイロミクロンレムナント受容体を介して肝臓で吸収される。

（2）内因性経路

VLDL は，主に肝臓で生成され，肝臓で合成された TG を含んでいる。肝臓から分泌された VLDL はカイロミクロンと同様に，LPL によって TG が分解されて，IDL になる。IDL は，含まれるアポタンパク質のアポ E を介して肝臓に取り込まれ，肝性トリグリセ

NPC1L1：Niemann-Pick C1 like 1，ACAT2：acetyl-coenzyme A cholesterol acetyltransferase 2

リドリパーゼ（HTGL）により分解され，LDL になる。LDL は LDL 受容体を介して，末梢組織の細胞に取り込まれ，最終的に肝臓に取り込まれる。

(3) コレステロール逆転送経路

小腸や肝臓でつくられた新生 HDL は，ABCA1（p.32 参照）により末梢組織から遊離コレステロール（F-Cho）を引き抜く。HDL 中の F-Cho はレシチンコレステロールアシル転移酵素（LCAT）によりエステル化され，CE となり，CE 転移タンパク質（CETP）により，VLDL や LDL に含まれる TG と交換される。成熟した HDL は肝臓での HDL 受容体を介して取り込まれる。これらの過程は，コレステロールを末梢組織から引き抜き肝臓へ輸送する逆転送系と呼ばれる（図 3.14）。

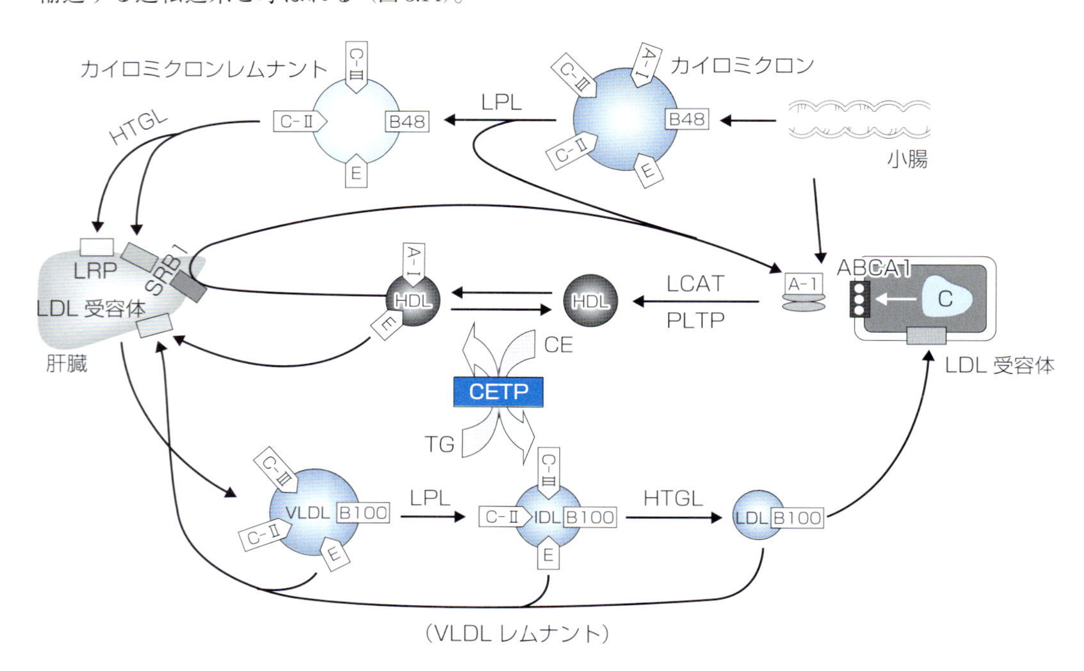

HTGL：肝性リパーゼ，LPL：リポタンパクリパーゼ，
CETP：コレステロールエステル（CE）転移タンパク質，PLTP：リン脂質輸送タンパク質，
LCAT：レシチンコレステロールアシル転移酵素，LRP：LDL 受容体関連タンパク質，
SRB1：スカベンジャー受容体クラス B メンバー 1

図3.14　コレステロール逆転送系

3.3.3. 原　因

脂質異常症は，遺伝子異常，アルコールや肥満，ホルモンの異常，腎臓病など，様々な原因で起こる（表 3.8，表 3.9）。

例えば，糖尿病や肥満などのインスリン抵抗性病態では，末梢脂肪組織からの遊離脂肪酸，グリセロール供給の増加，肝臓からの VLDL 放出の増加，LPL 作用の低下によるレ

HTGL：hepatic triglyceride lipase，F-Cho：free cholesterol，
LCAT：lecithin cholesterol acyl trans-ferase，PLTP：phospholipid transfer protein，
CETP：cholesteryl ester transfer protein，LRP：low density lipoprotein receptor-related protein，
SRB1：scavenger receptor class B member 1

表3.8　遺伝子異常による脂質異常症

家族性 高コレステロール血症	LDL 受容体の遺伝子変異 （常染色体顕性遺伝） *PCSK9* の機能獲得変異 （常染色体顕性遺伝） ApoB の遺伝子変異 （常染色体顕性遺伝） LDLRAP1 の遺伝子変異 （常染色体潜性遺伝）
原発性 高カイロミクロン血症	LPL 遺伝子の変異 ApoC2 遺伝子の変異 ApoA5 遺伝子の変異 *GPIHBP1* 遺伝子の変異 *LMF1* 遺伝子の変異
家族性Ⅲ型高脂血症	ApoE アイソフォーム E2 （R258C）のホモ接合体
家族性複合型高脂血症	多因子遺伝

表3.9　二次性脂質異常症の原因疾患

原因疾患	コレステロール	トリグリセリド
甲状腺機能低下症	○	—
ネフローゼ症候群	○	○
慢性腎臓病	—	○
原発性胆汁性胆管炎	○	—
閉塞性黄疸	○	—
糖尿病	○	○
肥　満	—	○
クッシング症候群	○	○
褐色細胞腫	○	○
薬　剤	薬剤による	
アルコール多飲	—	○
喫　煙	—	○

ムナントリポタンパク質や small dense LDL（sd LDL）※の増加（動脈硬化が起こりやすい），アディポネクチン低下，全身の慢性炎症，コレステロール逆転送の障害，がみられる。

3.3.4. 治　　療

（1）目　標　値

再発防止やリスクの高低に応じて，脂質管理目標値が異なる（表3.10）。

① 性別，血圧，耐糖能異常，LDL-C，HDL-C，喫煙をポイント化し，高リスク，中リスク，低リスクに分類する（一次予防：まず生活習慣の改善を行った後，薬物療法の適用を考慮する）。

② 下記③がなく，糖尿病，慢性腎臓病，末梢動脈疾患がある場合（一次予防高リスク）。

③ 冠動脈疾患やアテローム血栓性脳梗塞（明らかなアテロームを伴うそのほかの脳梗塞を含む）がある場合（二次予防：生活習慣の是正とともに薬物治療を考慮する）。

＊頭蓋内外動脈の 50％以上の狭窄，または弓部大動脈粥腫（じゅくしゅ）（最大肥厚 4 mm）

表3.10　リスク区分別脂質管理目標値

治療方針の原則	管理区分	脂質管理目標値（mg/dL）			
		LDL-C	Non-HDL-C	TG	HDL-C
一次予防	低リスク	<160	<190	<150（空腹時） <175（随時）	≧40
	中リスク	<140	<170		
	高リスク	<120，<100*	<150，<130*		
二次予防	***	<100，<70**	<130，<100**		

*　糖尿病において，PAD，細小血管症（網膜症，腎，神経障害）合併時，または喫煙ありの場合に考慮する。
**　急性冠症候群，家族性高コレステロール血症，糖尿病，冠動脈疾患とアテローム血栓性脳梗塞（明らかなアテロームを伴うその他の脳梗塞を含む）の 4 病態のいずれかを合併する場合に考慮する。
***冠動脈疾患やアテローム血栓性脳梗塞（明らかなアテロームを伴うその他の脳梗塞を含む）の既往。
（日本動脈硬化学会：動脈硬化性疾患予防ガイドライン 2022 年版，p. 71，2022．を一部改変）

※ sd LDL：LDL の中でも小型で高比重の粒子をいう。

（２）食事療法

①**炭水化物**　基本は，食物繊維を多く摂る。GI（グリセミック指数）値を下げる，コレステロールの吸収を減らすなど。砂糖やフルクトース（果糖）の摂取を減らす（TG の原料を控える）。

②**脂質**　コレステロールや飽和脂肪酸を減らす。n-3系多価不飽和脂肪酸を増やす（TG を下げる）。

③**アルコールの制限**　1日ビール 500 mL，日本酒1合くらいまでに抑える（TG を下げる）。

④**塩分制限（6g未満）**

なお最近，日本動脈硬化学会からは健康的な食事様式として The Japan Diet（メモ）というものが推奨されている。

The Japan Diet（メモ）
・肉の脂身，動物脂，鶏卵，清涼飲料，菓子などの砂糖，果糖を含む加工食品，アルコール飲料を控える。
・魚，大豆・大豆製品，緑黄色野菜を含めた野菜，海藻・きのこ・こんにゃくを積極的にとる。
・精製した穀類を減らして，未精製穀類や雑穀・麦を増やす。
・甘味の少ない果物と乳製品を適度にとる。
・減塩して薄味にする。

また，生活習慣の改善には，禁煙，有酸素運動，地中海食が知られている。

（3）薬物療法

① LDL-C を下げるもの：スタチン（HMG-CoA 還元酵素阻害薬），PCSK9 阻害薬（LDL 受容体の分解を防ぐ），小腸コレステロールトランスポーター阻害薬（小腸からのコレステロール吸収を阻害する）

② TG を下げる薬：PPARα アゴニスト（フィブラート系薬剤，選択的 PPARα モジュレーター），n-3 系多価不飽和脂肪酸，ニコチン酸誘導体

③ LDL-C を下げ，TG を上げる薬：陰イオン交換樹脂

④ LDL-C および HDL-C を下げる薬：プロブコール

臨床からのメッセージ

食事療法は高コレステロール血症，高 TG 血症のどこに有効か考えることが重要である。また，なぜ脂質異常症が生じているか病態を考え，主治医の評価を確認することも必要である。

参考文献

・日本動脈硬化学会：動脈硬化性疾患予防ガイドライン 2022 年版，2022.
・Kwiterovich Jr. PO (eds): The Johns Hopkins University Textbook of Dyslipidemia. Lippincott Wiliams & Wilkins. 2010.
・日本内分泌学会編：内分泌代謝科専門医研修ガイドブック，診断と治療社，2018.

PCSK9：proprotein convertase subtilisin kexin 9

3.4. 高尿酸血症

［学習のポイント］
- 高尿酸血症
- 尿酸の代謝

3.4.1. 高尿酸血症とは

高尿酸血症は，血液中の尿酸値が 7.0 mg/dL を超えた場合と定義される。2010 年ごろには成人の男性 20～25%，女性 5% に高尿酸血症が認められている。痛風結節を有する高尿酸血症では尿酸値を 6.0 mg/dL 以下にコントロールし，結節の縮小をめざす。原因は，核酸の合成に不可欠な物質であるプリン体の産生過剰あるいは排泄低下があげられる。

尿酸塩沈着にもとづくリスクとして，痛風関節炎，腎障害がある。血中の尿酸濃度が 7.0 mg/dL を超えると，体温の低いところに結晶として沈着することにより，手や足の痛風関節炎，尿管結石，腎機能障害などの合併症が引き起こされる。そのため，血中の尿酸濃度を下げるための食事療法，薬物治療が必要となる。また，尿酸塩沈着以外のリスクとして，メタボリックシンドローム，高血圧などの心血管疾患，総死亡率があげられる。

3.4.2. 尿酸の代謝

（1）尿酸の合成

尿酸の原料であるプリン体（プリンヌクレオチド，プリンヌクレオシド）は，7～8 割が内因性であり，残りは食事性である。プリン体はヒポキサンチン，キサンチン，尿酸へと代謝される（図 3.15）。

（2）尿酸の糞便中，尿中排泄

尿酸の排泄には，尿中排泄（500 mg）および糞便中（腎外）排泄（200 mg）がある。尿酸の腎外排泄では，小腸において尿酸輸送体である ABCG2 を介して，小腸管腔内への尿酸が排泄される。腎臓では近位尿細管の管腔側膜にある URAT1 や血管側膜にある GLUT9 といった尿酸輸送体によって尿酸が再吸収され，管腔側膜にある尿酸輸送体 ABCG2 によって尿酸が排泄される（図 3.16）。

（3）尿酸の合成と排泄の異常による高尿酸血症の分類

尿酸プール（1200 mg）は通常体内での産生（700 mg）に対して，尿中排泄量（500 mg），腎外排泄（200 mg）で一定に保たれている。

高尿酸血症では，尿酸産生の亢進，尿中排泄の低下，腎外排泄の低下などにより，尿酸プールが増加する。そのため，高尿酸血症の分類は，尿酸排泄低下型，腎負荷型（尿酸産

ABCG2：adenosine triphosphate（ATP）-binding cassette transporter G2,
URAT1：urate transporter 1，GLUT9：glucose transporter 9

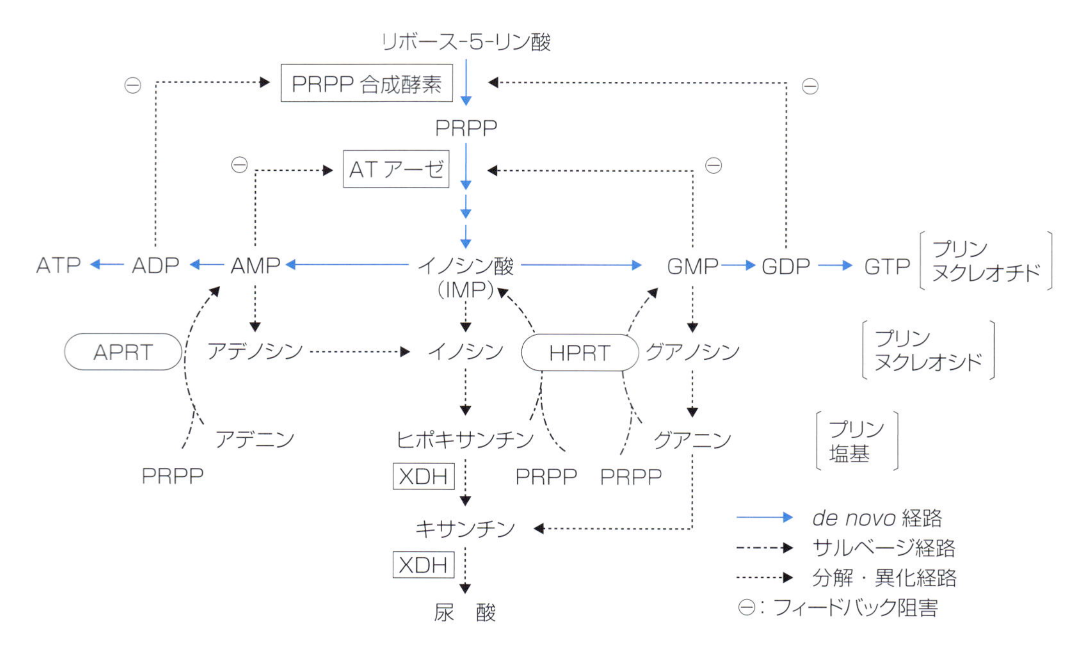

PRPP：ホスホリボシルピロリン酸，ATase：アミドホスホリボシル転移酵素，
HPRT：ヒポキサンチンホスホリボシル転移酵素，APRT：アデニンホスホリボシル転移酵素，
XDH：キサンチン脱水素酵素

図3.15　プリンヌクレオチドの代謝

（大内基司 他：尿酸代謝異常．日本腎臓学会誌，57(4)，766-773，2015．を一部改変）

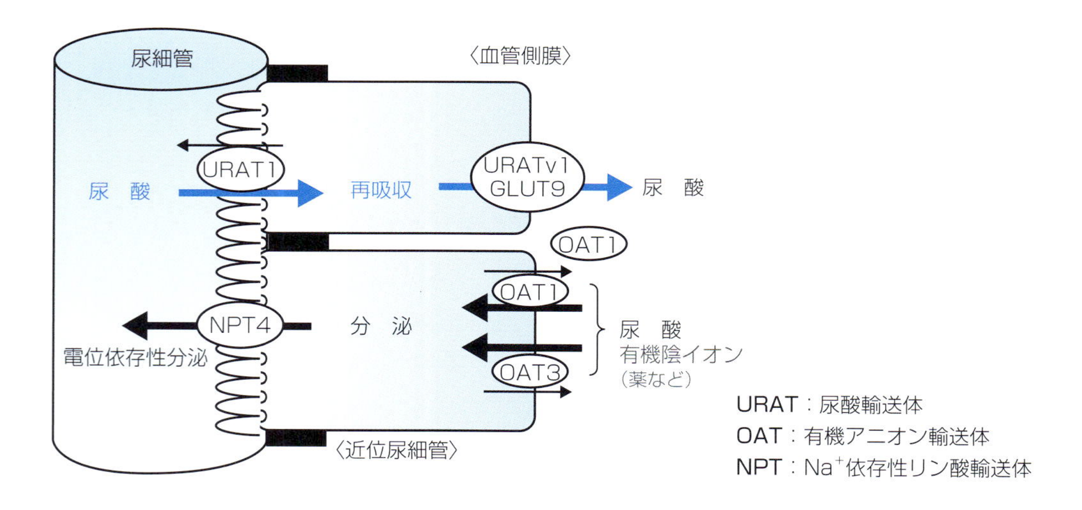

URAT：尿酸輸送体
OAT：有機アニオン輸送体
NPT：Na^+依存性リン酸輸送体

図3.16　尿細管細胞を介した尿酸の再吸収と分泌の構式図

生過剰型，腎外排泄低下型），混合型（尿酸排泄低下型と腎負荷型の両方が混在）に分けられる。比率としては，尿酸排泄低下型が６割，腎負荷型が１割，混合型が３割であり，尿酸排泄低下の原因に関与する病態が９割を占める。

PRPP：phosphoribosyl-1-pyrophosphate，ATase：amidophosphoribosyltransferase，
IMP：inosine monophosphate，HPRT：hypoxanthine phosphoribosyltransferase，
APRT：adenine phosporibosyltransferase，XDH：xanthin dehydrogenase，
OAT：organic anior transporter，NPT：，
HGPRT：hypoxanthine-ganine phosphoribosyltransferase

3.4.3. 生活習慣と高尿酸血症

高尿酸血症の原因としては，肥満，アルコール多飲が頻度として高い。

先天性の原因としてヒポキサンチン-グアニン・ホスホリボシル転移酵素（HGPRT）欠損症（レッシュ・ナイハン症候群）やアデニンホスホリボシル転移酵素（APRT）欠損症が知られている。後天性の原因としては，薬物（利尿薬，アスピリン），悪性腫瘍などがある。

食事については，レバーや魚卵などプリン体の多い食品に偏った食事や多量飲酒（特にビールに多い）などを控えることが大切である。利尿剤（フロセミド，サイアザイド），抗結核薬（ピラジナミド，エタンブトール），免疫抑制剤（シクロスポリン）も尿酸排泄低下により高尿酸血症をきたす。

3.4.4. 治　　療

高尿酸血症全般については，次のような生活習慣の指導が必要である。

・身体活動量や肥満の有無による適正なエネルギー摂取
・食品に含まれるプリン体やフルクトース（果糖）の過剰摂取の回避
・腎臓機能に応じた適切な飲水
・適切な強度の有酸素運動

薬物療法は，尿酸値 7.0 mg/dL 以上で痛風関節炎もしくは痛風結節がある，尿酸値 8.0 mg/dL 以上で合併症（腎障害，尿路結石，高血圧，虚血性心疾患，糖尿病，メタボリックシンドロームなど）がある，何も合併症がないが尿酸値 9.0 mg/dL 以上である，患者が適応となる。尿酸を低下させる薬として以下のものがある。

①尿酸生成抑制薬　キサンチン酸化還元酵素（XOR）阻害薬，中等度までの腎機能低下患者に対しても減量の必要はなく使用可能。

②尿酸排泄促進薬　URAT1 阻害薬，有機アニオン輸送体（OAT）阻害薬がある。この薬は尿中尿酸排泄量が増えるため，尿路結石の予防が必要となる。尿路結石予防のため，1 日尿量が 2 L 以上になるように水分を十分に摂取させ，尿をアルカリ化するための食品摂取（野菜，果物，ひじきなど）やクエン酸カリウム・クエン酸ナトリウム水和物錠の投与も検討する必要がある。

③尿酸分解酵素薬　がんの治療の際にみられる腫瘍崩壊症候群に対して使用される。

上記以外に，痛風発作の治療にコルヒチン，非ステロイド性抗炎症薬（NSAIDs），経口グルココルチコイドが使用される。

参考文献

・日本痛風・尿酸核酸学会　ガイドライン改訂委員会：高尿酸血症・痛風の治療ガイドライン 第 3 版 2022 年追補版，2022.
・日本内分泌学会編：内分泌代謝科専門医研修ガイドブック，診断と治療社，2018.
・矢﨑義雄，小室一成 総編：内科学第 12 版（16. 代謝・栄養の異常/核酸代謝異常症/高尿酸血症），朝倉書店，2022.

XOR：xanthine oxidoreductase，NSAIDs：non-steroidal anti-Inflammatory drugs

3.5. 骨粗鬆症

〔学習のポイント〕
- 骨粗鬆症
- カルシウム・リンの代謝
- 骨の構造と骨の細胞
- 骨モデリング・リモデリング
- 骨粗鬆症の発症機構

3.5.1. 骨粗鬆症とは

超高齢社会を背景に，我が国の骨粗鬆症患者は1,300万人を超え，今なお増加の一途をたどっている。骨粗鬆症は，骨折リスクが増大した状態であり，WHOでは，「骨粗鬆症は，低骨量と骨組織の微細構造の異常を特徴とし，骨の強度が低下し脆くなり，骨折の危険性が増大する疾患である」と定義されている[1), 2)]。骨強度は主に骨密度と骨質の両者を反映し，骨質は構造特性や材質特性などからなる（図3.17）。骨粗鬆症は「原発性骨粗鬆症」および「続発性骨粗鬆症」に分類される[2)]。まず骨粗鬆症の発症機序を理解するために骨に大切な栄養素，骨の構造や骨代謝の基本事項から解説する。

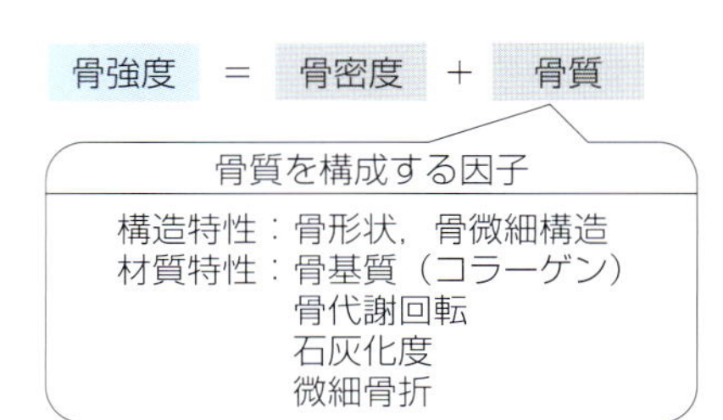

図3.17　骨強度の定義と骨質の構成因子
（骨粗鬆症の予防と治療ガイドライン作成委員会：骨粗鬆症の予防と治療ガイドライン2015年度版，2015．より著者作成）

3.5.2. 骨に大切な栄養素

（1）カルシウムとリン

カルシウム（Ca）は，体内においてもっとも大量に存在するミネラルであり，リン（P）はそれに続く。CaとPはともにハイドロキシアパタイト［$Ca_{10}(PO_4)_6(OH)_2$］として骨の主要な構成成分であり，骨にはCaの99%，Pの85%以上が貯蔵されている[3)]。

Caは，骨の主要な構成成分であるとともに，血液凝固，神経伝達，筋肉収縮，および細胞内シグナル伝達を含む多数の本質的な生理学的機能に必要であり，そのため生体内には血中のCa濃度を維持するため，複雑な調節機構が存在する[4)]。血中Ca濃度の恒常性は主に腸管，腎臓，骨が活性型ビタミンD（$1,25(OH)_2D$），副甲状腺ホルモン（PTH）により調節を受けバランスが保たれている（図3.18左）[5)]。

血中Ca濃度が低下すると，副甲状腺に存在するカルシウム感受性受容体（CaSR）が関知し，PTHが分泌される。PTHは骨に働き，骨吸収を促しCaを血中へ遊離する。また，腎臓遠位尿細管に働きCa^{2+}再吸収を促進する。さらに，肝臓で変換された25OHDを腎

CaSR：calcium sensing receptor

臓で活性型に変換させる1α水酸化酵素の発現を促進し，結果として活性型ビタミンDの産生を促す。活性型ビタミンDは腸管Ca^{2+}吸収を促進する。このようにして生体内Caのバランスが整う。逆に，血中Caが上昇すると副甲状腺のCaSRが感知し，PTHの発現と分泌を抑制し，PTH-ビタミンD系が抑制，腸管Ca^{2+}吸収と腎Ca^{2+}再吸収抑制により生体内Caバランスが整う。Ca代謝においては，ビタミンDがかかわる食事からの小腸Ca^{2+}吸収が重要である。

Pも骨の構成成分であるとともに，生体内でのエネルギー代謝・細胞膜・生体機能維持を担っている[4),6),7)]。血中リン酸（Pi）濃度の恒常性は，主に腸管，腎臓，骨が活性型ビタミンD，リン利尿因子（FGF23；線維芽細胞増殖因子23）やPTHにより調節を受けバランスが保たれている（図3.18右）。血中Pi濃度の上昇またはリン負荷（高リン食）による生体の迅速な応答は，PTHの副甲状腺からの分泌にみられる。続いて，骨からFGF23分泌が亢進する。PTHは腎臓に発現するPTH受容体（PTHR）に結合してリン利尿を促進し，FGF23は腎臓におけるKlotho（クロトー）および線維芽細胞増殖因子受容体（FGFR）1と結合してリン酸再吸収を抑制することで，リン利尿を促す。さらにFGF23は，1α水酸化酵素の発現を抑制，24水酸化酵素の発現を増加させることで活性型ビタミンDの合成を低下させ，腸管リン酸吸収を抑制する。血中リン酸濃度の低下，または食事に含まれるリンの欠乏は，PTHとFGF23分泌抑制により小腸および腎臓のリン酸吸収・再吸収の促進によりバランスが保たれる。リン代謝においては，特に腎臓のリン酸再吸収・排泄の調節が非常に重要である。

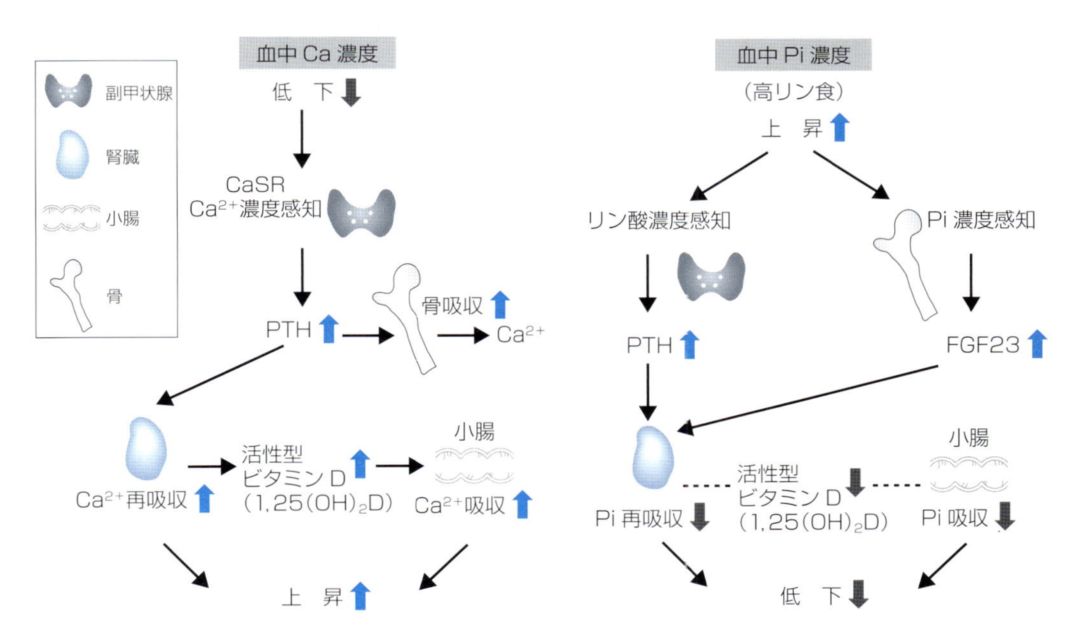

図3.18　血中カルシウムおよびリンの濃度調節機構

(2) 骨に大切なビタミン

ビタミンDは，前述のように小腸や腎臓での Ca^{2+} と Pi の吸収／再吸収を促進する。ビタミンDが欠乏すると，小腸や腎臓での Ca^{2+} と Pi の吸収／再吸収率が減少し，その結果，くる病／骨軟化症（p. 135 参照）の発症リスクが高まる。また成人，特に高齢者はビタミンD不足の状態が長期にわたると，骨粗鬆症性骨折のリスクが高まる。ビタミンKは，骨に存在するオステオカルシン（下記参照）の合成を活性化し，骨形成を調節するという重要な作用を有する。

(3) そ　の　他

銅，マンガン，亜鉛などの微量ミネラルも健康な骨の維持に大切な役割を果たしていることが報告されている（第2章 p. 51 参照）。食事性タンパク質，特に芳香族アミノ酸によって肝臓のインスリン様成長因子（IGF-1）産生は促進される（p. 147 参照）。IGF-1 は直接骨の成長や腎尿細管でのリンの再吸収と腎での活性型ビタミンD合成を促進し，小腸や腎臓での Ca^{2+} と Pi の吸収／再吸収を促進することで骨代謝に関与する。

3.5.3. 骨・骨格系の働き・構造

骨は，身体を支え内臓を保護し，筋肉と協調して運動機能を司るだけではなく，造血や Ca や P などのミネラル代謝においても必須の役割を果たしている。加えて骨は，様々な内分泌因子を産生分泌する“内臓”ともいわれる。骨は，ハイドロキシアパタイトがⅠ型コラーゲンを主体とする有機成分に沈着し石灰化した硬組織である。また，緻密骨と呼ばれる外側にある固く密な組織である皮質骨と内部にある骨梁（こつりょう）がスポンジ様の外観を呈する海面骨からなり，骨梁の間は骨髄で満たされている。骨の約 80%が緻密骨，20%が海面骨である。四肢の骨にみられるような長管骨（長く伸びた管状の骨）は，図 3.19 のように骨幹と骨端からなり，その間は骨幹端と呼ばれる。成熟した骨には，栄養素を送り込むために血管が骨膜に存在する栄養孔を通って骨に入る。骨には，骨吸収を行う破骨細胞（osteoclast），前骨芽細胞（osteoprogenitor cell），骨形成を行う骨芽細胞（osteoblast）や骨細胞（osteocyte）が存在する。

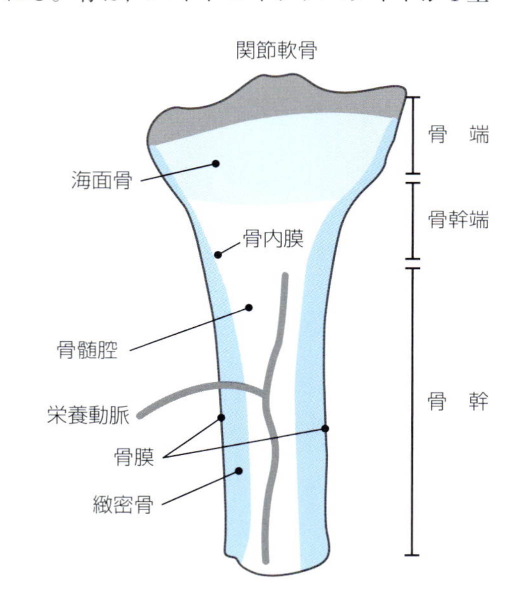

図3.19　成熟した長管骨

IGF-1：insulin like growth foctor 1

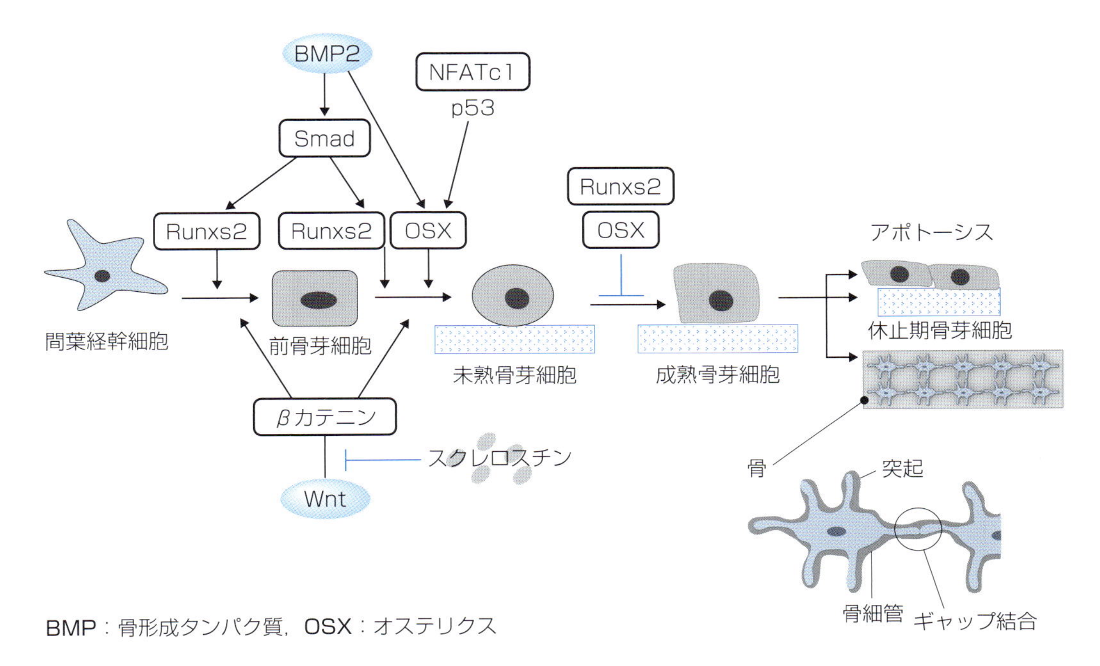

図3.20　骨芽細胞の分化調節機構

(1) 骨芽細胞

骨芽細胞は，間葉系の幹細胞から派生し20～30 μmの大きさをもつ細胞である。この細胞は，I型コラーゲン，オステオカルシン，オステオポンチン，非コラーゲンタンパク質の骨シアロプロテイン，およびデコリンを含むプロテオグリカンなど，多様な物質を合成して分泌する。また骨の石灰化を促進し，骨形成で重要な機能を担う。骨を形成した後，骨芽細胞の大部分はアポトーシスで消滅するが，一部は自らがつくり出した石灰化基質内に取り込まれ，最終的に骨細胞へと分化する（図3.20）。

骨芽細胞の分化は，様々な転写因子（Runxs2など）や液性因子（wntなど）により制御されている（図3.20）[8), 9)]。近年，臓器連関の研究が進み，神経系と骨の関係も注目されている。骨芽細胞に特異的に発現する転写因子Runxs2は，骨芽細胞分化に必須の転写因子であり，骨芽細胞の後期分化を抑制する。また，骨のコラーゲンであるI型コラーゲンや非コラーゲン性タンパク質であるオステオカルシンやオステオポンチンの転写を活性化する。Smadなどの転写因子は，Runxs2の機能を活性化するとともに，Runxs2の発現を誘導する。オステリクス（OSX）は，骨芽細胞や骨細胞に発現し，骨形成ならびに骨芽細胞分化に必須な転写因子であり，主にRunxs2の下流でその発現が制御されている。さらにRunxs2と結合し，強調して特定の標的遺伝子の発現を調節している。

骨形成タンパク質（BMP）は，TGF-βスーパーファミリーに属し，様々な生理作用を発揮する。なかでもBMP2とBMP4は，骨芽細胞に発現するBMP I型受容体に結合し，II型受容体とヘテロ二量体を形成，転写因子Smad1，5あるいは8がリン酸化され，

Runxs2：Runt-related transcription factor 2
BMP：Bone morphogenic protein，TGF-β：Transforming growth factor-β，OSX：Osterix

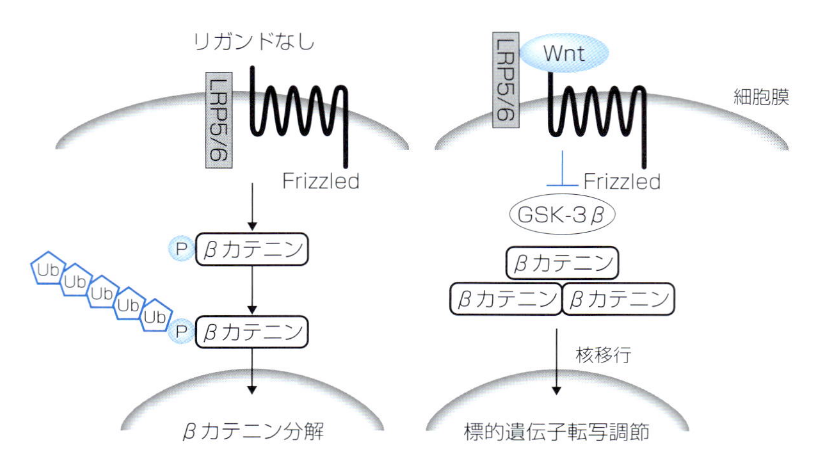

LRP：低比重リポタンパク受容体関連タンパク，GSK：グリコーゲンシンターゼキナーゼ，
Ub：ユビキチン

図3.21　古典的 Wnt シグナル伝達

Smad4 との複合体形成が促進される。Smad 複合体は核内に移動し，骨芽細胞で発現する標的遺伝子の転写を Runxs2 と協調的に促進する。また BMP2 は，OSX の発現を誘導し，骨芽細胞分化を促進する。

Wnt は，線虫からヒトに至るまで進化の過程でよく保存されたファミリーを形成しており，発生やがん化に関与するタンパク質である。古典的 Wnt と非古典的 Wnt に分類される。骨において，古典的 Wnt は，7 回膜貫通型受容体の Frizzled および Wnt 共受容体 LRP5／6 に結合しユビキチン-プロテアソーム系による転写因子 β カテニンの分解を阻害する。その結果，活性化された β カテニンは核へと移行し，標的遺伝子の転写調節を行い，間葉経細胞から骨芽細胞への分化を促進する（図 3.21）。また骨細胞が分泌するスクレロスチン（遺伝子名：*SOST*）は Wnt シグナルを抑制し，骨形成を低下させる（図 3.20）。

（２）骨　細　胞

骨細胞は，骨芽細胞由来の細胞で，骨芽細胞が産生した骨基質に埋まり，その基質が石灰化する過程で成熟した骨細胞になっていく。骨細胞は，骨芽細胞からの移行に伴い，長い細胞突起を形成し，ギャップ結合を介して細胞ネットワークを構築する（図 3.20）。さらにその突起が通る骨細管を介して血管および骨髄から酸素や栄養素を得ている。骨細胞は，骨に存在するもっとも数の多い細胞である。リン利尿因子である FGF23 や骨芽細胞の分化を調節するスクレロスチンなどを分泌する。

（３）破 骨 細 胞

破骨細胞は，単球・マクロファージ系の前駆細胞から分化した 20～100 μm の多核巨細胞で，石灰化した骨の吸収を担う。活発に骨吸収を行なっている破骨細胞の細胞膜は，4 つの異なる機能領域，① 明帯領域（CZ），② 波状縁領域（RB），③ 基底側領域（BL），

CZ：clear zone，RB：ruffled border，BL：basolateral，
LRP：low-density lipoprotein receptor-related protein

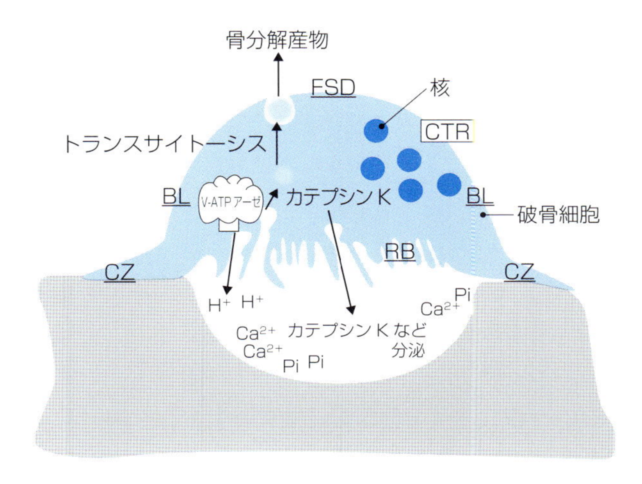

CZ：明帯領域，RB：波状縁領域，BL：基底側領域，FSD：機能的泌領域，
CTR：カルシトニン受容体，V-ATPase：液胞型 ATP アーゼ

図3.22　破骨細胞による骨吸収

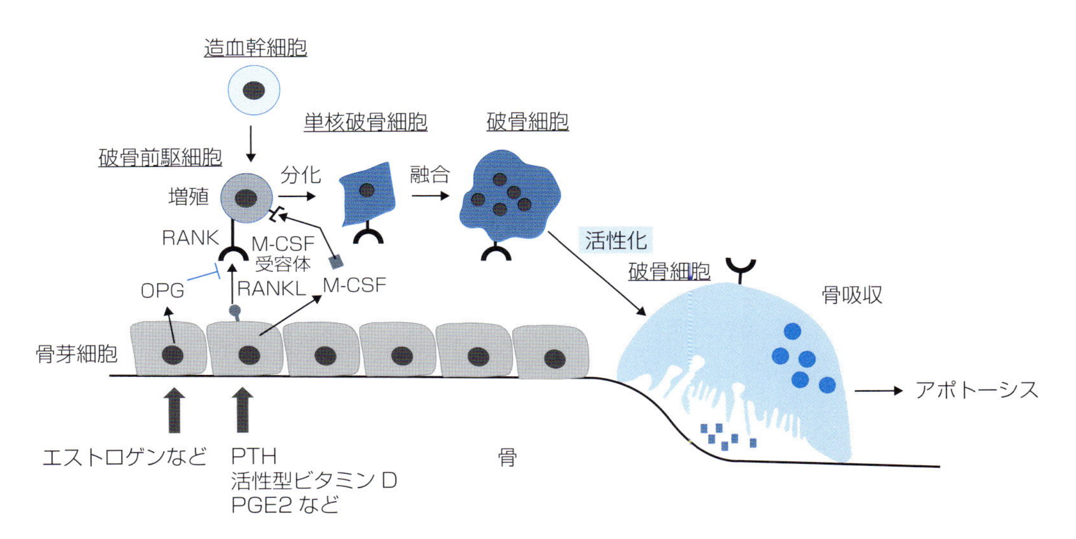

OPG：オステオプロテゲリン，M-CSF：マクロファージコロニー刺激因子，
RANK：NFκB 受容体活性因子，RANKL：RANK リガンド

図3.23　破骨細胞の形成・調節機構

④ 機能的分泌領域（FSD）に分けられる（図 3.22）。破骨細胞は，CZ を介して骨表面に接着し，RB においてプロトンポンプである液胞型 ATP アーゼ（V-ATPase）から H^+ を細胞外に放出し，骨表面を酸性化することにより骨のミネラル成分の溶解を行っている。また酸性で働くタンパク質分解酵素カテプシン K などを分泌して骨基質タンパク質の分解を行う。骨分解産物は，破骨細胞に取り込まれた後，細胞内を輸送され（トランスサイトーシス），骨表面とは逆側の FSD より排出される。破骨細胞は，低 Ca 血症時に骨吸収を行い，

OPG：osteoprotegerin，RANK：receptor activator of NFκB，
FSD：functional secretary domain，V-ATPase：vacuolar ATPase

高 Ca 時には骨吸収を停止する。甲状腺から分泌されるカルシトニンは破骨細胞の活性を抑制して骨吸収を抑制する。

破骨細胞の分化と機能は，骨芽細胞系細胞に調節されている（図3.23）。骨芽細胞系細胞は，破骨細胞の分化に必要なサイトカイン RANKL と M-CSF を発現する。破骨細胞前駆細胞は，RANK（RANKL 受容体）と M-CSF1 受容体を介して認識し破骨細胞に分化する。骨芽細胞系細胞は，M-CSF を恒常的に発現するが，RANKL は誘導的に発現する。RANKL は，骨吸収を促進するホルモンやサイトカイン（PTH，活性型ビタミン D，PG E2 など）によって，骨芽細胞系細胞からの発現が誘導される。また，骨芽細胞系細胞はエストロゲンなどの刺激により RANKL の分泌型デコイ受容体オステオプロテゲリン（OPG）を産生し，RANKL-RANK 相互作用を抑制し，破骨細胞分化を阻害する。破骨細胞分化を誘導する RANKL と M-CSF は，破骨細胞前駆細胞の様々なシグナル系を活性化するが，最終的には転写因子 NFATc1 の発現を誘導する。

3.5.4.　骨のモデリング，リモデリング

（1）モデリング，リモデリング

骨は，古い骨が常に新しい骨と置き換わる代謝が認められる。一般的な長管骨では，成長期の大腿骨で新旧の骨の交代に2年とかからず，成人の場合で全骨格の 3〜6％は，常に置き換わっている。このような骨基質を置換してゆく現象を，リモデリングという。また，発生期や成長期における骨の大きさや形をつくりあげていく現象を，モデリングという。この時期では骨形成が急速に進み，形をつくるために骨吸収と骨形成が独立して行われることが多い。これらの骨は，成長後にリモデリングを繰り返し行うことで，力学的負荷に対応した成人の骨へと変化していく。モデリングによる形づくりが終了すると，リモデリングが優勢になってくる。リモデリングは，すべての古い骨が一度に新しくなるのではなく，局所的に新しい骨へと置き換わる。リモデリングの場所には，破骨細胞，前骨芽細胞，骨芽細胞や骨細胞が存在する。図3.24 に示すように破骨細胞の活性化（活性化相）により開始され，成熟破骨細胞により古い骨が骨吸収される（吸収相）。逆転相を経て，吸収された部分が骨芽細胞による骨形成により覆われ（形成相），静止相で終結する。

（2）骨芽細胞による骨基質合成

骨基質には，リン酸カルシウム（CaP）などの石灰化ミネラルが約 50％，コラーゲン線維が約 45％，残りの 5％以下が非コラーゲン性タンパク質として存在する。

図3.24Ⓑのように骨芽細胞は骨基質上に局在し，骨基質合成や石灰化を担い，I 型コラーゲン線維や非コラーゲンタンパク質ならびに石灰化の開始点となる基質小胞（matrix vesicle）と呼ばれる小さな小胞状構造物を骨基質に向かって分泌する。骨芽細胞がこれらを分泌する細胞直下の骨基質は完全に石灰化されていないため，類骨層と呼ばれる。類骨層に分泌された基質小胞には各酵素や輸送体が局在しており，組織中の Ca^{2+} や P を小胞に輸送することで，その内部に CaP 結晶の核形成を誘導していく。それら CaP 結晶塊が

RANKL：receptor activator of NFκB ligand，**M-CSF**：macrophage colony-stimulating factor，**NFATc**：nuclear foctor of activated T cells，**CaP**：calcium phosphate

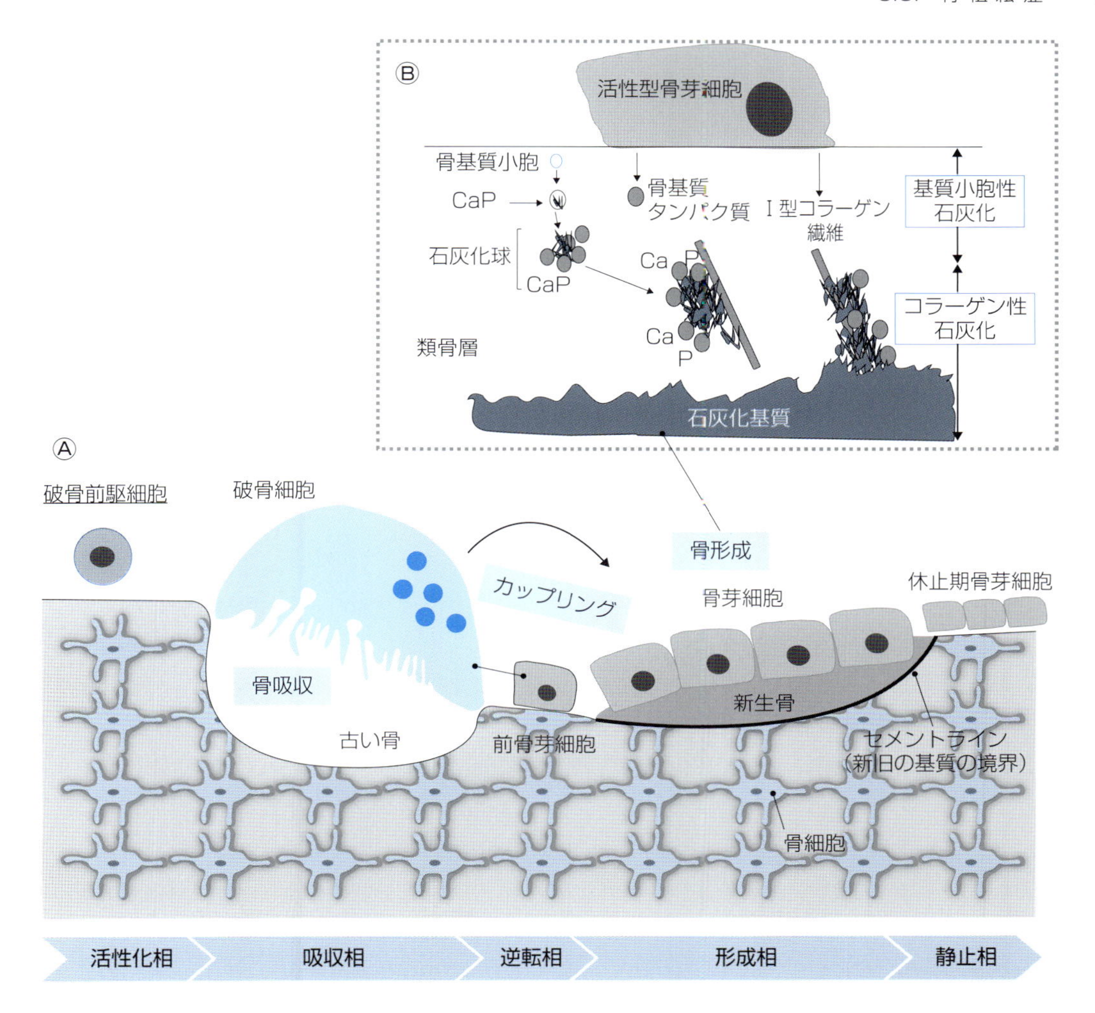

図3.24　リモデリグの模式図と骨形成

放射状に配列・成長することで，基質小胞を突き抜けて外界に露出している。その1つ1つが放射状に伸びた球状構造物を，石灰化球という。また骨芽細胞は，多量のI型コラーゲン線維を椎骨層に向かって分泌していき，石灰化球がコラーゲン線維に接すると，そこからコラーゲン線維全体に石灰化を波及させていく。骨芽細胞による基質小胞産生から石灰化球の形成までを基質小胞性石灰化，石灰化球がコラーゲン線維を石灰化していく過程をコラーゲン性石灰化という。これらの，活発に骨基質合成と石灰化を誘導する骨芽細胞は，活性型骨芽細胞と呼ばれる。

骨芽細胞は，活性期を過ぎると骨基質合成能の低い休止期骨芽細胞となる（図3.24Ⓐ）。前骨芽細胞が，破骨細胞により骨吸収が行われた場所に移動・定着し，骨芽細胞へと分化した後，新しい骨基質を合成していく。骨は，絶えず破骨細胞の骨吸収と骨芽細胞による骨形成を受ける。このリモデリングの基盤となるのが破骨細胞と骨芽細胞の細胞連関（カップリング）であり，破骨細胞と骨芽細胞の細胞間接触（cell-to-cell contact），または，破骨細胞からのカップリング因子が前骨芽細胞や骨芽細胞に局所因子として作用する機序が推測されている。

リモデリングで，骨基質が置き換わる頻度が高い状態を高代謝回転，少ない状態を低代謝回転という。幼弱な個体は骨代謝回転が高く，加齢とともに低くなる。健常人の場合，骨吸収量と骨形成量は等しい。リモデリングにより生じる新旧の骨基質の境界線をセメントラインという。

3.5.5.　骨粗鬆症の発症機序

（１）原発性骨粗鬆症

閉経や加齢などによって起こるものは，原発性骨粗鬆症と呼ぶ[2),10)]。

閉経性骨粗鬆症では，エストロゲンの分泌低下により破骨細胞の骨吸収が亢進するが，それに伴い骨芽細胞の骨形成も亢進するため，高代謝回転を示す。高代謝回転では，急速に骨基質形成が行われるため，多量の非コラーゲン性タンパク質の沈着，不規則な走行のコラーゲン線維，また骨細胞・骨細管系の配列の不均一化がみられる。この状況で進行する石灰化は，コラーゲン線維などの有機質の合成速度に追いつかないため，類骨層の幅が広がり，骨基質内部も緻密な石灰化を呈さない低石灰化状態となる。

エストロゲンは，未分化および分化した骨芽細胞，骨細胞においても機能している。さらに，骨に対する作用に加えて，免疫細胞に対する間接的な作用によっても骨代謝を制御している。

酸化ストレスは，終末糖化産物であるAGEsの生成を促進し，骨組織において力学的にもろいコラーゲン架橋を形成し，骨質劣化に寄与する。また，加齢に伴い腸管や腎臓の機能も低下する。腸管の老化による，活性型ビタミンＤへの反応性の低下，腎臓の機能低下による活性型ビタミンＤ合成の低下により，Caの腸管からの吸収および腎臓での再吸収が低下する。これより，体内のCaバランスが負に傾くと，副甲状腺よりPTHが亢進し骨吸収が促進される。腎機能低下は，血中のホモシステイン（Hcy）の増加を招く。このHcyは，骨中のコラーゲンの生理的な架橋形成を阻害することに加え，酸化ストレスを増加させ，AGEsの生成促進につながる。

CaおよびビタミンＤの摂取不足でCaバランスが負に傾く。ビタミンB_6，B_{12}，葉酸不足はHcyの上昇につながる（第２章 p. 45参照）。さらにビタミンＫの摂取不足は，疫学的に骨折リスクを上昇させる。また，アルコール（飲酒）は，骨形成を低下させて骨細胞のアポトーシスを引き起こすとともに，酸化ストレスを増大させる。

骨量の維持には，力学的な負荷が重要であることから運動不足も骨粗鬆症の原因となる。骨における力学的負荷の関知は骨細胞が担っており，力学的負荷は骨細胞からのスクレロスチンの分泌を抑制する。遺伝的素因では，骨粗鬆症に関連する多くのSNPs（ビタミンＤ受容体，エストロゲン受容体，LRP5など）があり，その遺伝子の発現量変化やタンパク質の機能変化が，骨強度を規定する要素になっている[11)]。図3.25に原発性骨粗鬆症の発症メカニズムをまとめた。

AGEs：advanced glycation end-products

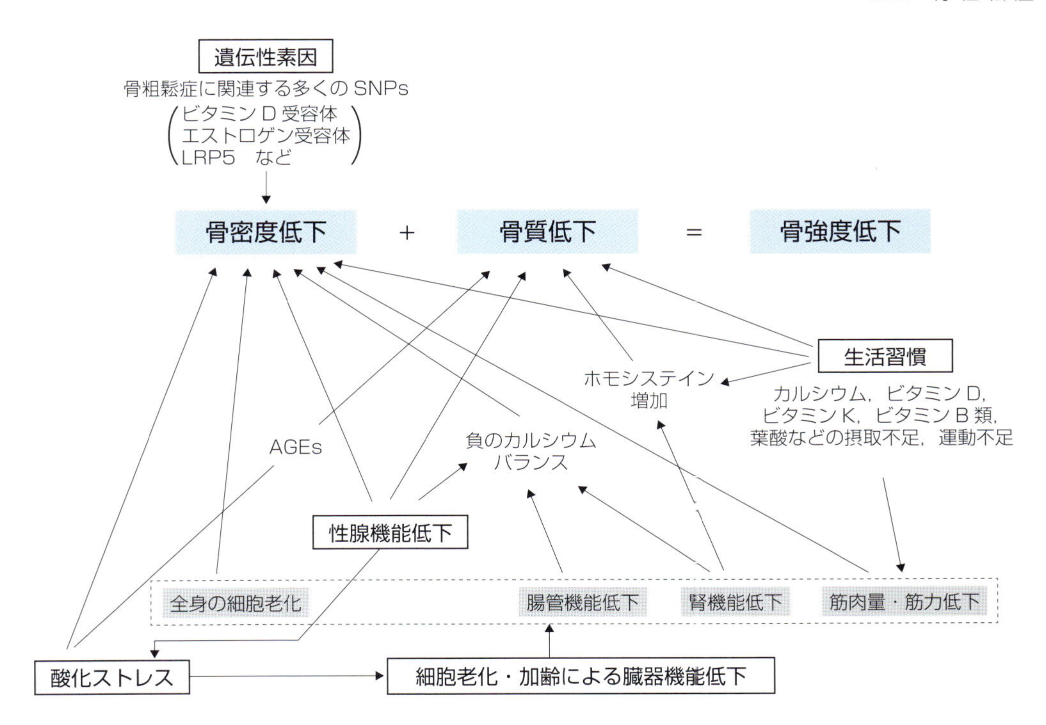

図3.25 原発性骨粗鬆症の発症メカニズム

（東浩太郎：骨粗鬆症発症のメカニズム．日老医誌，56，116-123，2019．を参考に著者作成）

（2）続発性骨粗鬆症

遺伝的素因，生活習慣，閉経および加齢以外に骨粗鬆症の病態である骨量の低下と骨質の劣化を呈する状態をいう[2]。表3.11に続発性骨粗鬆症の原因をまとめた。

表3.11 続発性骨粗鬆症の原因

内分泌性	副甲状腺機能亢進症，クッシング症候群，甲状腺機能亢進症，性腺機能不全 など
栄養性	胃切除，神経性食欲不振症，吸収不良症候群，ビタミンC欠乏，ビタミンAまたはD過剰 など
薬物	ステロイド薬，抗けいれん薬，ワルファリン，性ホルモン低下療法治療薬 など
不動性	全身性（臥床安静，対麻酔，廃用症候群，宇宙旅行），局所性（骨折後など） など
先天性	骨形成不全症 など
その他	糖尿病，関節リウマチ，アルコール多飲（依存症），慢性腎臓病，慢性閉塞性肺疾患 など

（骨粗鬆症の予防と治療ガイドライン作成委員会：骨粗鬆症の予防と治療ガイドライン2015年版，2015．より一部抜粋）

3.5.6. その他

（1）くる病／骨軟化症

骨や軟骨の石灰化障害により，類骨（骨基質は減少せずに石灰化していない骨）が増加する病気で，骨成長前の小児に発症するものを「くる病」，骨成長後の成人に発症するものを「骨軟化症」という[12]。

くる病／骨軟化症の病因は，低リン酸血症，ビタミンD代謝物作用障害，石灰化を障害する薬剤性など多岐にわたる。慢性の低リン酸血症の病因は，ビタミンD代謝物作用障害，腎尿細管異常，FGF23作用過剰，リン欠乏に大別される。原発性低リン酸血症は，腎尿細管におけるリン酸再吸収の異常により，尿のリン排泄が増加し，血清リン酸濃度が低下する。遺伝性と非遺伝性があり，遺伝性はさらに，遺伝形式と症状により数種類の疾患に分類される。FGF23の上昇が原因のくる病／骨軟化症を，FGF23関連低リン酸血症性くる病／骨軟化症とも呼ぶ。高Ca血症を伴わない低リン酸血症は後天性にも起こり，腫瘍に伴う尿中リン排泄増加，薬剤などによる尿細管機能異常などでみられる。ビタミンD欠乏性くる病などでは，低リン酸血症ではなく低Ca血症が主徴となることがある。またビタミンD欠乏では，二次性副甲状腺機能亢進症により血中PTHが高値となる。

（２）慢性腎臓病に伴う骨・ミネラル代謝異常（CKD-MBD）

腎臓は骨・副甲状腺・腸管と密接な関係をもっており，ミネラル代謝の要である。その機能が失われる慢性腎臓病（CKD）ではこのミネラル代謝が崩壊し，CaやPのバランスが乱れる。骨病変が起こるのみならず，血管を含んだ全身の石灰化を介して生命予後に影響することが明らかとなり，近年全身性疾患としてのCKDに伴う骨・ミネラル代謝異常（CKD-MBD）という概念が提唱されている。これに伴い，従来から使用されていた腎性骨異栄養症（ROD）という用語は，骨そのものの病変に限定して用いられている[13]。

CKDでは，骨折の頻度が増加するが，その大きな原因の1つに体内のミネラル代謝異常がる。そのほか，尿毒症物質などの多彩な要因が関与しており，それらにより骨強度を低下，骨粗鬆症を増悪させる病態を尿毒症性骨粗鬆症という。CKD患者の骨病変は，その背景にあるミネラル代謝異常や治療薬の影響を大きく受けて，多種多様な組織像を呈する。二次性副甲状腺機能亢進症が重篤な症例では，過剰なPTH作用により典型例では線維性骨炎を呈するが，治療によりPTH分泌が過剰に抑制された場合は，無形成骨と呼ばれる病変を呈する。また活性型ビタミンD欠乏症の患者では，骨軟化症を呈する。

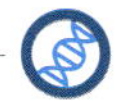
コラム

「骨の役割」

骨は身体を支えたり，内臓を守ったり，ミネラルの貯蔵庫としての役割以外に内分泌器官としての役割を有することが明らかとなり20年以上経過している。その入り口がFGF23の発見である。骨細胞から分泌されるFGF23は，腎臓に働きリンやビタミンDの代謝に関与する。また骨芽細胞から分泌され骨基質タンパク質として働くオステオカルシンは，糖代謝，雄の生殖能，脳の発達など，全身の様々な組織での新たな役割を有することが報告されている。FGF23は，関連疾患（くる病／骨軟化症，CKD）が存在することから抗体薬が開発され現在使用されている。近年，新たに骨芽細胞からリポカリン2（LCN2）というタンパク質がインスリン分泌を誘導し，耐糖能とインスリン感受性を改善するという基礎研究の報告がある。また，LCN2は，血液脳関門を通過し食欲調節にも関与するそうである。このように骨には，生体恒常性維持に対して重要な役割をもっており，骨の健康を維持することは大切であることがわかる。

MBD：mineral bone disorde，ROD：renal osteodystrophy，LCN：lipocalin

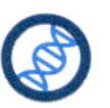
コラム

「食欲と骨」

最近の研究では，オステオカルシンがインスリン感受性を調節する可能性が示唆されている。これは，糖尿病やインスリン抵抗性といった代謝性の疾患に関連しており，オステオカルシンがインスリンの効果を増強することで，血糖値の調節に寄与するとされている。

「骨の健康と未来の生活」

「アルテミス計画」は，アメリカ航空宇宙局（NASA）が推進している，人類を再び月面に送り込むための宇宙計画である。しかし，宇宙に長期駐在する宇宙飛行士は骨密度が急激に低下する。ことが知られている。宇宙滞在は，長期間にわたる無重力状態（マイクログラビティ）に曝され，この状態では骨への負荷が非常に低くなる。これにより骨密度が低下し，骨がもろくなる傾向がある。

骨粗鬆症治療薬が宇宙飛行士の骨密度低下抑制に効果的であることが示されている。無重力状態では筋肉の収縮に必要な負荷がないため，筋肉も萎縮してしまう。筋肉は骨に引っ張りを提供し，骨の健康を維持するのに重要である。したがって，筋肉の萎縮は骨に対する影響を強化する。さらに無重力状態では，骨吸収と骨形成のバランスが崩れる傾向があるため，骨組織のリモデリングプロセスが不均衡になり，骨の質が劣化する。このように，重力は骨に対して重要な影響をもつ要因の１つであり，骨の健康と維持に大きな役割を果たしている。

将来，宇宙への旅行や移住は，映画やアニメの世界だけでなく一般的な選択肢の１つとなる可能性があるかもしれない。人類が長期にわたって，宇宙で安心・安全に活動するためには，宇宙環境に適した栄養や運動を介した健康管理が必要になるであろう。

引用文献

1) Assessment of fracture risk and its application to screening for postmenopausal osteoporosis. Report of a WHO Study Group. World Health Organ Tech Rep Ser, 843, 1-129, 1994.
2) 骨粗鬆症の予防と治療ガイドライン作成委員会：骨粗鬆症の予防と治療ガイドライン 2015 年版，2015.
3) Peacock M.: Calcium Metabolism in Health and Disease. Clin J Am Soci Nephrol, 5, S23-S30, 2010.
4) Marriott BP.: Present knowledge in nutrition : basic nutrition and metabolism, 11. edn. Elsevier, Cambridge, 2020.
5) Segawa H *et al.*: New insights on plasma phosphate and calcium control. Clin Calcium, 14(6), 49-54, 2004.
6) Hernando N *et al.*: Phosphate Transport in Epithelial and Nonepithelial Tissue. Physiol Rev, 101, 1-35, 2021.
7) Serna J *et al.*: Importance of Dietary Phosphorus for Bone Metabolism and Healthy Aging. Nutrients, 12, 2020.
8) Komori T: Molecular Mechanism of Runx2-Dependent Bone Development. Mol Cells, 43, 168-175, 2020.

9）竹田秀：骨代謝の調節機構．日腎会誌，56，1188-1195．2014.
10）東浩太郎：骨粗鬆症発症のメカニズム．日老医誌，56．116-123，2019.
11）Urano T *et al.*: Genetics of osteoporosis. Biochem Biophys Res Commun, 452, 287-293, 2014.
12）くる病・骨軟化症の診断マニュアル．日本内分泌学会雑誌，91，1-11，2015.
13）山本卓他：CKD 患者の骨代謝異常．日腎会誌，60(2)，126-132，2018.

3.6. サルコペニア・フレイル

〔学習のポイント〕
- サルコペニア・フレイル
- 筋萎縮とタンパク質合成・分解の関連
- 筋萎縮予防のための栄養学的アプローチ

3.6.1 高齢者と運動器について

厚生労働省「国民生活基礎調査」2022（令和4）年によると，65歳以上の介護が必要となった主な原因の構成割合は，多い順に，認知症（17.6%），脳血管疾患（脳卒中）（16.1%），骨折・転倒（13.9%），高齢による衰弱（13.2%），関節疾患（10.2%），心疾患（心臓病）（5.1%）となっている。骨折・転倒や関節疾患といった，運動器の障害が要支援や要介護に至る原因の24.1%を占めることから，高齢者が自立して生活するためには，運動器の健康維持がきわめて重要である。

運動器は，動物の生命維持に必要不可欠な活動である運動を担う，骨，筋肉，関節，神経などの器官の総称である。その中でも骨格筋は神経活動，機械的刺激，ホルモン／増殖因子，サイトカインや栄養状態など様々なシグナルに応答して，筋線維サイズや筋機能を変化させる高い適応能力をもった組織である。筋量は成長や増殖因子によって増大する。しかしながら，加齢，悪液質（がんカヘキシー），栄養状態などにより，筋量の減少が認められる。

本項では加齢に伴う筋萎縮（サルコペニア）やフレイルに関する基本的な事柄やこれらの筋萎縮とタンパク質合成・分解の関連性と筋萎縮予防のためのアプローチに関する知見を紹介したい。筋萎縮に関与する経路の分子機構の理解は，新しい治療法の開発のために重要であると考える。

3.6.2. サルコペニアの概要

サルコペニアとは，ギリシャ語の「筋肉」を表す“サルコ”と「喪失」を表す“ペニア”を組み合わせた言葉である。体重減少とは無関係であり，一般的には，加齢に伴い筋量が減少し，筋力や身体機能が低下している状態のことを示す。筋量は，ヒトの人生80年間において年間0.7～0.8%の割合で減少することが示されている。一方，筋力の低下は筋量の低下をはるかに上回るスピードで起こる。2010年にEWGSOPによって，「サルコペニアは全身の骨格筋量と機能の変性変化を特徴とする“症候群”である」と定義された。その後，2018年に改定されたEWGSOP2コンセンサスでは，サルコペニアの定義は“症候群”から“筋疾患”として位置づけられるようになった。このガイドラインでは，まず筋力低

EWGSOP：european working group on sarcopenia in older people

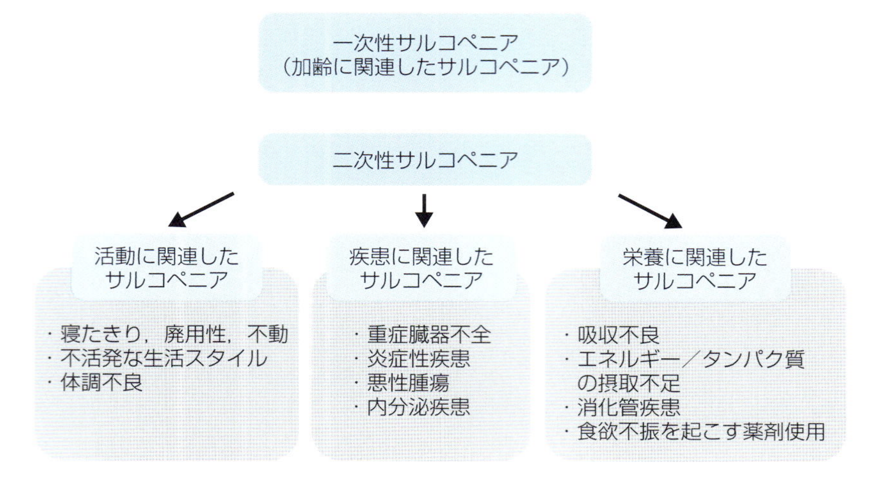

図3.26　サルコペニアの分類と原因

下がみられた場合サルコペニア疑いとし，筋力と骨格筋量の両方が低下した場合はサルコペニアと診断される。さらに，筋力と骨格筋量だけでなく身体機能低下のすべてが認められる場合は重症サルコペニアと診断される。加齢はサルコペニアの原因の１つである。加齢以外に明らかな原因がないものは一次性サルコペニア，加齢以外の原因による場合は二次性サルコペニアと分類される。二次性サルコペニアには図3.26に示すようなものが原因となる。

加えて，EWGSOPはサルコペニアを，プレサルコペニア，サルコペニア，重症化サルコペニアの３段階に分類し，それぞれのステージは筋量，筋力，そして，身体能力により分類している（表3.12）。同様に，サルコペニアの診断も筋量，筋力と身体能力により判別される。我が国の日常診療におけるサルコペニア診断法はAWGSの診断基準を用いている[1]。

表3.12　EWGSOPによるサルコペニアのステージ分類

ステージ	筋量	筋力	身体機能
プレサルコペニア	↓	—	—
サルコペニア	↓	↓または↓	
重症化サルコペニア	↓	↓	↓

①握力：男性28 kg未満，女性18 kg未満
②歩行速度：1.0 m/秒未満
③DXA法※1による骨格筋量指数（SMI）※2測定：
　男性7.0 kg/m^{2}未満，女性5.4 kg/m^{2}未満
　あるいは，
　BIA法※3によるSMI測定：男性7.0 kg/m^{2}未満，女性5.7 kg/m^{2}未満
①〜③によりサルコペニアの診断が行われる。

3.6.3.　フレイルの概要

欧米において，BuchnerとWagnerが1992年にfrailtyの概念を「体の予備力が低下し，身体機能障害に陥りやすい状態」[2]と定義し，日本語では「虚弱」「老衰」などと訳され

※1 二重エネルギーX線吸収（DXA：Dual energy X ray Absorptiometry）法：2種類の異なるエネルギーのX線が透過したときの減衰率から筋量を算出できる。
※2 SMI（kg/m^2）：DXAやBIA法にて四肢骨格筋量（kg）を測定し，身長（m）の2乗で除した値。
※3 生体電気インピーダンス（bioelectrical impedance analysis：BIA）法：人体に無痛の微弱な電流を流したときの生体電気抵抗値（インピーダンス）から間接的に筋量を測定できる。

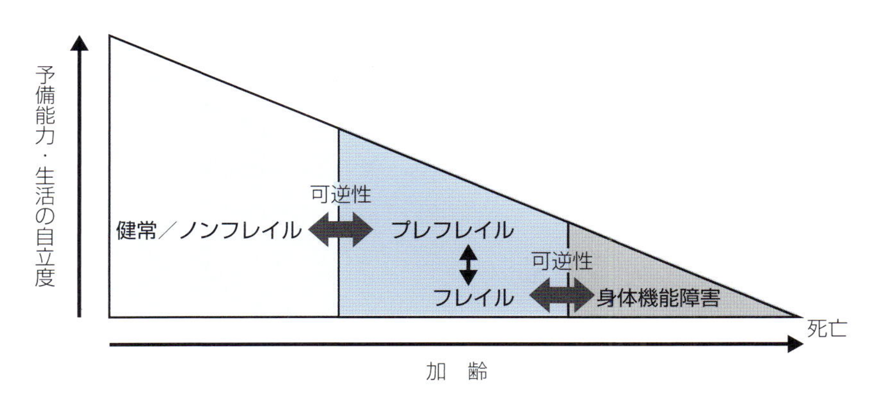

図3.27　フレイルの概念

ていた。これらの言葉は，生物学的に回復不可避なことをイメージしやすいことから，正しく介入すれば戻るという可逆性を強調するため，2014 年に日本老年医学会が「frailty」の日本語訳を「虚弱」「老衰」から「フレイル」と変更した。フレイルは老化に伴う種々の機能低下（予備能力の低下）を基盤とし，様々な健康障害に対する脆弱性が増加している状態であり要介護状態とは区別される。すなわち，健康障害に陥りやすい状態をさしており，要介護状態に至る前段階として捉えることができる。また，栄養介入や適切な運動により健康障害による衰えを克服することができる。

このようにフレイルは身体機能障害と健常の中間状態であり，可逆的に変化し得ることから適切な介入により予防が可能である（図 3.27）。Fried らは，①体重減少，②主観的疲労感，③日常生活活動量の減少，④身体能力（歩行速度）の減弱，⑤筋力（握力）の低下，のうち 3 項目があてはまればフレイルとし，1～2 項目があてはまればプレフレイルとした。

日本では，介護予防事業で用いられている基本的なチェックリストの質問を取り入れた日本版 CHS 基準（J-CHS）が提唱されている（下記チェックリスト）。

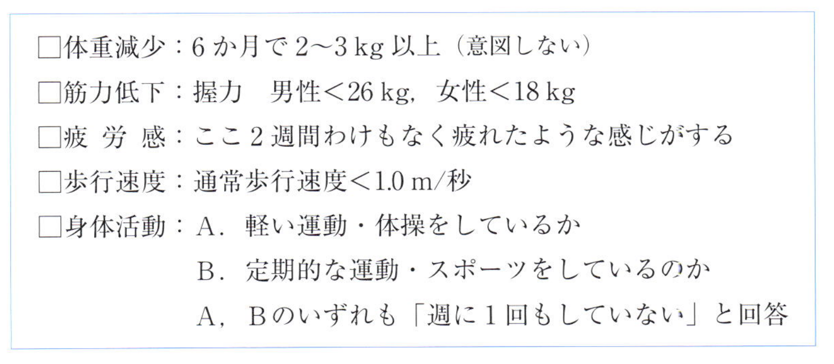
□体重減少：6 か月で 2～3 kg 以上（意図しない）
□筋力低下：握力　男性＜26 kg，女性＜18 kg
□疲 労 感：ここ 2 週間わけもなく疲れたような感じがする
□歩行速度：通常歩行速度＜1.0 m/秒
□身体活動：A．軽い運動・体操をしているか
　　　　　　B．定期的な運動・スポーツをしているのか
　　　　　　A，B のいずれも「週に 1 回もしていない」と回答

上記の 5 つの項目のうち，3 項目以上に該当するものをフレイル，1～2 項目に該当するものをプレフレイル，いずれも該当しないものを健常としている[3]。

3.6.4.　骨格筋の特徴

骨格筋は全体重の約 40～45% を占めており，身体の筋肉の大部分を構成している。骨

AWGS：asian working group for sarcopenia，CHS：the cardiovascular health study

格筋を構成する筋線維は，太さ約100 μm，長さは十数cmの円柱状であり，筋線維は筋細胞が融合した多核の大きな細胞である。運動神経の支配を受けており，意思の力で動かしたり，動きを止めたりすることができる随意筋である。筋線維の細い構造体である筋原線維がそろって並んでいるので，顕微鏡で観察すると横紋が観察される。骨格筋はその名に示すように，関節をまたいで２つの骨に腱を介して付着しているので，ヒトは骨格筋を収縮させることによって身体を動かすことができる。また身体活動以外にも，姿勢，咀嚼，嚥下，呼吸などの生命活動に不可欠な器官である。

高齢者が自立して生活するためには，骨格筋を含む運動器の健康維持がきわめて重要となる。加えて，骨格筋は全身のエネルギーやタンパク質の代謝における臓器間連関の調節器官としても機能してる。そのため，骨格筋はグルコースの取り込みと貯蔵に重要であるとともに，ほかの臓器におけるタンパク質合成やエネルギー産生に利用できるアミノ酸の貯蔵庫でもある。骨格筋に蓄えられたアミノ酸は，糖新生の要求が高まるときに代謝される。骨格筋は体内の全タンパク質の約75％含んでいることから糖新生にかかわる重要な臓器でもある。筋タンパク質量は，タンパク質の合成と分解のバランスに依存する。生体のタンパク質量は，通常，合成と分解のバランスが保たれ，ほぼ一定である。摂食状態では合成が亢進して筋タンパク質量は増大し，絶食状態ではタンパク質の分解が亢進する。特に，重度の代謝ストレス下では，筋タンパク質は異化作用によって失われ，重篤な筋機能制限につながる可能性がある。また，加齢に伴うタンパク質分解の変化は小さいが，タンパク質合成の変化は振幅が大きくなり，結果として，筋量が減少することが知られている。サルコペニアとフレイルの予防には，筋肉量の維持のメカニズムと筋肉機能の喪失のメカニズムを理解することが重要である。

3.6.5.　筋タンパク質の合成

（１）筋タンパク質合成シグナル経路[4)]

骨格筋は，刺激に応答して細胞サイズや収縮特性などの量・質的変化を起こし，変化した性質は一定期間保たれる可塑性を示す。運動，食事性アミノ酸，成長因子，ホルモンなどの同化刺激は，筋タンパク質合成を高めることができる。筋タンパク質合成調節因子の中で，哺乳類ラパマイシン標的タンパク質（mTOR）は非定型のセリン／スレオニンキナーゼであり，複合体であるmTORC1の重要な構成要素である（図3.28）。インスリンやIGF-1は，骨格筋細胞膜にあるインスリン／IGF-1受容体を介して，ホスファチジルイノシトール-3-キナーゼ（PI3K）分子の下流シグナル伝達分子であるAktのリン酸化（活性化）を誘導する。リソソーム膜表面には低分子GTPアーゼのRhebが存在しており，活性化されたAktはTSC1／2をリン酸化することで，TSC1／2活性が抑制されてRhebが活性状態となる。mTORC1は活性型Rhebとの相互作用によって活性化する（図3.28）。

摂食は，インスリンの放出を促進するだけでなく，mTORC1の活性化を誘導し得る細胞内栄養素であるアミノ酸も補充する。アミノ酸の中でもロイシンは，ロイシンセンサーであるセストリン（Sestrin）2を介したmTORC1活性化を引き起こす。細胞内ロイシン

TSC：tuberous sclerosis complex

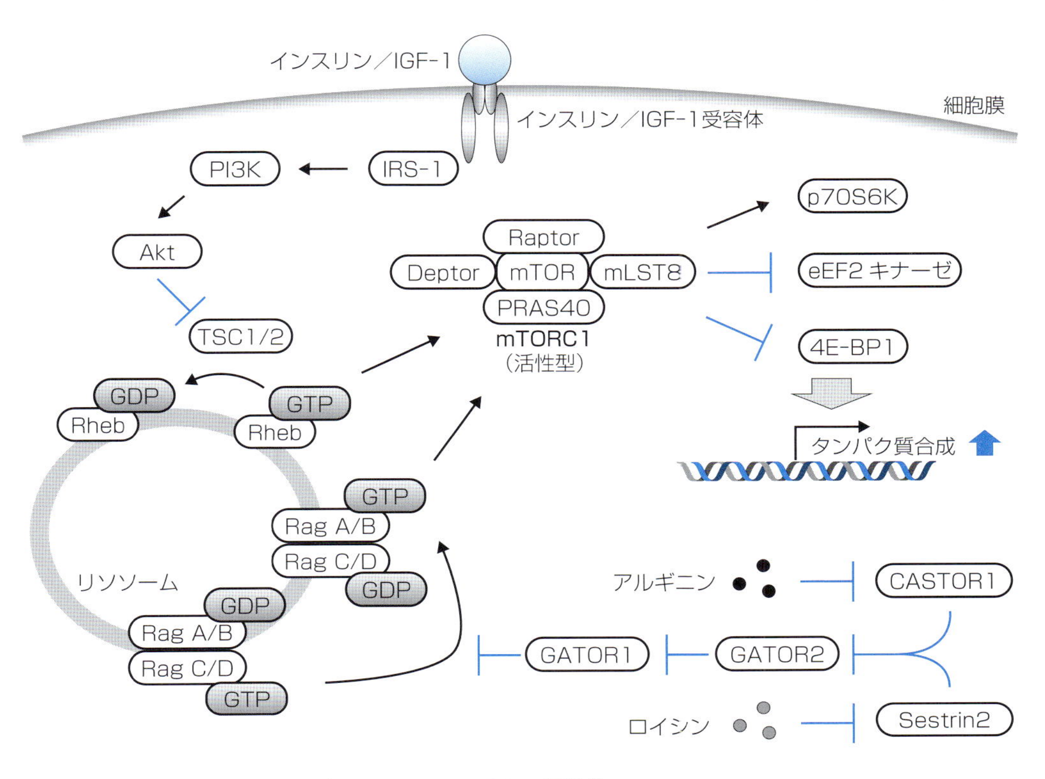

図3.28　成長因子やアミノ酸による mTORC1 の活性化

濃度が高まると，GATOR2 と Sestrin2 の結合を特異的に阻害され，GATOR2 は Rag の機能を制御する因子である GATOR1 複合体の GTP アーゼ活性タンパク質（GAP）活性を負に調節する。その結果，Rag を介した mTORC1 の活性化が起こる（図 3.28）。加えて，アルギニンも mTORC1 の活性化に関与する。ロイシンと同様に，アルギニンセンサーである CASTOR1 を介して GATOR2 を阻害する。このように，細胞外成長シグナルや細胞内栄養状態の刺激により mTORC1 を介して細胞タンパク質合成を調節している。mTORC1 の活性化は，オートファジーなどの分解プロセスを阻害し，4E-BP1，eEF2 キナーゼ，および p70S6K のリン酸化を介して，mRNA 翻訳を誘導する。mTORC1 による 4E-BP1 のリン酸化は，eIF4E からの 4E-BP1 の解離をもたらし，mRNA の 5′ 末端での翻訳開始複合体の形成が可能になり mRNA 翻訳が促進される。mTORC1 はまた，eEF2 キナーゼを阻害することで翻訳を促進し，タンパク質合成を増加させる。さらに，mTORC1 による p70S6K の活性化は，リボソーム生合成，翻訳開始および伸長の増強を通じて，タンパク質合成を促進する（図 3.28）。

（2）運動による筋タンパク質の合成

運動，特にレジスタンストレーニング（第 4 章コラム p. 181 参照）は mTORC1 を介したシグナル伝達経路を刺激することが報告されている。レジスタンス運動は mTORC1 の下

GAP：GTPase-activating protein,
4E-BP1：eukaryotic translation initiation factor 4E-binding protein 1,
eEF2：Eukaryotic elongation factor 2，**p70S6K**：phospho-70 S6 kinase,
GATOR：GAP toward Rags，**Rag**：recombination activating gene，次頁へつづく

流シグナルであるp70S6Kのリン酸化を増加させ，筋肥大を引き起こす。ヒトにおいて，14週間のレジスタンストレーニング後の筋量増加はp70S6Kのリン酸化と相関していることが示されている。また，実験動物において，レジスタンストレーニングがmTORC1と筋タンパク質の合成を活性化する一方で，mTORC1阻害剤であるラパマイシンが，筋タンパク質合成とその後の骨格筋肥大を抑制することが示されている。したがって，レジスタンストレーニングによって誘発される肥大にはmTORC1依存性シグナル伝達経路の活性化がかかわると考えられている。実際に，筋肉タンパク質の合成は，レジスタンストレーニングを1回行った後2〜3時間以内に増加し，運動後2日まで維持される。一方，アミノ酸が筋肉に十分に供給されない状態（絶食や空腹時など）での運動は，筋タンパク質合成よりも分解が亢進し，正味の筋タンパク質量が減少する。高齢者や運動習慣がない対象者に対しては，レジスタンストレーニング以外の低負荷の運動であっても，十分な時間をかけることで筋力や筋量を改善することが示されていることから，適度な運動は筋タンパク質の合成亢進につながる[5)]。

（3）タンパク質合成に対する抵抗性

前述したように，ヒトの生体内では筋タンパク質合成と分解が常に生じており，筋タンパク質の合成と分解が同等量の際は，骨格筋量は一定に保たれている。これに対して，高齢者では成人より筋タンパク質合成反応が減弱することが知られている。そのため，筋タンパク質合成と分解のバランスが崩れ，結果的に筋細胞サイズの減少や筋機能低下が生じる。同化刺激に反応して筋タンパク質合成能が鈍化することをタンパク質合成（同化）に対する抵抗性（同化抵抗性）と呼んでいる。

加齢と同化抵抗性との関連は様々な報告があり，栄養刺激に対する骨格筋内同化反応の障害が高齢者にみられることが示されている。高齢者では成人に比べて血中アミノ酸合成の閾値が高くなるため，筋タンパク質合成に必要なアミノ酸量が減少する。すなわち，老化した筋肉が適切な合成反応を行うためには，高濃度のアミノ酸が必要であることを示唆している。高齢者において，摂食に伴う筋同化抵抗性を調節する正確なメカニズムは明らかになっていないが，加齢とともに起こる身体活動の減少が寄与している可能性が示唆されている。身体活動の減少は，摂食に対するタンパク質合成反応を低下させる可能性があることが知られており，これはサルコペニアやフレイル発症に重要な役割を果たす可能性がある。

3.6.6. 筋タンパク質の分解

筋タンパク質を分解する経路は数種存在する。タンパク質の恒常性を維持するうえでタンパク質分解は重要であるが，萎縮筋ではタンパク質の分解が合成よりも亢進し，筋タンパク質の分解と合成とのバランスが崩れる。ここでは，筋萎縮と関連が深いタンパク質分解経路であるユビキチン-プロテアソーム系（経路）やオートファジー・リソソーム経路（概要については第1章p.11〜参照）を中心に紹介する。

IRS：insulin receptor substrate，PRAS40：proline-rich Akt substrate 40 kDa，
CASTOR：cellular arginine sensor for mTOR，mLST8：mammalian lethal with sec-13，
Rheb：ras homolog enriched in brain

(1) 筋萎縮に関与するユビキチンリガーゼ

萎縮したヒト大腿四頭筋骨格や宇宙フライトしたラットの腓腹筋(ひふくきん)中では，ユビキチン化タンパク質が蓄積することが観察されている。このように，廃用性萎縮筋（寝たきりや宇宙フライトなど筋肉に負荷がかからない状態での筋萎縮）ではユビキチン-プロテアソーム経路の分解経路が重要な働きをしている。骨格筋，心筋に特異的に発現するユビキチンリガーゼに Atrogin-1 と MuRF1 がある。これらを欠損させたノックアウトマウス※は，それぞれ坐骨神経切除による萎縮筋に対して抵抗性を示すことから，筋萎縮の因子として知られるようになった。一方，ユビキチンリガーゼ Cbl-b は潜在的に発現し，Cbl-b ノックアウトマウスは尾部懸垂による筋萎縮に対して抵抗性を示す。これらユビキチンリガーゼの特徴についてそれぞれ説明する。

1) Atrogin-1 と MuRF1

Atrogin-1 は構造中に F-Box ドメインを有する。F-Box ドメインをもつ Atrogin-1 は Skp1 と結合し，Cul1，Rbx1 と複合体を形成し（SCF 複合型），ユビキチンリガーゼとして機能する（図 3.29）。また，Atrogin-1 は N 末端側にロイシンジッパーやロイシンリッチドメインをもち，C 末端側に PDZ モチーフを有する。興味深い点は，Atrogin-1 の構造中に核内移行シグナルを有していることである。Atrogin-1 は eIF3-f や MyoD のような核内に存在し，筋肉の合成や分化を制御するような転写因子と結合し，分解を行っている。eIF3-f は細胞質に局在しているが，C2C12 筋管細胞において，飢餓によって誘導された筋管萎縮時には eIF3-f の核内局在が報告されている。これらの知見は Atrogin-1 が筋肉の増殖や分化を制御する転写因子や翻訳開始因子をターゲットとしており，筋タンパク質合成や筋増殖を調整していることを示している。

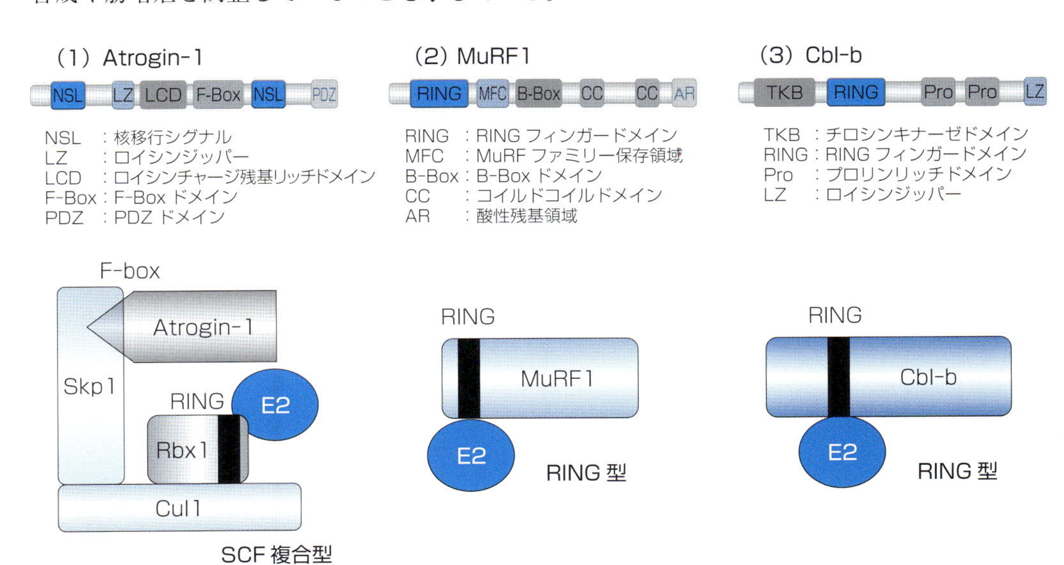

図3.29　筋萎縮に関与するユビキチンリガーゼ

※ ノックアウトマウス：遺伝子操作により 1 つ以上の遺伝子が無効化された遺伝子組み換えマウスのこと（第 5 章 p. 188 参照）。

MuRF1：muscleRINGfinger1，**Cbl-b**：casitas B-lineage lymphoma proto-oncogene b，
eIF3-f：eukaryotic translation initiation factor 3 subunit 5

MuRF1は，はじめ巨大なサルコメア※1タンパク質であるタイチンのキナーゼドメインと結合するMuRFタンパク質として同定された。その名前の由来の通りMuRF1は構造中にユビキチンリガーゼをして機能するRING型(RING finger)ドメインを有する(図3.29)。MuRF1は，筋構成タンパク質のタイチン以外にもトロポニンI，ミオシン結合タンパク質C，ミオシン重鎖，ミオシン軽鎖MLC1やMLC2などと結合し，ユビキチン化を誘導，ユビキチン-プロテアソーム経路により分解する。興味深いことに，MuRF1とMuRF3(MuRF1のホモログ)のダブルノックアウトマウスは骨格筋や心筋において，ミオシン重鎖の蓄積が認められている。したがって，生理的条件下において，MuRF1は筋構成タンパク質をユビキチン化，分解することによって，骨格筋や心筋の構造維持において重要な役割を果たしているといえる。酵母ツーハイブリッドシステム※2を用いた研究において，ピルビン酸脱水素酵素（PDH）やそのネガティブレギュレーター（負の制御因子）であるPDHキナーゼ（PDK）のような糖質や脂質代謝に関与する分子とMuRF1が結合することが示されている。また，MuRF1遺伝子欠損が老齢マウスの骨格筋ミトコンドリアにおけるPDK4に作用し，加齢に伴う脂肪体重増加を防ぐことを報告されている[6)]。これらの知見はMuRF1が筋構成タンパク質だけでなく，骨格筋内のエネルギー代謝調節にも関与していることを示す。

2）Cbl-b

Cbl-bはがん遺伝子である*c-Cbl*とホモロジーをもつ遺伝子としてみつかってきた。Cbl-bは，中央にユビキチンリガーゼとしての機能を特徴づけるRING型ドメインを有する。N末端にはTKBドメインを有しており，受容体型チロシンキナーゼシグナルを負に調節する働きをもつ（図3.29）。Cbl-bは骨格筋の増殖因子シグナル（IGF-1シグナル）の重要なアダプタータンパク質であるIRS-1と結合することで，IRS-1のユビキチン化，分解を誘導する。また，Cbl-bノックアウトマウスは尾部懸垂による筋萎縮によって引き起こされる遅筋の速筋化には抵抗性を示さなかったが，筋線維萎縮に対しては抵抗性を示していた。IGF-1シグナルの下流にあるAktは筋細胞のタンパク質合成や増殖に関与する分子であるグリコーゲン合成酵素キナーゼ3（GSK3）やmTOR，S6Kを調節していることから，Cbl-bはIGF-1に対する筋細胞のAkt依存的な増殖応答を制御していることが示唆される。

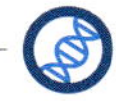
コラム

「ユビキチンリガーゼ」

タンパク質をユビキチン化する際の律速酵素である（E3とも呼ばれる）。ユビキチンはE1（ユビキチン活性化酵素）からE2（ユビキチン結合酵素）に転移され，E3ユビキチンリガーゼを介して直接的，間接的に標的タンパク質のリシン残基にユビキチンが付加される。

※1 サルコメア：筋原線維の基本単位であり，Z線（筋原線維を区切っている膜）から次のZ線までのこと（p. 169 図4.1参照）。
※2 酵母ツーハイブリッドシステム：タンパク質間相互作用やタンパク質・DNA間相互作用を調べるシステムのこと。
PDH：pyruvate dehydrogenase，PDK：pyruvate dehydrogenase kinase，
GSK3：glycogen synthase kinase 3

（2）萎縮筋におけるユビキチンリガーゼの活性化と発現調節

1）IGF-1／FOXO シグナル

インスリン様成長因子 1（IGF-1）は，骨格筋や骨の成長に重要な役割をもつ因子であり，肝臓，筋細胞，骨芽細胞で合成される。また，その受容体に様々な細胞や組織に存在し，筋線維の増殖や肥大を調節することがよく知られている。IGF-1 が IGF-1 受容体に結合すると，受容体自身の活性化が促進され，リン酸化を介して下流分子へとシグナルが伝わっていく。活性化された IGF-1 受容体は基質である IRS-1 のチロシン残基をリン酸化する。その後，PI3 K，Akt へとリン酸化を介してシグナルが伝わっていく（図 3.30 左）。Akt の活性化は転写因子である FOXO のリン酸化を引き起こし，FOXO の核内移行を阻害する。FOXO 転写因子はユビキチン-プロテアソーム経路に関与する筋特異的ユビキチンリガーゼ Atrogin-1，MuRF1 発現やオートファジー関連遺伝子群の発現を誘導し，筋タンパク質異化作用に寄与している。これに対して，筋萎縮時には IGF-1 シグナル経路が負に調節されることで FOXO の負の制御が起こらず，FOXO の活性化がみられる（図 3.30 右）。実際に，Akt によってリン酸化される FOXO の 3 つのリン酸化部位を不活化した変異体は Atrogin-1 のプロモーター活性を促進し，筋管や筋線維萎縮を引き起こす。また，オートファジー関連遺伝子である *LC3* や *Bnip3* は FOXO3 を介してその発現が調節されており，特に，Bnip3 はオートファゴソーム形成を誘導し，FOXO3 によるオートファジーの誘導に応答している。先にも述べたように，Akt は筋細胞のタンパク質合成や増殖に関与する分子である mTOR や GSK3，S6K を調節している。このように IGF-1 シグナルを介した Akt の活性化は筋細胞タンパク質の合成を促進し，分解を抑制している。IGF-1 は肝臓だけでなく筋・骨において生成され，オートクライン※1 あるいはパラクライン※2 により作用するため，筋萎縮などでみられる IGF-1 発現の抑制や IGF-1 シグナルの減弱は筋機能維持において，非常に大きな問題となる。

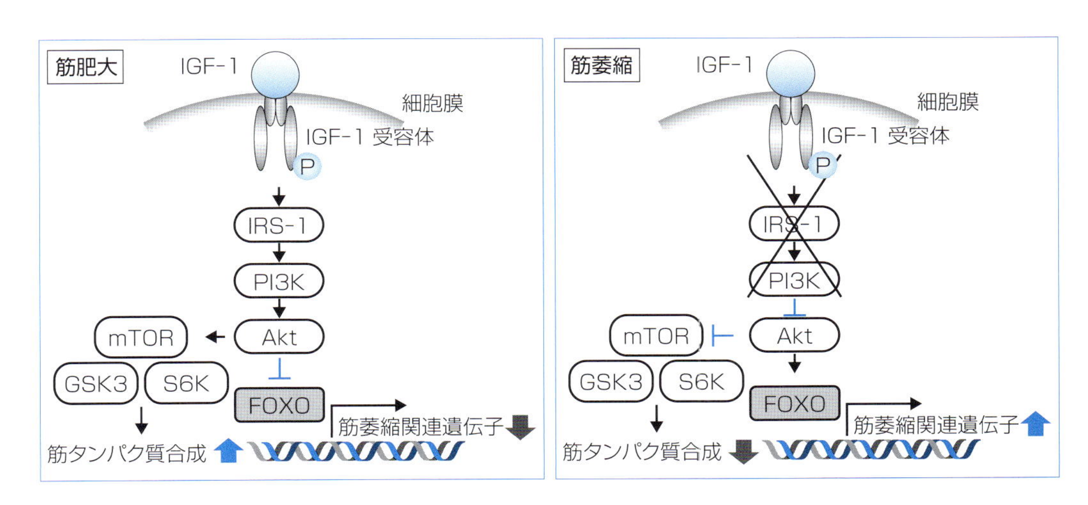

図 3.30　骨格筋における IGF-1 シグナル伝達経路

※1 オートクライン：細胞からの分泌される分子が，自己に対し働きかける作用。
※2 パラクライン：細胞から分泌される分子が，近くの細胞に対して働きかける作用。

2）NFκB シグナル

MuRF1 の発現は FOXO だけでなく，炎症性サイトカインにより活性化される転写因子である NFκB においてもその発現が調節される。NFκB シグナル経路の活性化は液性因子である TNF-α の亢進が認められる悪い液質による筋萎縮で観察される。NFκB の阻害分子である IκBα の筋特異的トランスジェニックマウス※は筋萎縮に対して抵抗性を示す。同様に，IκB の分解を促進する IκB キナーゼ β の筋特異的なトランスジェニックマウスは筋肉の分解の亢進が認められる。近年の研究において，NFκB を活性化するサイトカインである TWEAK が MuRF1 の発現を上昇させ，筋タンパク質の分解を進行させることが示された。TWEAK トランスジェニックマウスは Atrogin-1 ではなく，MuRF1 増加に伴うミオシン重鎖の分解を引き起こす。また，TWEAK ノックアウトマウスは，筋萎縮に対して抵抗性を示す。これらの知見は，MuRF1 が FOXO シグナル経路だけでなく，サイトカイン／NFκB シグナル経路においてもまた，その発現が調節されていることを示す。

（3）老化とユビキチン・プロテアソーム経路

24 か月齢のラットの長趾伸筋および 70～79 歳のヒト患者の大腿四頭筋生検において，若齢ラットや成人（20～29 歳）の骨格筋と比較して，骨格筋内ユビキチンレベルが増加していることが観察されている。一方で，29 か月齢の雄ラット（Fischer 344-Brown Norway）のヒラメ筋と前脛骨筋の総ユビキチンレベルは，9 か月齢の対照群と比較して差がないことが報告されている。様々な刺激に応答してユビキチン化は起こるものの，老化による筋萎縮において，総ユビキチンレベルの変化は決定的な要因ではない。MuRF1 や Atrogin-1 の mRNA 発現は，5 か月齢の対照群と比較して，24 か月齢のラット（Sprague-Dawley）の前脛骨筋で有意に上昇していることが観察されているとの報告がある一方で，MuRF1 や Atrogin-1 が老齢マウスやラット骨格筋で負に調節されているあるいは，変化なしなどの報告がある。加齢に伴う筋量減少や筋機能減弱と筋特異的ユビキチンリガーゼである MuRF1 や Atrogin-1 の関連性については，未だに解明されていない。

（4）オートファジー経路

ユビキチン-プロテアソーム経路と同様に，オートファジー（自食作用）による分解はタンパク質の品質管理に重要な働きをしている。オートファジー機構は細胞の恒常性を保っており，オートファジーの活性化は絶食・飢餓状態や運動を含むいくつかの刺激に対して応答する。加えて，オートファジーは，酸化ストレス，小胞体ストレス，がん悪液質（p. 159 参照）などの病理学的状態にも応答して活性が上昇する。

栄養素が欠乏した際，エネルギーとしてのアミノ酸を供給するためにオートファジーは活性化状態となる。良好な栄養状態や生体内に十分なエネルギーが蓄えられているときには mTORC1 による ULK1 複合体のリン酸化でオートファジーの活性は負に調節されている。しかし，アミノ酸が不足すると，mTORC1 を介した ULK1 複合体のリン酸化による

※ トランスジェニックマウス：外来性の遺伝子を人工的な操作によってゲノムに組み込み，強発現させた遺伝子組み換えマウスのこと。

NFκB：Nuclear factor-kappa B，**TWEAK**：TNF-related weak inducer of apoptosis，
IκB：inhibitor of κB，**ULK1**：The Unc-51-like kinase 1

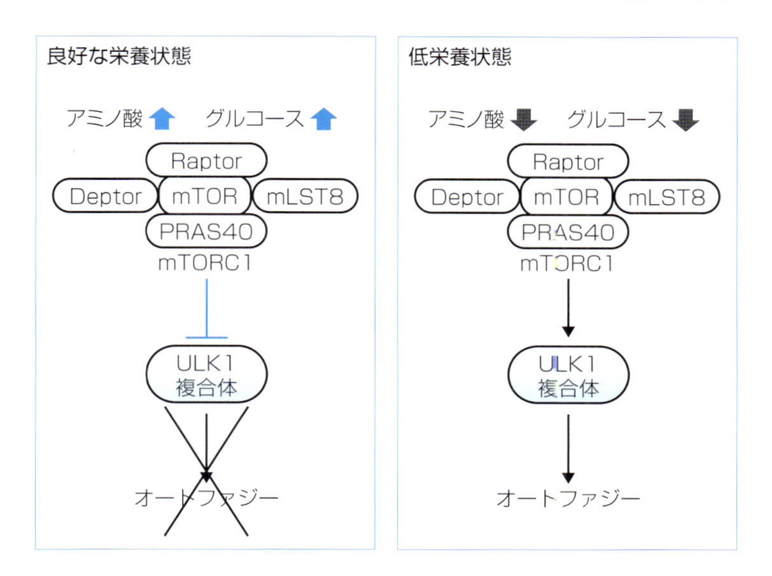

図3.31 mTORC1-ULK1複合体を介したオートファジー活性化機構

制御が解除され，オートファジーが活性化される（図3.31）。ユビキチン-プロテアソーム経路は，異常なタンパク質などのタンパク質を1つ1つを認識して分解するのに対して，オートファジー・リソソーム経路は分解すべきタンパク質を大きな塊（バルク），またはオルガネラ全体を認識して分解している。オートファジー・リソソーム経路では，分解すべき細胞質成分を二重膜で隔離（オートファゴソームを形成）した後，リソソームと融合して内容物が分解される。オートファジーの過剰な活性化は筋萎縮にも関与するが，近年，マイトファジーと呼ばれるミトコンドリアの選択的分解機構（ミトコンドリアのオートファジー）が，骨格筋恒常性に必要かつ品質管理に重要な働きをしていることが注目されている。ミトコンドリア機能不全によって生じた損傷ミトコンドリアは二重膜で隔離され，オートファジーによるクリアランスが行われる。このメカニズムとしては，細胞質に存在するユビキチン連結酵素（E3）のパーキン（parkin）がミトコンドリアに局在化すると，ミトコンドリア外膜タンパク質をポリユビキチン鎖で修飾し，オートファジーアダプタータンパク質との相互作用を通してマイトファジーを促進する。

骨格筋内オートファジー機能は，加齢に伴い鈍化することが多く報告されているが，その機能が変化しないことや上昇するなどの報告もある。興味深い点としては，サルコペニアや老化を軽減するための2つの効果的な介入である，エネルギー制限や運動を行うと骨格筋のオートファジーを刺激する。さらに，骨格筋オートファジーの減少は，サルコペニアに似た症状を示す。例えば，ユビキチン活性化酵素であるATG7のノックアウトマウス（オートファジー機能欠損）は，筋量と機能の低下とともにミオパチー（筋肉疾患）の特徴を有する。また，ATG7の骨格筋特異的ノックアウト老齢マウスは，コントロール老化マウスと比較して，筋量減少とともに神経筋接合部機能障害の徴候がみられる。

Raptor：regulatory-associated protein of mTOR,
Deptor：DEP domein containing mTOR-interacting protein

3.6.7. 栄養介入によるサルコペニア・フレイルの予防

「サルコペニア診療ガイドライン2017年版」[1]によると，サルコペニアの発症予防として，食事の多様性による適切な栄養摂取および1日に（適正体重）1kg当たり1.0g以上のタンパク質摂取が推奨されている。一方，フレイル高齢者への栄養介入としては，十分なエネルギーとともに1日に1kg当たり1.2〜1.5gのタンパク質およびビタミンD摂取が推奨されている。加えて，日本人の食事摂取基準（2020年版）[7]では，高齢者は十分なタンパク質を摂取する必要性が指摘されており，65歳以上の高齢者について，推定平均必要量は男性50g/日，女性40g/日，推奨量は男性60g/日，女性50g/日と定められている。ここでは，サルコペニアやフレイルの予防のために，タンパク質（アミノ酸）やビタミンなどの栄養素がどのようなメカニズムで作用するかについて紹介する。

（1）分岐鎖アミノ酸

分岐鎖アミノ酸（BCAA）は9種類の必須アミノ酸のうち，バリン，ロイシン，イソロイシンの3つの必須アミノ酸の総称である。BCAAの摂取は，高齢男性（〜70歳）の食後早期の筋原線維タンパク質合成を促進することが示されている。3つのBCAAの中でも，ロイシンは筋肉同化作用に重要な働きをしていることがわかっている。65歳以上の高齢者において，長期間の食事性ロイシン摂取量は，除脂肪体重の維持と相関していることが明らかになっており，食事中BCAA含有量が同化反応の主要な要因であるといわれている。しかしながら，タンパク質合成には同化シグナル伝達経路の活性化に加えて，筋タンパク質合成に利用可能な十分量のほかのアミノ酸の両者が必要である。ほかの必須アミノ酸を食事に含めずに，BCAAのみを摂取することは有益ではない可能性があることに留意する。このように，適切なタンパク質摂取と組み合わせて，補助的にBCAA，特にロイシンを摂取することが，高齢者の筋量を維持するのに効果的である可能性が示されている。

（2）IGF-1シグナル経路をターゲットとした栄養素由来の阻害剤

廃用性筋萎縮でみられる萎縮筋ではIGF-1シグナルの減弱が認められる。先述したように，Cbl-bが筋のIGF-1シグナルの重要なアダプタータンパク質であるIRS-1と結合することで，IRS-1のユビキチン化による分解を誘導する。また，Cbl-bはunloadingストレス（力学的な負荷がかからない状態）などの刺激によって，筋での発現が誘導される。したがって，Cbl-bによるIRS-1ユビキチン化を抑制することでunloadingストレスにより引き起こされるIGF-1シグナル抵抗性を改善することができる。実際にIRS-1のユビキチン化阻害活性をもつペンタペプチドDGpYMP［Cblin（Cbl-b阻害剤）］は細胞培養系や動物実験においてunloadingストレスにより引き起こされるIGF-1シグナル抵抗性を改善した[8]。このように，筋萎縮予防にIGF-1シグナルをターゲットにすることは有効であると考えられる。

Cblin：Cbl-b inhibitor

（3）大豆成分と筋萎縮予防

大豆グリシニン※を経口摂取させたマウスでは，坐骨神経切除による筋萎縮に対して抵抗性を示す。また，大豆タンパク質の摂取は，寝たきり患者の大腿四頭筋体積を増加させ，カゼインタンパク質よりも膝の伸展力を有意に増加させることが明らかになっている。この作用には大豆全粒中に多く含まれるアルギニンが関与している可能性がある（大豆全粒100 g当たりアルギニン2,700 mg）。前述したように，アルギニンはmTORC1の活性化に関与する。また，大豆に含まれているイソフラボン類はエストロゲンとよく似た構造をしており，エストロゲン様の作用を示す。一方，エストロゲン受容体を欠損した腫瘍細胞において，ゲニステインやダイゼインなどのイソフラボンは，転写因子であるNFκBの活性化を阻害する。この結果はイソフラボンがエストロゲン様以外の作用により，NFκBの転写活性阻害をしていることがいえる。マウス由来C2C12筋管細胞を用いた研究において，大豆由来成分であるゲニステインとダイゼインは脱アセチル化酵素であるSIRT1の発現を上昇させ，TNF-αによって誘導されるMuRF1の転写活性を阻害する。このMuRF1転写抑制はNFκBの脱アセチル化に起因する。さらに，粗精製大豆イソフラボンを重量比0.4%で配合した飼料を給餌させマウスはAtrogin-1やMuRF1の発現を抑制することで，骨神経切除やがん悪液質による筋萎縮に対して抵抗性を示す。

これからも，大豆の摂取は筋萎縮の予防効果において有用な食材になり得る可能性がある。

（4）ビタミンDの筋萎縮予防

ビタミンDは腸からのCa^{2+}吸収促進や腎臓でのCa^{2+}再吸収促進や，血中カルシウム低下時に骨吸収を促進して血中カルシウム濃度を高めるなど，生体のカルシウムの恒常性維持作用をもつ。ビタミンD受容体は骨だけでなく骨格筋にも存在する。実際に，ビタミンD欠乏やビタミンD受容体の変異はタイプⅡ線維特異的に筋萎縮も引き起こす。同様に，C2C12筋細胞でのビタミンD受容体のノックダウンは，分化能や筋管成熟が低下する。加えて「フレイル診療ガイド2018年版」によると，血清ビタミンDの低値はフレイルのリスクとなることが述べられている[9]。ビタミンDの筋への作用としては，形質転換増殖因子（TGF-β）ファミリーであるミオスタチンの発現を阻害することによって，筋管細胞サイズ増大や筋分化を促すことが見出されている。ミオスタチンはSmadファミリータンパク質やユビキチン-プロテアソーム経路に作用することによって筋量を負に調節する。ミオスタチンの骨格筋特異的なトランスジェニックマウスは筋萎縮を引き起こし，逆に，ミオスタチンノックアウトマウスは筋線維の肥大を示す。同様に，ミオスタチンノックアウト筋管細胞はAktシグナル経路とタンパク質合成の活性化を示す。近年の研究において，ミオスタチンはSmad2/3の活性化によりAktのリン酸化阻害を介して活性化FOXOを増大させ，筋萎縮関連遺伝子群であるAtrogin-1やMuRF1の発現を増大させることが示された。したがって，ビタミンDはミオスタチンを介してIGF-1シグナルを制御し得ることが考えられ，筋萎縮予防の鍵となることが示唆される。適切な用量や時期などはま

※ 大豆グリシニン：大豆タンパク質を主に構成するタンパク質は3種類存在する。グリシニン（約40%），β-コングリシニン（約20%），脂質関連タンパク質：LP（約40%）である。

TGF-β：transforming growth foctor-β

だ明確にはされていないが，ビタミンDの補充により，特に，高齢者において筋機能改善に効果があると期待できる。

引用文献

1）サルコペニア診療ガイドライン作成委員会編：サルコペニア診療ガイドライン2017年版，ライフサイエンス出版，2017.
2）Buchner DM *et al.*: Preventing frail health. Clin Geriatr Med, 8(1), 1-17, 1992.
3）荒井秀典監：フレイルハンドブック2022年版，ライフサイエンス出版，2022.
4）Paez HG *et al.*: Age-Related Dysfunction in Proteostasis and Cellular Quality Control in the Development of Sarcopenia. Cells, 12(2), 249, 2023.
5）吉村芳弘：最新知識　フレイル　サルコペニア，日総研，2019.
6）Sugiura K, *et al.*: MuRF1 deficiency prevents age-related fat weight gain, possibly through accumulation of PDK4 in skeletal muscle mitochondria in older mice. J Orthop Res, 40(5), 1026-1038, 2022.
7）厚生労働省：「日本人の食事摂取基準2020年版」，2019.
8）Nakao R *et al.*: Ubiquitin ligase Cbl-b is a negative regulator for insulin-like growth factor 1 signaling during muscle atrophy caused by unloading, Mol Cell Biol, 29(17), 4798-4811, 2009.
9）荒井秀典編集主幹：フレイル診療ガイド2018年版，日本老年医学会出版，2018.

参考文献

・平坂勝也：廃用性筋萎縮予防に関する分子栄養学的研究．日本栄養・食糧学会誌，67(6)，291-297，2014.

3.7. が　　ん

［学習のポイント］
- がんの分類
- がんの発症機構
- がんの代謝と栄養
- がんの治療
- がんの予防と食事

3.7.1. 「がん」とは

いまや人類の最大の敵となった「がん」。その歴史は古く，人類誕生後まもない約198万年前の化石の中に，脊椎の骨に良性腫瘍がみられたことが報告され，数千年前の古代文明の記述の中にもがん患者の記録があるとされている。現代日本においては1980年代に死因の第1位となり，現在では生涯罹患率は約50％（2人に1人が罹患する）とされている。

（1）がん，癌，肉腫

通常，組織は細胞の増え方，並び方などが厳密にコントロールされている。これに対して細胞の増殖が異常に亢進して増大した組織を腫瘍（tumor）と呼ぶ（表3.13）。腫瘍には良性と悪性に分けられる。良性の場合は境界が保たれており，病変は限定的であって生命予後は良好である。悪性の場合は，無限に増殖することに加えて腫瘍と正常組織の境界が破綻して細胞の浸潤や遠隔転移が起こり，生命予後が極端に悪くなる。

一般的に，悪性の腫瘍をがん（cancer）と呼んでいる。悪性腫瘍は大きく2つに大別され，上皮系[※1]の細胞・組織から発生する悪性腫瘍を癌（carcinoma），非上皮系（間葉系）[※2]の細胞・組織から発生する悪性腫瘍を肉腫（sarcoma）と呼ぶ。ひらがなで「がん」と表記する際は，多くの場合「癌」と「肉腫」を合わせた総称である。

表3.14　腫瘍の分類と特徴

	良性／悪性	組織別	発生母地	特　徴
腫　瘍 (tumor)	良性腫瘍 (benign tumor)	（様々）	（様々）	・増殖する（速くない） ・細胞の異型あり（弱い） ・境界は鮮明 ・転移／浸潤しない ・切除すれば再発しない
	悪性腫瘍（がん） (malignant tumor) (cancer)	癌 (carcinoma)	上皮系細胞から発生	・増殖する（速い） ・細胞の異型あり（強い） ・境界は破綻し不明瞭 ・転移／浸潤する ・切除後に再発もあり得る
		肉腫 (sarcoma)	非上皮系細胞から発生	

※1 上皮系：上皮とは外と接している部分で，皮膚および消化管の内腔，腺組織などが含まれる。消化管内腔の食物などは異物であり，生体からは外の世界とみなされている。
※2 非上皮系（間葉系）：上皮に囲まれた生体内部の組織で，結合組織や血管，血液細胞，筋肉，脂肪組織などが含まれる。

（２）発症機序

現代のがん研究によれば，がん細胞が無限に増殖し転移浸潤能をもつに至る原因は遺伝子の異常に一元化される。変異するとがんの直接的な原因となる遺伝子のことを，がん関連遺伝子という（表3.14）。がん関連遺伝子には大きく分けて，疾患促進的に働くがん遺伝子と，疾患抑制的に働くがん抑制遺伝子とがある。

がん遺伝子の例として*RAS*遺伝子があげられる。この遺伝子からつくられるRASタンパク質は細胞の増殖にかかわるシグナルを伝達している。正常では厳密にコントロールされているが，常に活性化状態が持続するような変異が起こると，増殖が止まらなくなり細胞はがん化する。

がん抑制遺伝子の例としては*P53*遺伝子があげられる。この遺伝子からつくられるP53タンパク質は遺伝子修復や細胞死（アポトーシス）を担っている。*P53*遺伝子に変異が起こると遺伝子が修復できなくなり，適切なアポトーシスが起こらず細胞はがん化する。さらに，細胞動態を活性化するような遺伝子に変異が起こることにより転移／浸潤能を獲得するに至る。

表3.14　がん関連遺伝子

がん関連遺伝子	正常な働き	異常となったとき	遺伝子例
がん遺伝子	細胞の増殖に関与	常に増殖するシグナルが継続する	*RAS*，*MYC*，*FOS*，*MET*，*BCL-2*など
がん抑制遺伝子	細胞の増殖抑制やアポトーシスに関与	・増殖をコントロールする機能に障害が起こる ・細胞死を起こさなくなる	*P53*，*APC*，*Rb*，*NF1*，*PTEN*，*BRCA*，*MSH*など

遺伝子の突然変異はある一定の確率で起こる（p. 8参照）。正常な場合はエラーを修復する仕組み（修復を担う酵素群）があるため，変異が起こっても元に戻る。しかし，修復する機構自体が遺伝子異常で変異すると，遺伝子異常の修復ができなくなり突然変異が成立する機会が増す。これらの突然変異がイントロンやエキソン部分でも重要ではない部分変異，アミノ酸への翻訳に影響しないサイレント変異の場合は，変異が起こっても細胞の形質は変わらない。しかし細胞の形質が変化するような変異が起こり，少しずつ蓄積すること（ゲノム不安定性が増大すること）で無限増殖や転移浸潤につながる形質の獲得に至ると考えられる。

遺伝子異常を起こす原因として，様々な因子が指摘されている。内因性のものとしては上記のDNA複製時や修復時のエラー，あるいは親から受け継いだ異常などがあげられる。また，慢性的な炎症や機械的刺激の継続で起こることも指摘されている。外因性のものは環境因子とも呼ばれ，DNAを傷つけるものとして，紫外線や放射線などの物理学的因子，活性酸素，化学物質（タバコ，アルコール，薬物，毒物など，広義には食物も含まれる）などの化学的因子，ウイルス感染や細菌感染などの生物学的因子などがあげられる（図3.32）。

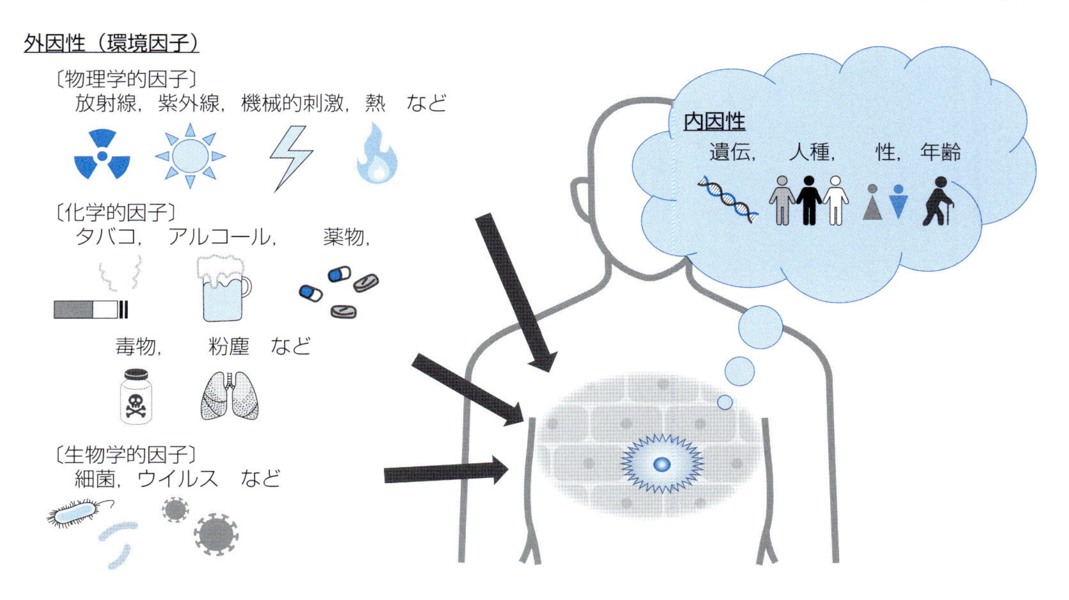

図3.32　がんの原因となる因子

(3) 分　　類

がんの病名はその臓器の名前がつく（例えば胃にできたがんは胃癌）。臓器に基づく分類とは別に，組織の型でも分類され，腺組織由来であれば腺癌，脂肪組織由来であれば脂肪肉腫と呼ぶ（表3.15）。発がんの機序は上記のように遺伝子変異が蓄積して起こることが多いことから，異なる臓器のがんでも共通した遺伝子変異がみられることがある。

表3.15　がんの発症組織と主な部位

起源組織		悪性腫瘍	主な部位
上皮性	重層扁平上皮	扁平上皮癌	皮膚，口腔，舌，咽頭，喉頭，食道，肛門，子宮頸，肺
	腺上皮	腺癌	肺，胃，大腸，肝，胆嚢，胆管，膵，甲状腺，乳腺，前立腺，卵巣，子宮内膜
	移行上皮（尿路上皮）	移行上皮癌	膀胱，尿管，腎盂
非上皮性	線維組織	線維肉腫	四肢・体幹の真皮
	軟骨組織	軟骨肉腫	四肢・骨盤・肋骨の軟骨
	骨組織	骨肉腫	大腿骨遠位部・脛骨近位部・上腕骨近位部
	脂肪組織	脂肪肉腫	四肢，臀部，後腹膜腔
	血管（内皮）	血管肉腫	頭皮，皮膚など全身
	平滑筋	平滑筋肉腫	子宮（筋層），後腹膜腔
	横紋筋	横紋筋肉腫	眼窩，頭頸部，四肢，泌尿器周辺
	血液細胞	白血病，リンパ腫	骨髄，リンパ組織，血球

(4) 診断と治療

臓器に特異的な症状（例えば消化器のがんであれば食欲低下や下血など）があれば，がんを疑い各種の腫瘍マーカーの測定や画像診断を行う。また，症状がなくてもがん検診により陽性所見があればがんを疑う。最終的には生検を行い，病理組織学的検査にて組織切片を顕微鏡下で観察し，細胞の異型性や増殖性，浸潤を判断することでがんと診断される。

治療は従来，大きく分けて3つの方法（手術療法・薬物療法・放射線療法）が用いられてきた（p. 162参照）。基本的には，がんをすべて取り除くか，がん細胞をすべて死滅させることをめざす。手術療法は，腫瘍を完全に切除できれば生命予後は比較的良好である。転移／浸潤のある悪性腫瘍の場合は，手術は適応にならず薬物療法・放射線療法を単独あるいは併用することが多い。最近，ヒトの免疫システムを利用して治療する第4の方法（免疫療法）の開発が進み，がん種によっては良好な成績を上げている。

3.7.2.　がんの代謝と栄養

がんにおいては，細胞レベルでの代謝が正常とは大きく異なっており，進展に伴って，個体レベルの栄養状態へ影響を及ぼすようになる。また，治療を行ううえでも個々の栄養状態に基づいた介入がより効果的な治療につながる。

（1）細胞レベルでの代謝・栄養

多くの正常細胞では完全に分化・成熟が完了しており，エネルギー代謝を行う際には解糖系・TCA回路・電子伝達系が適切に調節され，その機能に応じた代謝が行われている。一方，多くのがん細胞ではTCA回路・電子伝達系によるエネルギー代謝は低下しており，解糖系が主な経路となっている（p. 158参照）。

1）正常な細胞の代謝

多くの正常な細胞のエネルギー源としては，グルコースが主であるが，脂質，アミノ酸も使用できる。食後のようにグルコースが豊富であれば，グルコースを取り込み，細胞質に発現する解糖系の酵素群，ミトコンドリアに発現するTCA回路の酵素群，電子伝達系の酵素群がそれぞれ適切に働き，エネルギーを取り出している。グルコース1分子に対して解糖系では2分子のATP，TCA回路・電子伝達系では36分子のATPが得られる。解糖系では得られるATPは少ない（効率が悪い）が，すばやい代謝が行われる。一方，TCA回路・電子伝達系では得られるATPは多い（効率がよい）がゆっくりとした代謝が進行しATPを取り出している（図3.33左）。

2）がん細胞の代謝（ワールバーグ効果）

がん細胞の増殖は正常細胞よりも速く起こり，とどまることなく無限に増殖していく。細胞内の代謝は，解糖系のみが活性化しており，TCA回路・電子伝達系はあまり働いていない。そのため，グルコースから生成されたピルビン酸はミトコンドリアのTCA回路に入らず乳酸へ変換されて細胞外へ出されていく。このような解糖系を主に使用しているがん細胞の代謝の状態をワールバーグ（Warburg）効果※という。がん細胞ではATP産生の効率が悪い解糖系に偏った代謝に傾いているにもかかわらず，細胞増殖は際限なく行われるため，正常に比べて膨大なグルコースを消費している（図3.33右）。

※ ワールバーグ（Warburg）効果：1924年に学説を発表したドイツの医師オットー・ハインリヒ・ワールバーグ Otto Heinrich Warburg にちなんで呼ばれるがん細胞の代謝状態のこと。がん細胞は比較的単純で反応が速い解糖系を利用してエネルギーを得ており，好気的代謝を行わず乳酸を多量に生成する。また解糖系の亢進により，核酸とNADPHの生成源であるペントースリン酸経路も亢進し，細胞分裂に好都合となっている。

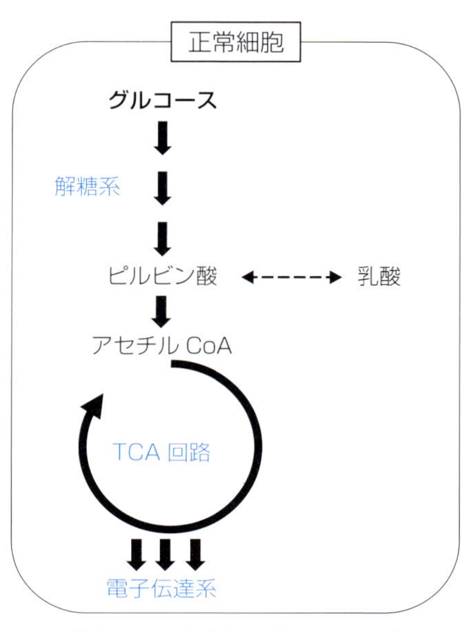

グルコース 1 分子から ATP38 分子

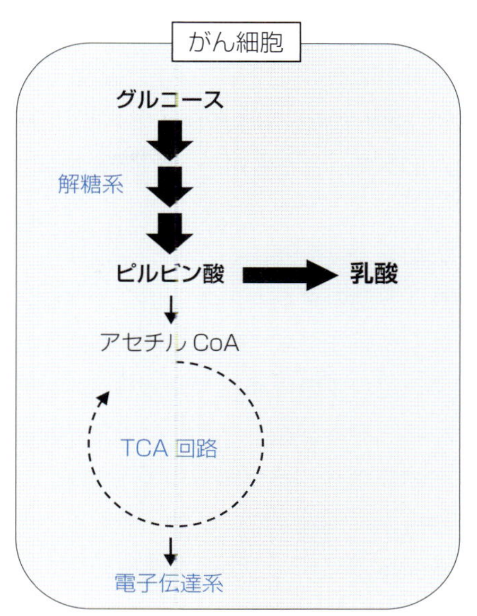

グルコース 1 分子から ATP2 分子

図 3.33　正常細胞とがん細胞の代謝の違い

（2）臓器・組織レベル

正常の組織では臓器・組織によって代謝のバランスは異なる。例えば，肝臓や骨格筋においてはグルコース，脂質，アミノ酸をエネルギー源とすることが可能である。肝臓ではさらに，肝臓外（主に筋肉の運動）で生成された乳酸を取り込み，糖新生によってグルコースを生成することができる。生成されたグルコースは，血液に放たれ再び筋や他組織のエネルギー源となる（コリ（Cori）回路）。脳においてはグルコースが主な栄養源であり（飢餓状態ではケトン体も使われる），解糖系しか存在しない赤血球においてもエネルギー源はグルコースのみとなっている。

がん組織においては，解糖系の亢進によりグルコースが消費されるとともに乳酸が大量

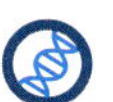 **コラム**

「コリ（Cori）回路」

1929 年に，学説を発表したカール・コリ（Carl Cori）とゲルティー・コリ（Gerty Cori）夫妻にちなんで名づけられた代謝経路。激しい運動時に，筋肉では嫌気的代謝により乳酸が生成され血液中に放出される。肝細胞では，糖新生を行うことができるため，乳酸を取り込んだ後グルコースを生成し血液中へ放出する。このグルコースが再び筋肉でエネルギーとして使用される。このような回路をコリ（Cori）回路と呼んでいる。ただし，糖新生にエネルギーを消費するため，個体全体としてはエネルギーは消費される。がん細胞においても乳酸が多量に生成されており，コリ回路によりグルコースが生成され，このグルコースも再び消費される。

に生成されており（ワールバーグ効果），代謝性のアシドーシスを起こしている。がん増大に伴って栄養や酸素の要求が高まっているが，それらを供給する血管の構築が追いつかず，未熟な血管（新生血管）が無秩序にできつつある状態となっている。すなわち，がん組織では正常に比べて，低グルコース，低酸素，アシドーシス，新生血管が過多な状態となっている。

1）低グルコースの影響

がん組織は多量のグルコースを必要とする。がん局所の周囲にある正常な組織に必要なグルコースを奪いながら増殖していくため，周囲では栄養不足に陥り正常な組織の営みが阻害されている。正常な組織では慢性的な機能低下状態となり，壊死に至ることもある。このエネルギー不足を補うために，肝臓で貯蔵していたグリコーゲンが使い果たされ，アミノ酸からの糖新生，脂質の分解や β 酸化で得られるエネルギーも動員されていく。すなわち，筋肉や脂質の分解により，エネルギーを搾り出す方向に代謝が傾いている。

がん組織の高いグルコース要求性は，検査・診断において利用されている。放射性元素 ^{18}F でラベルしたフルオロデオキシグルコース（FDG，グルコース類似物質）を体内に取り込ませた後，集積した場所からの放射線により全身のがんを検出するFDG-PET検査が行われており，がん原発巣や転移巣の検出に有用である。

2）低酸素の影響

がんおよびその周辺の組織では，急速ながん細胞の増殖に見合う血管の増生が追いつかないために，慢性的に酸素が不足する状態となっている。持続的な低酸素により低酸素誘導性転写因子（HIF）（第4章p.173参照）が活性化し，HIFにより解糖系酵素群の誘導，血管増殖因子の発現増加，血管拡張因子の誘導，造血因子の活性化などが起こる。がん細胞ではワールバーグ効果により解糖系酵素は活性化しているが，非がん部の正常組織においても，低酸素によりエネルギー効率のよい酸化的リン酸化（好気的代謝）から効率が低い解糖系（嫌気的代謝）へとシフトしてしまう。血管増殖因子と血管拡張因子の発現増加は無秩序な新生血管の増生につながる。また，HIFは炎症性サイトカインIL-6や炎症マーカーC反応性タンパク（CRP）の発現誘導，好中球などの炎症細胞のアポトーシスの抑制などに関与し炎症反応を促進する。さらにHIFによりがん細胞での薬物排出酵素（MDR 1）の発現が誘導され，薬剤耐性が促される。

3）アシドーシスの影響

がん組織での嫌気的解糖系の亢進と乳酸排出によりpH（水素イオン指数）が低下し，がん組織とその周囲は酸性に傾く。正常な組織では多くの反応が至適pH（pH 7.2～7.4付近）で行われるが，アシドーシス（pHが低下）により多くの正常な機能が阻害される。

4）血管新生の影響

がんおよびその周辺の組織では血管新生が亢進しており，血管内皮細胞やリンパ内皮細胞の増生・集積に伴い未熟な新生血管や新生リンパ管が入り乱れている。このため，わずかな刺激でも出血しやすい状態となっている。また，血管やリンパ管を通じたがん転移が起こりやすくなっている。

FDG：fluorodeoxyglucose，PET：positron emission tomography，
HIF：hypoxia-inducible factor，MDR 1：multi-drug resistant protein 1

(3) 個体レベル

正常では，食事由来のエネルギーが配分され各臓器において必要性に応じたエネルギー消費が行われる。摂食時には余分なエネルギーはグリコーゲンやトリグリセリドとして蓄えられ，空腹時には蓄えたグリコーゲンやトリグリセリドからグルコースをつくり出して血液中のグルコースを保つ。

一方，進行したがんにおいては，がん組織で多量のエネルギーを消費するため，通常の食事からではまかないきれず，正常組織の肝グリコーゲンの分解によるグルコース供給，筋肉の分解によりアミノ酸からの糖新生，トリグリセリドの分解からのグリセロールを経た糖新生などにより，グルコースが搾り出されてがん細胞へ供給されていく。また，がん細胞で産生された乳酸は肝臓においてグルコースに変換される（コリ回路）が，このときに1分子のグルコース産生のためにATPを6分子が消費するために，さらにエネルギーが消費されていく。このような状態が続くと，やせ，るい痩へと進み，ついには“悪液質（cachexia，カヘキシー）”の状態に陥る（表3.16）。また，悪液質では単なるエネルギー消費状態にとどまらず栄養の過剰投与によっても改善が難しい。悪液質の成立機序として，サイトカインやペプチド，炎症性細胞などがかかわり代謝異常が恒常化していることが考えられている。

表3.16　飢餓と悪液質の違い

	飢　餓	悪液質
食欲不振	なし	あり
基礎代謝	低下	正常～亢進
タンパク質分解	+	+++
脂肪と筋肉の分解	脂肪＞筋肉	脂肪＝筋肉
インスリン抵抗性	なし	+ ～ +++
CRP，TNF-α，IL-6	−	++
酸化ストレス	−	+

（若林秀隆，藤本篤士，編著：サルコペニアの摂食・嚥下障害，医歯薬出版，p.44-50，2012．より改変）

3.7.3.　免疫と代謝

がんとそれを排除する免疫システムは密接な関連がある。健常人においてもがん細胞は日常的に発生しており免疫システムにより排除されていることが知られている。

(1) 免疫とは

免疫とは元来「疫（流行り病）を免れる」ためのシステムとされているが，近年の研究から異物を排除する機構であることが解明されてきた。免疫系の詳しい解説は成書に譲るが，概説すると自然免疫と獲得免疫とから成っている（図3.34）。

1) 自然免疫

異物が侵入・発生すると早期に対処してそれらの排除に働く細胞群が存在し，これらによる免疫反応を自然免疫という。これらの細胞には，好中球・単球・マクロファージなど

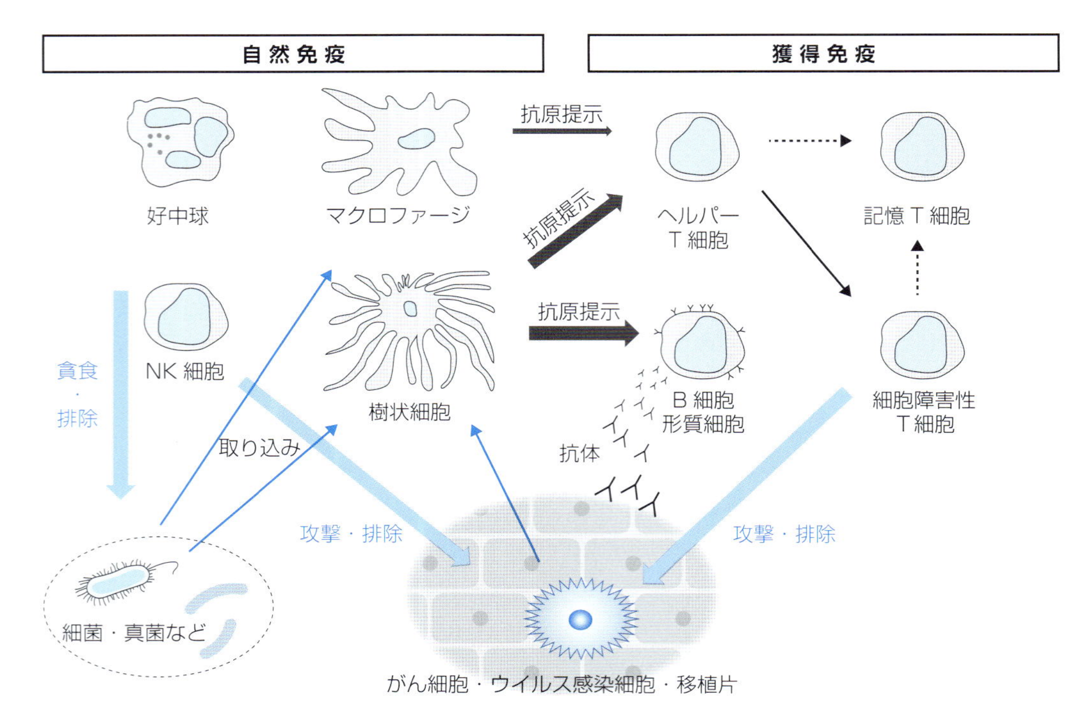

図3.34　免疫系の概要

の骨髄系の食細胞，高い細胞障害活性のあるナチュラルキラー（NK）細胞，自然リンパ球などが含まれる。これらの細胞では，異物の構造（例えば短い核酸の鎖や，細菌の外膜など）をパターンで認識して活性化する。

2）獲得免疫

獲得免疫は，異物を抗原として認識する。抗原特異的に反応して異物排除に働く細胞群によって構成されており，抗原提示細胞，Tリンパ球，Bリンパ球などが含まれる。抗原提示細胞により異物がペプチドの大きさまで分解されリンパ球へ提示される。リンパ球は，この抗原の特異的な一部（抗原決定基）を認識し，抗原決定基を認識するリンパ球のみが異物に対して強い攻撃を行う。Tリンパ球には，この異物攻撃の反応を助けるヘルパーT細胞と，異物を直接攻撃する細胞障害性（キラー）T細胞がある。それぞれに一度抗原を認識したTリンパ球は長期にその記憶を残しているメモリー細胞が存在し，2回目以降に異物が生じたときは速やかに対処できる。

3）抑制性細胞

異物に対するこれら免疫による反応により，炎症が惹起され組織破壊が起こる。しかしこの反応が延々と続くと生体にとってはダメージが大きい。そこで，これらの免疫反応を抑える役目の細胞（骨髄系抑制細胞や抑制性T細胞）も存在する。これらの抑制性細胞には上述の細胞障害性Tリンパ球におけるブレーキペダルにあたる分子のプログラム細胞死タンパク質1（PD-1）[※1]に結合してブレーキをかける分子PD-L1[※2]を発現しており，免疫反応にブレーキをかけている。これら細胞が適切に働いて免疫を調節している。

※1 programmed death-1（PD-1）：PD-1はT細胞の表面に発現している分子で，1992年に本庶佑らによって最初に報告された（2018年ノーベル生理学・医学賞受賞）。刺激されると免疫反応が抑制される。ただし命名当初に想定されたプログラム細胞死（アポトーシス）を起こす反応はみられない。

（2）がん免疫

がんと免疫系には密接な関係があり，健康時は免疫系が適切に働いてがんを排除しているが，がんに罹患すると免疫系は排除できなくなる。

1）がんの排除

がん細胞では，遺伝子変異がそのまま正常とは異なる分子の発現につながっているため，がん細胞は異物とみなすことができる。がん細胞で発現している正常とは異なる分子を，がん抗原と呼ぶ。がんが発生したとしても，がん細胞が少数であり，がん抗原が適切に免疫系に認識され，適切に排除されていればがんは発症しない。がんの発症は，がんの増殖が劇的に速い（例：染色体転座による増殖シグナルの亢進），がん細胞の免疫からの逃避（例：細胞障害性 T 細胞などのエフェクター細胞を寄せつけない），免疫システム自体の低下（例：免疫不全や老化などによる免疫力の低下）などの状態となったときである。

2）がんに罹患しているときの免疫系

がんを攻撃する細胞障害性Tリンパ球は，通常，グルコースから栄養を取り込み解糖系に依存してエネルギーを得て生理的 pH の範囲で働いている。このことから，がん組織中の低グルコース・アシドーシスでは疲弊状態に陥っており効果的な細胞障害活性を発揮できない。これに対して，免疫を抑制する役割のある制御性T細胞や骨髄系抑制細胞では，酸化的リン酸化に加えて脂肪酸酸化によりエネルギーを得ており，比較的低グルコースには強い性質がある。すなわち，がん組織中（がん微小環境と呼ぶ）では，バランスが免疫抑制に傾いており，がん細胞は免疫から逃れやすい環境にあるといえる（図 3.35）。

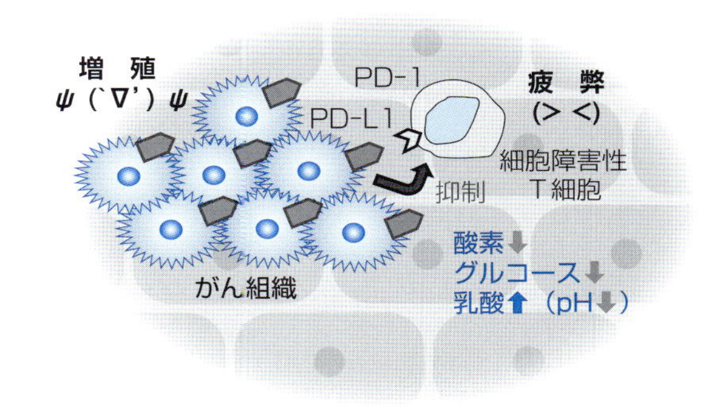

図３.３５　進行がん組織の微小環境

3.7.4.　治　　療

がんの治療においては，積極的に治すことをめざす根治療法と，積極的に治療を行わず症状緩和にとどめる緩和医療がある。また，根治療法の効率を高めること，あるいは，根治はめざさず全身状態を改善することを目的に栄養摂取を主眼においた支持療法がある。栄養は，がんの一次予防および再発予防において重要な位置を占める。

（1）標準治療，4 大療法

がんの根治をめざす治療法として，従来は，手術療法，化学療法，放射線療法の 3 大療法が知られていた。近年，自らの免疫の活性を利用した免疫療法が加わり，4 大療法と呼ばれつつある。これらの治療法のうち，その時点で科学的にもっとも効果のある方法としてすすめられる治療法を標準治療と呼び，その効果を示す根拠（エビデンス）がはっきり

※2 programmed death-Ligand-1（PD-L1）：PD-1 に結合する分子。リンパ球系の細胞や抗原提示細胞，非造血系の内皮細胞，間葉系幹細胞など幅広く恒常的に発現している。免疫活性を抑制的に制御（ネガティブフィードバック）する働きがある。がん細胞でも発現されており，がん細胞の免疫逃避手段の 1 つである。

と示されていることから信頼できるとされている。

1）手術療法

がんの病巣を手術により切除することで，根治をめざすものである。手術の前後に抗がん剤を投与する場合もある。術前投与は，がん病巣の縮小を狙ったものであり，術後投与は再発と転移の抑制を目的としたものである。

2）化学療法

抗がん剤を使った治療法である。転移があり手術ができない症例や，手術前後の投与を要する症例，手術を望まない患者の症例，血液のがんの症例（造血器腫瘍）において行われる。近年，がん細胞中の分子レベルの増殖機序の解明が進み，増殖にかかわる分子を特異的に抑制するような薬剤（化合物や抗体）“分子標的薬”が登場し，治療効果を上げている。

3）放射線療法

がん組織を標的に放射線をあて，殺細胞の効果を利用したものである。放射線にはアルファ（α）線，ベータ（β）線，ガンマ（γ）線がありそれぞれに特徴がある。また，近年，がん組織にホウ素を取り込ませた後に中性子を照射するホウ素中性子捕捉療法※1も開発されている。

4）免疫療法

がんに対して免疫の攻撃力を高める治療法である。開発初期には，自己のリンパ球を採取した後にリンパ球を増やして活性化させ再び体内に戻す活性化自己リンパ球移入療法が先進医療として行われてきたが，期待する効果を得られることが少なかった。近年は，免疫を抑制する分子を阻害することで，自己の抗腫瘍免疫を高める免疫チェックポイント阻害剤※2（p. 164）が登場，承認され広く用いられるようになった。その最初の例が抗PD-1抗体であり，免疫のブレーキペダルにあたるPD-1分子を阻害して，ブレーキを解除することにより抗腫瘍免疫を高める。また，Tリンパ球において人工的にがん抗原を認識する分子を発現させ，がん細胞のみを特異的に攻撃する治療法（キメラ抗原受容体（CAR）-T細胞療法）も登場しており，免疫療法はがんの種類によっては劇的な効果を上げている。

5）各種支持療法

上記4つの治療を効果的に行うために併用する治療法のことで，多くが対症療法である。例えば，術後の経腸・経管栄養や，化学療法における嘔気・嘔吐に対する薬剤，血球減少に対する増殖因子製剤などがこれに相当する。また，漢方薬の中には比較的緩徐ながら食欲不振・嘔気・嘔吐・下痢・便秘・抑うつ・興奮などに対して西洋医学とは異なるアプローチにより効果的なものがある。漢方薬は，補完代替療法（p. 165）の1つであり，エビデンスを有する支持療法として積極的に用いられている。

6）NST：栄養サポートチーム

NSTとは支持療法として最適な栄養管理を行うために，医師，歯科医師，看護師，薬剤師，管理栄養士，臨床検査技師，理学療法士，言語聴覚士，作業療法士，臨床工学士，歯科衛生士などで構成された医療チームをさす。1968年，大静脈へ直接点滴を行う中心静脈栄養（TPN）の普及に伴い米国において多職種で栄養管理を支援するチームの必要性

※1 ホウ素中性子捕捉療法（boron neutron capture therapy，BNCT）：中性子とホウ素の核反応を利用したがん治療法。ホウ素（Br）は中性子があたると殺細胞効果のあるヘリウム核（α線）とリチウム（Li）核を放出する。あらかじめ点滴などによりホウ素薬剤をがん細胞へ取り込ませておき，体外から中性子線をあてて，がん組織中でα線とLi核を発生させてがん細胞を攻撃する。これら粒子は，組織中では細胞1個分程度しか飛散しない。周囲の正常細胞への影響はほとんどなく副作用の低い治療法として注目されている。

が叫ばれ，1973年ボストンシティー病院で初の本格的なNST活動が開始されるに至り，以後，全米，全世界へ広がったとされている。適切な栄養補給の方法の提案や，病気の回復や合併症の予防に有用な栄養管理方法の提案などを行うことが主な業務である。NSTはがん診療においては悪液質を避け，治療成績や予後の改善につながる重要な役割を果たしている。

まずは個々の患者の栄養状態を適切に把握するため，栄養アセスメントを行うことが重要である。主な評価項目を表3.17に示す。

表3.17　栄養アセスメントに伴う評価項目と指標

評価項目	指　標
栄養摂取状況	摂取栄養素の種類・割合・摂取量，薬剤・サプリメントの摂取状況，栄養に関する興味・知識・ポリシー・態度，身体活動，食環境，生活の質　など
履歴・既往歴	年齢，性別，嗜好品，喫煙歴，病歴，家族歴，治療歴，補完・代替医療歴，緩和ケア，社会的履歴（生活環境，職業，家庭状況，宗教，ストレス，運動，学歴）　など
身体所見・症状	外見，皮膚の状態，筋肉・脂肪のつき方，嚥下機能，食欲，貧血の兆候　など
身体計測データ	身長，体重，成長パターン指標，身体組成，体型　など
臨床検査データ	尿検査，便検査，血液検査，生化学検査，血液ガス分析，生理学的検査，画像診断情報，内視鏡検査，病理学的検査　など

（日本栄養士会監訳：国際標準化のための栄養ケアプロセス用語マニュアル，第一出版，2012. より改変）

アセスメントに基づき，種々の栄養指標が用いられて評価が行われる（表3.18）。患者自身で行う項目が含まれるPG-SGAは，患者ごとの症状を特定しやすく，点数化による優先順位をつけやすいなどの利点がある。これらの指標を参考に，栄養管理を行うことで疾患からの早期回復へとつなげていく。以下，各治療法により重要とされる点をまとめた。

①手術療法　術前・術後の栄養管理において積極的な介入が行われており，とりわけ消化器癌では重要である。大腸癌手術患者に用いられているERASは入院前から術後まで広く評価することから多くの情報が得られる。

②化学療法　副作用として頻度が高い食欲不振・味覚障害・口内炎・悪心・嘔吐・下痢・便秘などの消化器症状に対処することが求められる。疼痛対策やビタミン欠乏，電解質異常などにも注意が必要である。

③放射線治療　疼痛管理や栄養介入は重要である。特に頭頸部癌では放射線治療を選択する頻度が高く，口腔ケアにも細心の注意が必要である。

がん診療においては，医療施設内だけでなく在宅で診療を行う患者の割合も高く，在宅栄養管理や指導が重要になっている。方法として，在宅経腸栄養，経鼻経管栄養，経瘻孔栄養，経静脈栄養などがあげられ，医療・介護スタッフとの連携により実現できる内容もあるため，これらのスタッフは広義のNSTと捉えることができる。また，治療方針（根治療法か，あるいは緩和医療なのか）とのすり合わせも必要である。さらに，終末期医療と向き合うことも多く，客観的な指標に基づく栄養管理は基本的業務であるが，食事や栄養摂取において患者の希望に寄り添うことも必要なサポートといえる。

NST：nutrition support team，TPN：total parenteral nutrition，
ERAS：enhanced recovery after surgery

表3.18　主な栄養アセスメント

アセスメント法	概　要
SGA (subjective global assessment)	1980年代に導入された評価法。体重減少，食事摂取，消化器機能，身体所見等から評価者が主体的に3段階評価。
PG-SGA (patient-generated SGA)	1994年に提案。がん患者の栄養スクリーニングツールとして米国で採用。がん患者特有の症状や身体活動・機能を点数化。患者自己記入の項目もある。
MNA (mini nutritional assessment)	高齢者（65歳～）の栄養状態評価ツール。BMI，食事摂取，食環境等を含む。
MUST (malnutrition universal screening tool)	2003年英国にて提案。BMI，最近3～6か月間の体重減少，最近5日間の栄養摂取状況等。点数化による客観的評価。
NRS2002 (nutritional risk screening)	欧州で提案。初期スクリーニングと最終スクリーニングで構成。体重減少，食事摂取量の変化，疾患のストレスをスコア化。
PNI (prognostic nutrition index)	術後の低栄養による合併症の発症リスクを推測する指標。 Buzbyら（1980）：PNI(%)＝158－(16.6×アルブミン)－(0.78×上腕三頭筋部皮厚)－(0.22×血清トランスフェリン)－(5.8×遅延型皮膚過敏反応) 50以下：高リスク 40以上50未満：中間， 40未満：低リスク 小野寺ら（1984）：PNI＝(10×アルブミン)＋(0.005×総リンパ球数) 40以上：切除・吻合禁忌 40未満：切除・吻合可能
PINI (prognostic inflammatory and nutrition index)	サイトカイン産生や体重減少，悪液質を評価。死亡率や長期入院を予測。 PINI＝(α1酸性糖タンパク×CRP)/(アルブミン×トランスサイレチン) 21～30：高リスク 11～20：中程度 1～10：低栄養リスク 1未満：良好
GPS，mGPS (Glasgow prognostic score, modified GPS)	がん患者の予後評価法。AlbとCRPの値で分類。スコアと死亡率が相関する。 GPS：スコア0：Alb≧3.5，CRP<1 スコア1：Alb<3.5 スコア1：CRP<1 スコア2：Alb<3.5，CRP<1 mGPS（McMillan）：スコア0：Alb≧3.5，CRP<1 スコア0：Alb<3.5 スコア1：CRP<1 スコア2：Alb<3.5，CRP<1 mGPS（三木）：A群：Alb≧3.5，CRP<0.5 B群：Alb<3.5，CRP<0.5 C群：CRP≧3.5，CRP≧0.5 D群：Alb<3.5，CRP≧0.5
PS (performance status)	終末期がん患者の全身状態の評価尺度。グレード0～4のうち0～1では積極的治療。
ERAS (enhanced recovery after surgery)	2004年大腸癌切除症例を対象に発表。7つの局面（入院前，術前，術中［麻酔］，術中［外科］，周術期［侵襲低減］，周術期［リハビリテーション・栄養］，術後）の中に，疼痛コントロール，腸管機能の維持，早期離床などの要素が盛り込まれ，術後の早期の回復を目的としている。

Alb：albumin

（臨床栄養 Vol. 129，No. 4，2016.9 臨時増刊より著者作成）

※2 免疫チェックポイント阻害剤：免疫チェックポイントとは，異物の攻撃を行うT細胞およびそのT細胞を抑制する細胞において発現する膜表面の結合分子群のことをさす。例えばT細胞表面上のPD-1，それに結合する各種細胞上のPD-L1があげられる。このほか，T細胞上のCTLA-4（結合分子はCD80/CD86），TIM-3（結合分子はGaectin-9）などがある。これらの結合を阻害するのが免疫チェックポイント阻害剤であり，T細胞の機能抑制を解除して抗腫瘍免疫を高める効果がある。抗体による阻害剤がまず応用され，抗PD-1抗体，抗PD-L1抗体，抗CTLA-4抗体などが治療に用いられている。

7）補完代替療法

補完代替療法とは，前述の通常の医学を「補完する」あるいは「代替する」医療のことをさし，漢方薬，食品や食品の摂取方法（健康食品，断食療法，菜食療法など），マッサージ・各種施術・療法が含まれる。直接的な抗腫瘍効果は認められないものの，抗酸化作用や免疫力の向上などの効果により間接的に効果を上げていると考えらえる。日本では約半数，米国では3～7割のがん患者が利用しているという報告があり，通常の医療とは連携せず患者独自で取り入れている例が少なくない。その理由として，効果を実感できる場合もあるが，効果がはっきりみられないことやさらには健康被害に至るものもあるからである。エビデンスに乏しいにもかかわらず誇大に効果を謳った治療方法や薬，民間療法などが横行しており注意が必要である。ただし，近年においては患者中心の医療，選択の自由を重視する考え方が広く普及していることから，補完代替療法の導入は患者と医療提供側の適切なコミュニケーションに基づいて，患者が納得できる選択・行動を促すことが重要である。

3.7.5.　予　　防

予防は目的によって３つに分類される。一次予防は，疾病を避け健康向上ためのものであり，生活習慣の改善，健康教育，予防接種（ワクチン）が含まれる。二次予防は，疾病の早期発見のためのものであり検診が含まれる。三次予防は，罹患後の状態の改善や重症化を防ぐものでありリハビリテーションや機能回復の治療が含まれる。一般に，予防という場合は罹患のリスクを下げる一次予防をさすことが多い。

（１）外因性因子の回避

がんの発症リスクを下げるには，原因となる要因を避けることが重要である。がん発症には内因性因子（遺伝因子）と外因性因子（環境因子）があげられるが後者は対処しやすいことから，予防のターゲットとして重要である。環境因子には，喫煙，感染，飲酒，食物・栄養，身体活動，体格，化学物質などがあげられる。喫煙はもっとも関連が強く，肺癌，食道癌，膵臓癌，胃癌，大腸癌，肝細胞癌，子宮頸癌，頭頸部癌，膀胱癌，乳癌との関連が示されている。飲酒は，肝細胞癌，食道癌，大腸癌，乳癌と関連がある。その中でも食生活において，特に食塩の多い食事，野菜の摂取不足，熱い飲食物の摂取などが，胃癌，食道癌，肺癌，大腸癌の発症リスクにかかわっている。定期的な運動や肥満の有無も発がんリスクとかかわっている。また，ウイルスや細菌の感染は直接的に発がんのリスクにかかわっており（表3.19），感染の予防やワクチン接種が重要となってくる。普段からの嗜好行動，生活習慣，食生活を見直し，リスクを低める行動変容が重要である。

（２）食　　事

食事とがんの関連性は世界中で研究されている。代表的な成果として，1990年米国立がん研究所（NCI）を中心に「デザイナーフーズ計画」，すなわち植物性食品成分（約40種）

NCI：National Cancer Institute

表3.19　発がんリスクにかかわる微生物

ウイルス	関連するがん
ヘリコバクター・ピロリ菌	胃癌
ヒトパピローマウイルス（HPV）	子宮頸癌，肛門周囲癌，陰茎癌
エプスタイン・バーウイルス（EBV，HHV-4）	バーキットリンパ腫，上咽頭癌，胃癌
カポジ肉腫関連ヘルペスウイルス（HHV-8）	カポジ肉腫，原発性体腔性リンパ腫
B 型肝炎ウイルス	肝細胞癌
メルケル細胞ポリオーマウイルス（MCV）	メルケル細胞癌
ヒト T 細胞白血病ウイルス（HTLV-1）	成人 T 細胞白血病
C 型肝炎ウイルス（HCV）	肝細胞癌

（小熊恵二　他：シンプル微生物学（改訂第 6 版），南江堂，p. 260，2018．より著者改変）

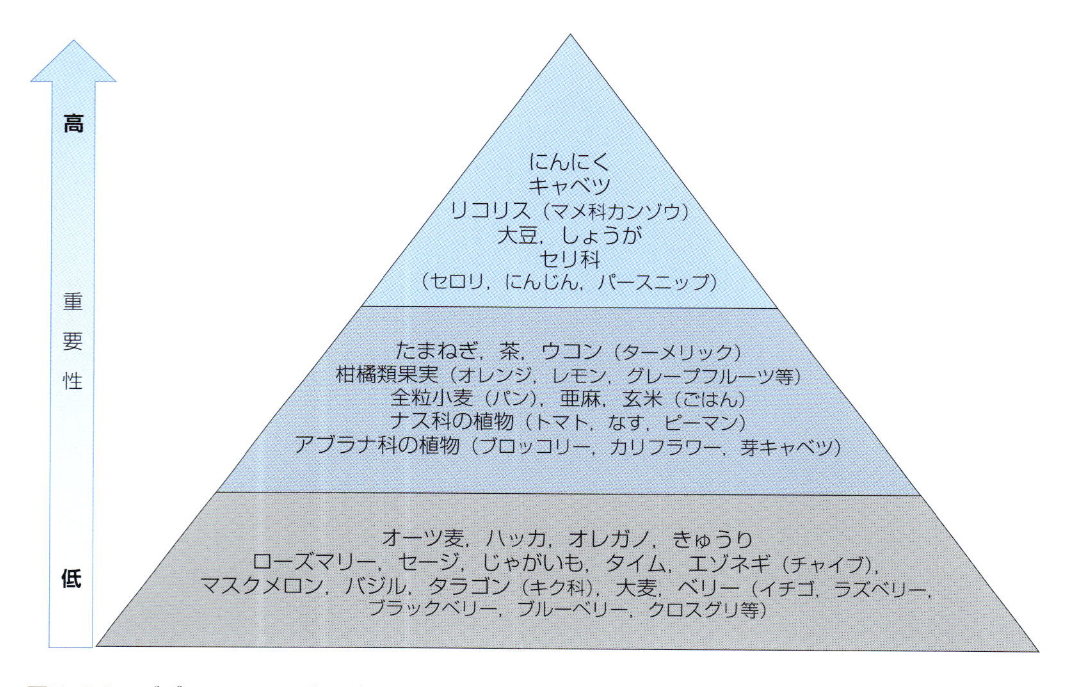

図3.36　デザイナーフーズのピラミッド（1990 年米国）

によるがん予防の提唱があげられるが，2000 年代になって中止となっている（図 3.36）。その後，酸化ストレスの軽減（表 3.20），免疫反応のサポート，日本食の研究，腸内細菌叢の研究など様々な研究が続けられている。しかしながら，実験室レベル・動物実験・限定的調査で効果がみられるものの，実臨床で大規模な調査を行うと有意な効果がみられず，エビデンスが低いのが現状である。何らかのエビデンスがある食品の中には「機能性表示食品」として事業者の責任で商品パッケージに機能性を表示するものもある（第 2 章 6. 非栄養素を参照）。また，数少ない大規模調査でのエビデンスとして高齢者に対するマルチビタミン投与が約 8％のリスク低減が得られたという報告がある。投与対象，方法，用量によってはエビデンスが得られる可能性もあり今後の研究の発展がまたれる。

表3.20 主要な抗酸化食品因子

分類	化合物名	食品例
アスコルビン酸	ビタミンC	ナッツ類，野菜，果物，油糧種子など
トコフェロール類	ビタミンE	ナッツ類，野菜，果物，油糧種子など
カロテノイド類	βカロテン，リコピンなど アスタキサンチン	野菜，果物 海産物
フラボノイド類		
フラボノール類 イソフラボノイド類 カテキン類	ケルセチン，ケンフェノールなど ダイゼイン，ゲネステインなど エピカテキン，エピカテキンガレートなど	たまねぎ，ブロッコリー 大豆製品 茶，ココアなど
カテキンオリゴマー類	エピガロカテキンオリゴマー	ココア，チョコレート，赤ワインなど
アントシアニン類		穀類，豆類，野菜，果物など
コーヒー酸誘導体	クロロゲン酸 オリザノール	大豆，コーヒー 米種子
リグニン類	セサミン，セサモリン，セサミノール配糖体 エンテロラクトン類	ゴマ種子 亜麻種子，オーツ麦
メラノイジン類	——	発酵大豆，しょうゆ，みそなど
アミノ酸，ペプチド	——	魚肉，大豆
テンペルノイド類， クルクミノイド類	クルクミン	ハーブの一部
アミノ酸	グルタチオン	ブロッコリー，豚肉など
その他	コエンザイム（CoA)-Q10，αリポ酸， フィチン酸など	——

※第2章2.6. 非栄養素を参照

（大澤俊彦：がん予防と食品．日本食生活学会誌，20(1)，2009．を基に著者作成）

引用文献

1) Randolph-Quinney, P. S. *et al.*: Osteogenic tumour in Australopithecus sediba: Earliest hominin evidence for neoplastic disease. South African Journal of Science, 112 (7/8), 7, 2016.
2) Odes, E. J. *et al.*: Earliest hominin cancer: 1.7-million-year-old osteosarcoma from Swartkrans Cave, South Africa. South African Journal of Science, 112 (7/8), 5, 2016.

参考文献

・がん情報サービスホームページ：科学的根拠に基づくがん予防（https://ganjoho.jp/public/pre_scr/cause_prevention/evidence_based.html）
・厚生労働省『「統合医療」に係る情報発信等推進事業』ホームページ（https://www.ejim.ncgg.go.jp/public/index.html）

第4章
スポーツと分子栄養学

［学習のポイント］
- ミオシンのタイプによる，速筋，遅筋の特性差
- ヘプシジン，エリスロポエチンによる，造血の制御
- AMPK による，運動時の GLUT4 による糖質取り込み制御
- PGC-1α による，持久運動能力にかかわるミトコンドリア新生作用
- mTORC1 による，筋タンパク質合成の制御

近年，日本人の平均寿命が延伸するにつれて健康寿命という考え方が着目されるようになってきた。健康寿命の延伸のためには，高齢期において筋肉の萎縮や骨や関節の疾患など，いわゆるフレイルの予防が鍵となる。そのために食の面においては，高齢になると食欲が低下することを念頭におき，タンパク質や糖質といったエネルギーのある栄養素を十分に摂取する必要がある。それとともに，運動習慣を積極的に取り入れることが推奨される。

このように，健康の維持・増進において，栄養と運動は不可分な関係にある。スポーツ栄養学の理論は，これまでは競技選手のパフォーマンス向上を主な目的として発展してきたが，それにとどまらず，広く一般人が自身の QOL 向上のために学び実践するべきものである。

4.1. 筋収縮と ATP

筋原線維は，ミオシン線維，アクチン線維と呼ばれる２種の線維状タンパク質から構成される。ミオシン線維の束とアクチン線維の束は，互いの隙間に入り込むように重なり合って存在している。これらの重なり部分の長さは，筋肉の弛緩時にはわずかである。収縮時には，ミオシン線維がアクチン線維の隙間に深く入り込むために重なり部分が増える。これによって筋肉の全長が短くなることが筋収縮である（図 4.1）。ミオシン線維は，多数のミオシン分子が特定の配列で重合して構成されている。ミオシン分子は，頭部，尾部と呼ばれる部分があり，ミオシン線維の外側面から全周囲にわたって多数のミオシン頭部が突出している。

ミオシン頭部は ATP 分解酵素であり，ATP と結合して ADP に分解する際に首振り運動を行う。ミオシン線維から突出した多数のミオシン頭部がアクチン線維と結合して首振

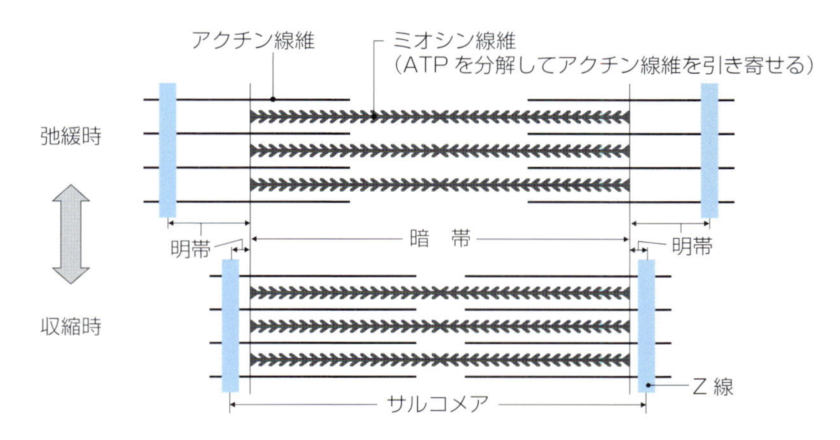

図4.1 ミオシンとアクチン

り運動を行うことで，ミオシン線維がアクチン線維の隙間に深く入り込む。すなわち，筋収縮の際には，ミオシン線維では分子レベルでの運動がみられる。一方，アクチン線維は静的な分子である。

なお，筋収縮の直接のエネルギーはATPである。糖質，指質，タンパク質といったエネルギー産生栄養素は，消化・吸収された後，筋肉細胞に輸送されて細胞内でATPに変換されることで初めて筋収縮のエネルギーとなる。

(1) 速筋と遅筋

長距離選手では遅筋（赤筋）が発達しており，短距離選手では速筋（白筋）が発達している。この性質の違いには，両者を構成するミオシン分子の違いが関係している。遅筋に多く存在するタイプⅠのミオシンは，収縮速度が遅いが，疲労耐性が高い。一方，速筋に多く存在するタイプⅡのミオシンは，さらに3種類に分類され，タイプⅡa，Ⅱx，Ⅱbの順に速筋としての性質が強くなる。こうした要素のほかに，遅筋と速筋の違いとして，解糖系の酵素活性，ミトコンドリア量，酸化酵素活性などがある（表4.1）。なお，筋肉の性質やサイズはトレーニングのタイプや食事によって変化する。

表4.1 ミオシンの性質

性質＼タイプ	遅筋	速筋		
	Ⅰ	Ⅱa	Ⅱx	Ⅱb
収縮速度	遅い	速い	速い	速い
発揮張力	小さい	大きい	大きい	大きい
疲労耐性	高い	中間	中間	低い
解糖系酵素活性	低い	高い	高い	高い
酸化酵素活性	高い	高い	高い	低い
ミトコンドリア	多い	中間	中間	少ない

（勝田茂 他：運動生理学20講，朝倉書店，2015．を参考に著者作成）

4.2. 筋収縮のエネルギー源

ヒトの体内には，エネルギー源となる様々な分子が存在している。筋収縮の直接のエネルギー源であるATPは反応性に富む分子であるため，エネルギーを貯蔵する目的には適さない。そのため，筋肉内に貯蔵されているATPの量はきわめて少なく，運動時間にして数秒程度でADPに変換されて枯渇する。そのため，ADPはほかの反応から発生したエネルギーを用いてATPへ再合成される。その反応には，体内に貯蔵されたクレアチンリン酸，糖質，脂質，タンパク質が用いられる。

ATPの再合成経路は表4.2に示すように3通りに区分される。日常生活ではエネルギー源になる分子の貯蔵量が十分にある有酸素系の再合成経路が用いられるが，運動強度が高くなるほど反応速度が速い解糖系やATP-CP系の再合成経路を用いる必要がある。解糖系によって高い運動強度を持続するためには，エネルギー源になるグリコーゲン分子の貯蔵量を増やすか，運動中の糖質補給によって供給し続ける必要がある。

表4.2　3つのエネルギー供給経路の特徴

	ATP-CP系	解糖系	有酸素系
エネルギー基質	ATP，PC	グリコーゲン	グリコーゲン，脂肪，（乳酸）
エネルギー供給量 (cal/kg)	少ない (100)	多い (230)	理論的には無限 (∞)
エネルギー供給速度 (cal/kg/秒)	きわめて速い (13)	速い (7)	遅い (3.6)
エネルギー供給持続時間 (秒)	短い (7〜8)	長い (32〜33)	理論的には無限 (∞)
合成場所	細胞質	細胞質	ミトコンドリア
酸素の必要性	不要	不要	必要

(R. Margaria. *Int. Z. Angew. Physiol.*, 25. 352, 1968. を著者訳，改変.)

(1) 有酸素系

有酸素系とは，エネルギー産生栄養素，主に脂質と糖質から酸素を用いてエネルギーを取り出す代謝経路である。有酸素系では，脂肪酸からはアセチルCoAやケトン体が，グルコースやグリコーゲンからはピルビン酸や乳酸が生成し，CO_2と水とATPに変換される。その際，ミトコンドリアに存在する脂肪酸β酸化経路・クエン酸回路・電子伝達系，および細胞質の解糖系が協調的に用いられる。内臓脂肪や皮下脂肪，骨格筋内脂肪に蓄積されているトリグリセリドのエネルギー量は莫大であるため，理論上有酸素系の運動強度は無限に継続することが可能である。

有酸素系は，日常生活から中強度の運動で主に用いられる代謝経路であり，エネルギー産生には酸素を必要とする。有酸素系によるエネルギー産生を阻害する最大の要因は，酸素の供給不足である。酸素は電子（水素）受容体であり，脂肪酸のβ酸化経路やクエン酸回路で生成したNADHから水素原子(電子)を受け取ってNAD^+に戻すために用いられる。

PC：phosphocreatine

(2) 解　糖　系

解糖系は細胞質に存在し，グルコースやグリコーゲンからピルビン酸を生成する過程で無酸素的に ATP を産生することができる。解糖系の反応は酸素を必要とせず，ATP 産生速度が比較的速いため，中強度の運動（60～85% VO_2max）における主要なエネルギー供給経路である。しかし，グルコースやグリコーゲンの貯蔵量は，1～1.5 時間の中強度運動で枯渇する。そのため，中強度運動を持続するためには，運動前や運動中の糖質補給が重要となる。

解糖系では，グルコースがピルビン酸に変換されると同時に，細胞質内の NAD^+ が NADH に変換される。その結果，起こる NAD^+ の減少は，解糖系の阻害要因になる。乳酸脱水素酵素（LDH）は，ピルビン酸から乳酸をつくる反応で NADH を NAD^+ に戻して，解糖系の進行を助ける（図 4.2）。すなわち，乳酸は酸素が不足している条件で解糖系を安定して働かせるために生成される分子である。

LDH は，骨格筋と心筋で異なる性質をもつアイソザイムで，H 型（心臓型）と M 型（骨格筋型）の 2 つのサブユニットからなる四量体である。骨格筋には M 型が 4 つからなるアイソザイム LDH5（M4）が存在し，高濃度のグルコース存在下で高い活性を示す。一方，心臓や赤血球などは H 型が 4 つや 3 つからなるアイソザイム（LDH1（H4）や LDH2（H3M1））を含み，グルコースによって活性が阻害される。そのため，高強度運動時に骨格筋では解糖系が亢進して積極的に乳酸が生成され，NAD^+/NADH 比の低下を抑制する。心筋は骨格筋に比べて好気的環境にあるため，解糖系にエネルギー産生を依存する必要性が低い。心筋では，骨格筋で産生された乳酸をエネルギー源として利用する[1)]。

臓器間の乳酸の移動に重要な役割を果たすのが，モノカルボン酸輸送体（MCT）である（図 4.3）。MCT は細胞膜に存在し，乳酸，ピルビン酸，ケトン体など，モノカルボン酸を濃度およびプロトン依存的に細胞内外へ輸送する。MCT は，MCT1 から MCT14 まで，14 種類のサブタイプが知られている。そのうち骨格筋では主に MCT1 と MCT4 が主要な

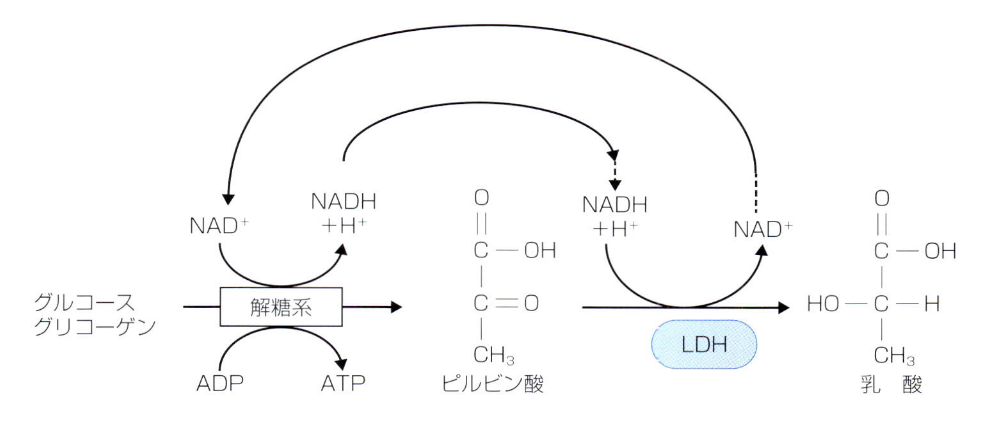

図 4.2　乳酸脱水素酵素（LDH）

LDH : lactate dehydrogenase, H : heart, M : muscle, MCT : monocarboxylate transpoter

役割を担っている。全身に発現しているMCT1と比べて，MCT4は，骨格筋，特に速筋に強く発現しており，乳酸との親和性も高い[2,3]。高強度運動トレーニングによって，*MCT4*の遺伝子発現量は速やかに上昇する[4,5]。

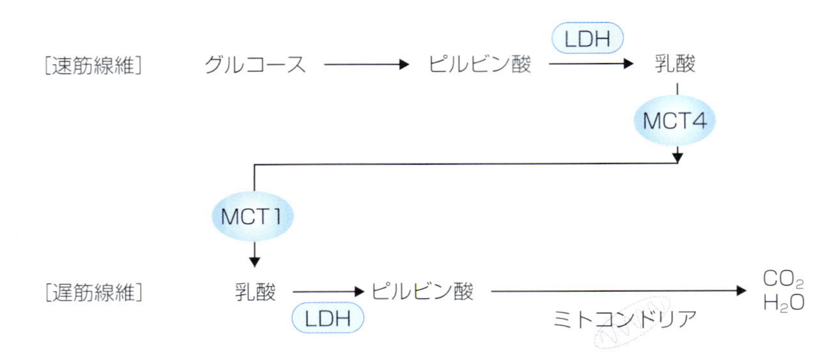

図4.3　モノカルボン酸輸送体（MCT）

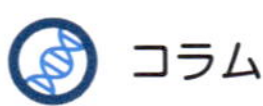

「ヒトはハイブリッド車と同じ」

ハイブリッド車が，燃費がよく，かつ力強いのは，ガソリンエンジンと電気で動くモーターをうまく使い分けているからである。ガソリンエンジンは，一定速度で動くときに燃費がよく，燃焼に酸素が必要であるものの，燃料（ガソリン）を多量に貯蔵できる。モーターは，加減速しても効率が変わらず，動作に酸素は不要であるが，バッテリーに貯蔵できる電気量はガソリンと比べると少ない。

ヒトも，ハイブリッド車とよく似ている。有酸素系は，一定ペースの運動時に使える代謝経路であり，燃焼に酸素が必要であるものの，体脂肪として多量の燃料を貯蔵できる。解糖系は，加速時など運動強度が変動するときや有酸素系では出力が不足するときに補う代謝経路である。また，解糖系は酸素が不要であるものの，貯蔵できる糖質量は体脂肪と比べるとはるかに少ない。つまりヒトが高強度運動を持続するためには，トレーニングによって有酸素代謝能力を高めることと，食事を工夫して糖質の貯蔵量や運動中の補給量を増やすことが必要である。

表　ヒトとハイブリッド車

	ヒト		ハイブリッド車	
	有酸素系	解糖系	エンジン	モーター
燃　料	体脂肪	グリコーゲン	ガソリン	電気（バッテリー）
燃料貯蔵量	多い	少ない	多い	少ない
酸素の必要性	必要	不要	必要	不要
加減速	不得意	得意	不得意	得意

（3）ATP-CP経路

短時間超高強度運動における主要なエネルギー供給経路である（図4.4）。クレアチンリン酸（PC）をエネルギー源として，クレアチンキナーゼ（CK）によってATPの再合成を

PC：p. 170参照，CK：creatin kinase

行う。反応に酸素を必要とせず，1段階の反応でATPが生成するために，反応速度がもっとも速く，高強度運動に必要な大量のATPを供給することができる。しかし，クレアチンの貯蔵量は少なく，10秒程度の短時間超高強度運動で枯渇する。

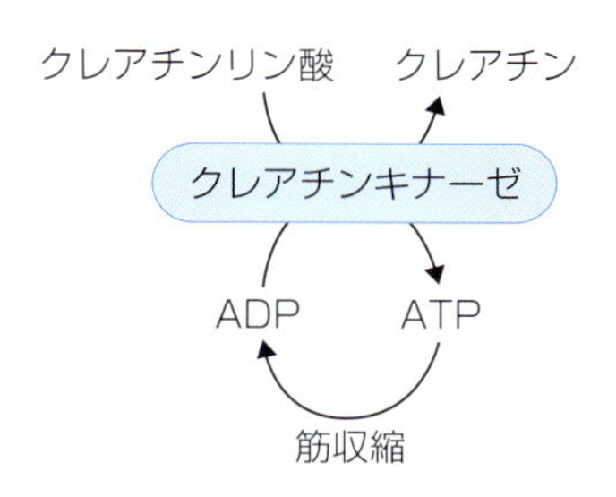

図4.4　ATP-CP経路

クレアチンキナーゼは，骨格筋や心筋に大量に含まれている酵素である。血液検査でクレアチンキナーゼ活性が上昇すると，骨格筋や心筋細胞の損傷が疑われる。前者はトレーニングによる筋損傷等が，後者は心筋梗塞等が原因となる。この両者は同じ酵素活性をもつが，分子構造が異なるアイソザイムである。クレアチンキナーゼは二量体分子であり，B型（脳型）またはM型（骨格筋型）の2つのサブユニットからなる。CK-BBは脳，膀胱，胃，結腸，CK-MBは心臓組織，CK-MMは骨格筋にみられる。近年は，ミトコンドリアにもクレアチンキナーゼのアイソザイムが存在することが報告されている。

クレアチンは，アルギニンとグリシンを材料として，腎臓から肝臓を経由して合成される。また，クレアチンリン酸の貯蔵量は，高強度運動の持続時間と関連している。肉や魚に多く含まれているので，瞬発的な筋力運動を行う選手ほど意識してクレアチンを含む食品を摂取することがすすめられている。

4.3.　酸素運搬能とスポーツ

競技選手，特に持久系競技選手は，赤血球が多いほど高いパフォーマンスを発揮することができる。しかし，過剰なトレーニングを行う選手には，運動性（溶血性）貧血や，鉄欠乏性貧血が多くみられる。ビタミンB_{12}や葉酸の不足による悪性貧血，巨赤芽球性貧血も含めると，競技選手には様々な貧血のリスクがある。

(1) エリスロポエチン

ヘモグロビンは，赤血球中に存在する四量体のタンパク質である。ヘモグロビン分子の4つのサブユニットにはいずれも鉄イオンが含まれており，酸素分子と結合して体内の組織に運搬する。ヘモグロビン産生は骨髄で行われるが，その産生は腎臓で産生されるエリスロポエチンによって促進される。

エリスロポエチンは腎臓で産生されるペプチドホルモンである。末梢での低酸素状態によるエリスロポエチンの産生には，低酸素誘導性転写因子（HIF-1）という転写因子がかかわる。HIF-1はαサブユニットとβサブユニットからなるヘテロ二量体で，HIF-1αサブユニットは低酸素条件下で安定化し，細胞核へ移行する。安定化したHIF-1αサブユニットは転写因子として働き，腎臓の間質細胞などでエリスロポエチン遺伝子の発現を活性化させ，エリスロポエチンを合成する。さらに，HIF-1αサブユニットの低酸素にお

B：brain

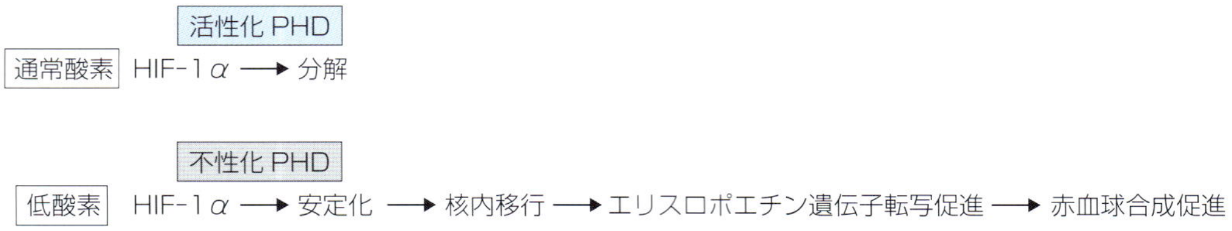

図4.5　エリスロポエチンと赤血球合成

ける安定化にかかわる酵素が，プロリルヒドロキシラーゼ（PHD）である。PHDは酸素が豊富な状態ではHIF-1αサブユニットを分解することでHIF-1活性を抑制する。しかし，低酸素条件下ではPHDの活性は低下するため，HIF-1αサブユニットが安定化されて転写活性を発揮する（図4.5）。また，HIF-1の活性化は赤血球合成を高めるだけでなく，血管新生を誘導する作用ももち，総合的に有酸素系の代謝能力を高める。

高所トレーニングや低酸素トレーニングは，前述のHIF-1の特性を利用して赤血球の合成を高める方法である。なお，エリスロポエチンやその誘導体はドーピングの禁止薬物に指定されている。

 **コラム**

「エリスロポエチン受容体の変異と競技パフォーマンス」

フィンランドのイーロ・マンチランタ選手は，伝説的なクロスカントリースキー選手でオリンピックや世界選手権で多数のメダルを得ている。クロスカントリースキーは全身持久力を必要とされる競技であり，マンチランタ選手のヘモグロビン濃度は18〜23 g/dLときわめて高かった（基準値は男性で約14〜18 g/dL）。彼の血縁関係にはヘモグロビン濃度が高い人が多く，研究の結果，エリスロポエチン受容体に変異（EPOR 6002　G→A）があることがわかった。この変異をもつ受容体は，通常の受容体よりも活性が高くなるため，ヘモグロビン濃度が高くなる。血縁者の中にはこの変異をホモでもつものがいなかったことから，この変異はヘテロで発現して，ホモだと致死になると考えられている。

（２）ヘプシジン

競技選手には鉄欠乏性貧血の選手が多くみられる。鉄は吸収率が低い栄養素であり，食事の際には，ビタミンCを同時に摂取することや，カテキンの同時摂取を避けるなどの注意が必要である。しかし，注意して鉄を摂取しても症状が改善しないことがある。

鉄の利用効率を抑制するホルモンとして肝臓で産生されるヘプシジンがある。ヘプシジンが増加すると，腸管での鉄の吸収やマクロファージによる鉄の再利用にかかわるタンパク質のフェロポーチンが分解され，血液中への鉄の取り込みが抑制される（図4.6）。

ヘプシジンの発現を促す要因として，体内の貯蔵鉄の増加，赤血球の新生のほかに，炎

PHD：prolyl hydroxylase，EPOR：erythropoietin receptor

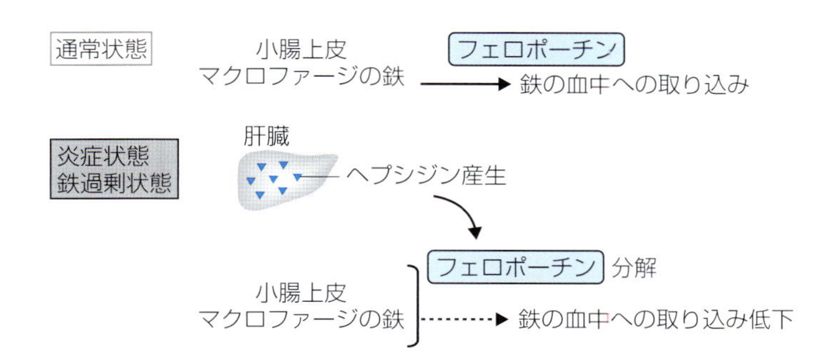

図4.6　ヘプシジンと鉄の吸収利用

症反応がある。そのため，激しい運動を行っている選手では，筋収縮によって骨格筋から炎症性サイトカインであるインターロイキン6（IL-6）が分泌され，ヘプシジンを誘導して鉄の栄養状態が悪化する。糖質摂取量が不足した状態で激しいトレーニングを継続すると，運動時の炎症反応によるIL-6の分泌を介してヘプシジン濃度が増加する結果，鉄の栄養状態が悪化する可能性が指摘されている。このことは，長時間トレーニングを行う際の糖質摂取の重要性を示している。

4.4.　運動強度に伴う糖質の利用

運動強度の増加に伴い，糖質と脂質の利用割合が変化する。運動強度が歩行など低強度であれば，主に体脂肪に由来する脂肪酸が利用される。運動強度が中強度（VO_2max の 60％程度）に至ると，脂肪酸の利用は徐々に減少して，糖質，特に筋グリコーゲンの利用量が増大しはじめる（図4.7）。このときの運動強度を，血液中の乳酸濃度が上昇をはじめることから，乳酸閾値という。

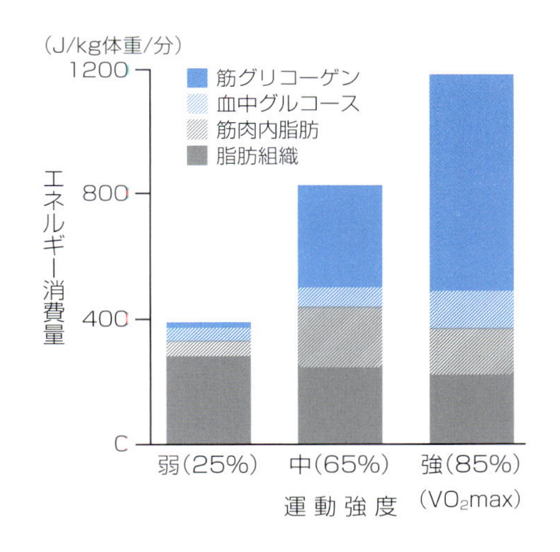

図4.7　運動強度と利用エネルギー基質
（Romijn JA, 1993. を著者訳，改変）

（1）運動によるPFK1の活性化

運動強度の増加に伴う，脂質から糖質へのエネルギー基質の変化にかかわる分子がホスホフルクトキナーゼ1（PFK1）である。PFK1は，解糖系の律速酵素の1つであり，フルクトース-6-リン酸（F6P）をフルクトース-1,6-ビスリン酸（F1,6BP）に変換する反応を触媒する。通常の安静時において，PFK1は細胞内の高いATP/AMP比によってアロステリック阻害を受けて解糖系を抑制している。運動強度が増加すると，ATP/AMP比が減少してPFK1の抑制が解除され，解糖系が亢進してグリコーゲンや血中グルコースの利用が高まる（図4.8）。

PFK1：phosphofructokinase 1

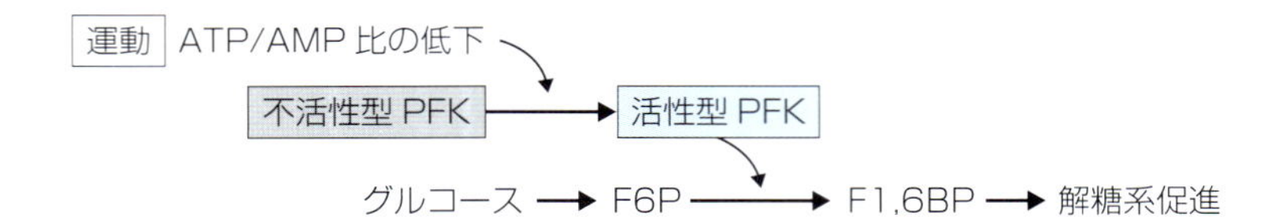

PFK：ホスホフルクトキナーゼ，F6P：フルクトース-6-リン酸，F1,6BP：フルクトース-1,6 ビスリン酸

図4.8　ホスホフルクトキナーゼと解糖系のアロステリック調節

（２）運動による GLUT4 のトランスロケーション

運動強度が増加すると，骨格筋での糖質必要量が増加するため，血中グルコースの骨格筋への取り込みが亢進する。GLUT4 は，細胞膜を介してグルコースを細胞内に取り込む輸送体であり，骨格筋と脂肪組織に多く発現している。

GLUT4 は，安静かつ空腹状態では細胞内の小胞に格納されており，グルコースの輸送能力をもたない。しかし，運動時や食後のインスリン上昇時には細胞膜に輸送（トランスロケーション）されて，活発にグルコースの取り込みを行う。

GLUT4 は，運動とインスリン刺激では異なるメカニズムでトランスロケーションされる。インスリンが，細胞膜上のインスリン受容体と結合して受容体を活性化（リン酸化）すると，細胞内の複数のタンパク質リン酸化酵素が順次活性化され，最終的に AS160（Akt 基質 160 kDa）がリン酸化される。AS160 は脱リン酸化状態では GLUT4 を細胞内小胞に維持するが，リン酸化されると GLUT4 を細胞膜表面にトランスロケーションする役目を担う分子である。

一方，運動時にはエネルギー消費量の増加によって，細胞内の ATP が減少し，AMP/ATP 比が増加する。これによって酵素 AMP 活性化プロテインキナーゼ（AMPK）がリン酸化される。すなわち AMPK は，細胞内のエネルギーセンサーとして働く。筋収縮によっ

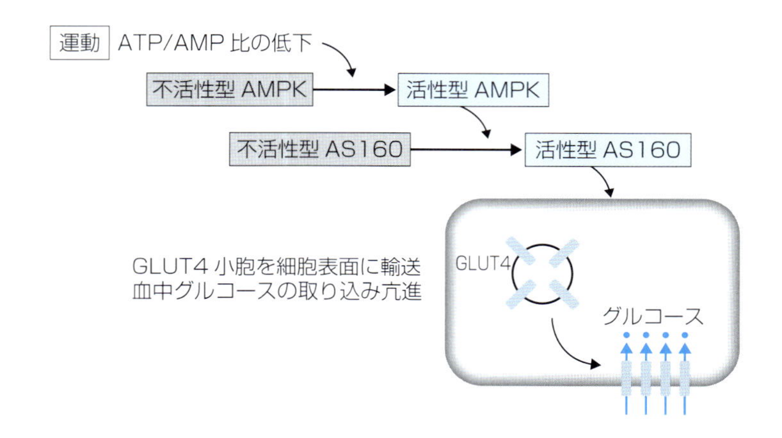

AMPK：AMP 活性化プロテインキナーゼ，AS160：Akt 基質 160 kDa

図4.9　GLUT4 による血中グルコースの取り込み

AMPK：5′-AMP-activated protein kinase，AS160：Akt substrate of 160 kDa

て ATP が消費されると，インスリンの有無にかかわらず，AS160 を活性化させて骨格筋に血中グルコースを取り込む。

（3）運動によるグリコーゲンホスホリラーゼ活性化

運動強度の上昇に伴い，骨格筋細胞外ではアドレナリン，ノルアドレナリン濃度が上昇する。これらは細胞膜上の β アドレナリン受容体を介してグリコーゲン分解を促進する。β アドレナリン受容体は G タンパク質共役型受容体であり，細胞内の cAMP 濃度を上昇させる。これにより，プロテインキナーゼ A（PKA）が活性化され，グリコーゲン分解の律速酵素であるグリコーゲンホスホリラーゼが活性化する。

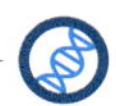 コラム

「持久運動のための糖質補給」

持久運動中は骨格筋への糖質供給を切らさないことが高いパフォーマンスを発揮するための鍵である。具体的には，競技時間が 60 分を超える場合，前日は糖質を中心に十二分に摂取してグリコーゲンを十分に蓄積しておく（グリコーゲンローディング）。食欲には限りがあるため，たくさん糖質を摂るためには，脂質の少ない食事を摂ることに加えて，ゼリーや和菓子なども活用できる。

競技当日は，競技開始 3 時間前には食事を終え，競技開始までは喉の渇きや空腹感が起こらないように，バナナやゼリー，スポーツドリンクなど，消化のよいものを少量ずつ摂取する。血糖値が急上昇しているタイミングで運動を開始すると，血糖値が急降下して低血糖になることがある。これは，インスリンと運動の両方の刺激が合わさり，GLUT4 のトランスロケーションが非常に大きくなるためである。競技時間が 60 分を超えるときは，運動中の糖質補給が推奨されている。運動中の糖質補給は，吸収しやすいものを少しずつ摂取することが基本原則である。補給に用いられる糖質分子は，グルコースとフルクトースを 2：1 の比率で用いる組み合わせである。グルコース輸送体の SGLT1 はフルクトース輸送体の GLUT5 よりも糖質輸送速度が速いためである。これらの低分子量の糖質が甘すぎると感じる場合は，デキストリンを用いると，溶液の甘みも浸透圧も抑えることができる[2]。

運動終了後は，速やかに糖質を摂取する。骨格筋で GLUT4 のトランスロケーションが起きている間に糖質を補給することで，グリコーゲンの回復促進や体脂肪蓄積抑制につながる。

4.5. 持久的トレーニングによる有酸素代謝能力の向上

持久運動を継続的に行うと，毛細血管，骨格筋内のミトコンドリアの発達，脂質酸化酵素活性の誘導が起こり，有酸素系に十分な酸素を供給する能力が向上する。これらの変化を引き起こす鍵となる分子が，ペルオキシソーム増殖因子活性化受容体共役因子-1 α（PGC-1α）である。PGC-1α は当初，寒冷曝露に応答して褐色脂肪および骨格筋で発現が上昇する分子として発見された。

PGC-1 α：peroxisome proliferator activated receptor gamma co-activator 1 α

（１）PGC-1αの作用

PGC-1αは核内に局在する転写共役因子であり，様々な転写因子と結びつき遺伝子転写を促進する。その作用は相手となって働く転写因子によって多岐にわたる。主たる作用は，骨格筋ではミトコンドリアの合成とその機能向上，血管新生である。例えば，ミトコンドリア DNA の転写因子 NRF1 と共役する場合，ミトコンドリア転写因子 A（TFAM）の活性化を介してミトコンドリア DNA の複製とミトコンドリア新生を促進する，転写因子 NRF2 と共役する場合は，骨格筋の抗酸化作用関連遺伝子の発現量を高める[4]，転写因子エストロゲン関連受容体（ERR）と共役して血管新生を促進するといった働きをする。

また，PGC-1αは肝臓においても糖新生関連酵素の誘導を促進する。すなわち，骨格筋で有酸素系のエネルギー代謝能力を高め，肝臓で外部からの糖質補給の必要性を低下させ，持久運動能力を高める転写共役因子である。

（２）PGC-1αを活性化させる条件

PGC-1αは，様々な刺激によって活性化される（図 4.10）。例えば，①運動による細胞内のエネルギー状態（ATP/AMP 比）の低下は AMPK の活性化を介して PGC-1αをリン酸化（活性化）する，②運動によって細胞内の酸化還元状態が酸化的（NAD^+/NADH 比の上昇）になると，サーチュイン（SIRT1, SIRT3 など）が活性化されて PGC-1αを脱アセチル化（活性化）する，③筋収縮によって筋小胞体内のカルシウムイオン濃度が上昇すると，カルシウムと結合するタンパク質であるカルモジュリンが構造変化することによって，カルモジュリンはカルモジュリン依存性タンパク質キナーゼ（CaMK）と結合できるようになり，p38MAPK を介して PGC-1αを活性化する，④細胞外のアドレナリン，ノルアドレナリンの上昇によって，βアドレナリン受容体が活性化され，細胞内の cAMP 濃度が上昇する。cAMP の上昇がプロテインキナーゼ A を活性化させ，CREB を活性化させる，などの経路が知られている。

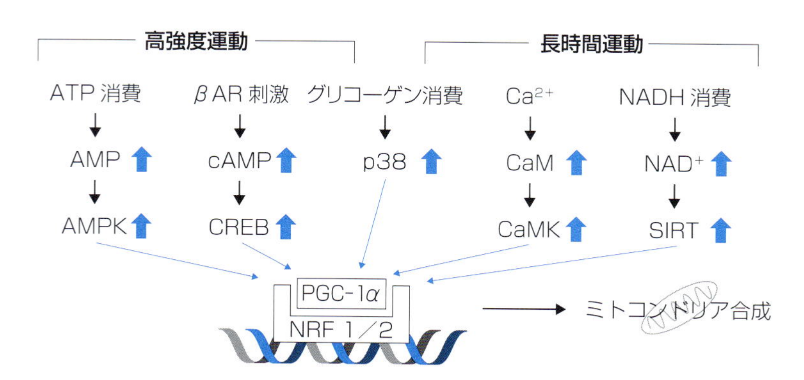

βAR：βアドレナリン受容体，CREB：cAMP 応答配列結合タンパク質
p38：p38 MAP キナーゼ，CaM：カルモジュリン，CaMK：カルモジュリン依存性タンパク質キナーゼ
SIRT：サーチュイン，NRF：ミトコンドリア DNA 転写因子

図4.10　持久運動トレーニングと PGC-1αによるミトコンドリア合成

NRF1：nuclear respiratory factors 1，TFAM：mitochondria transcription factor A，
ERR：estrogen-related receptors，CaMK：Ca^{2+}/calmodulin dependent protein kinase，
CREB：cAMP-responsive element binding protein

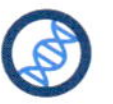
コラム

「ケトジェニック食と脂質酸化能力」

持久的トレーニングを積むことで，骨格筋のミトコンドリアが増加する。栄養学的に同じ効果をめざした方法が，低糖質高脂肪食（ケトジェニック）食である。低糖質高脂肪食は，低糖質であるため食後のインスリン濃度が抑えられる。また高脂肪であるため，血中遊離脂肪酸濃度が上昇する。脂肪酸は，PPARδ のリガンドであるため，高脂肪食の摂取によって PPARδ が活性化して，ミトコンドリアの増加が起こる。

糖質の利用抑制に関しては，ピルビン酸デヒドロゲナーゼキナーゼ（PDK）が関与している。PDK は活性化されると，解糖系の律速酵素であるピルビン酸デヒドロゲナーゼ（PDH）を抑制する。すなわち高脂肪食では，PDK の活性化によって，解糖系が抑制されて脂肪酸利用が促進される。これらに加えて，脂肪酸の骨格筋細胞内への取り込みやβ酸化系や，脂質利用にかかわる酵素が発現上昇する。

脂質酸化能力が上昇することで，一定強度での運動の持続能力が高くなる一方，高強度運動を遂行する能力が低下する可能性が指摘されている。そのため，1日の中で，脂質酸化能力が高める時間と高強度トレーニングを行う時間をつくる食べ方が推奨されている。具体的には，起床後に空腹または低糖質食を摂取して，低強度の運動を行い，昼食でしっかり糖質を摂取して午後に高強度トレーニングを行う。その後は低糖質食を摂取して睡眠中から翌日の朝にかけて脂質酸化能力を高めるというものである（sleep low compete high）。

（3）カルシニューリン-NFAT 経路

持久運動による遅筋線維の維持と発達にかかわる経路がカルシニューリン-NFAT 経路である（図 4.11）。骨格筋の収縮の繰り返しによって細胞内カルシウム濃度は 100 倍ほどに増える。これを感知するタンパク質がカルシニューリンである。カルシニューリンは，Ca^{2+} 濃度上昇によって活性化されると，転写因子 NFAT を脱リン酸化（活性化）して核内に移行させる。NFAT は，タイプ II 線維をタイプ I 線維に変える働きがある。遅筋線維では核内に多くの NFAT がみられる。速筋線維では NFAT は細胞質内にみられるが，低強度の反復トレーニング刺激によって核内にみられるようになる。

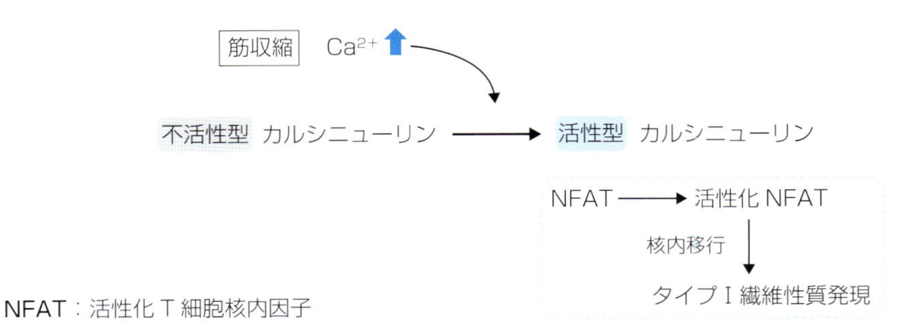

図4.11　カルシニューリン-NFAT 経路

4.6. 筋力トレーニングによる骨格筋の肥大[5]

（１）mTOR とタンパク質合成[6]

筋タンパク質の合成において中心的な役割を果たすタンパク質が，哺乳類ラパマイシン標的タンパク質（mTOR）である。mTOR は，免疫抑制剤ラパマインの標的分子として同定されたセリン／スレオニンキナーゼであり，ほかのタンパク質とタンパク質複合体 mTORC1 や mTORC2 を形成して機能する（第３章，p. 142～参照）。

（２）mTOR の作用

mTORC1 の作用は，タンパク質の翻訳の促進である。翻訳開始因子 eIF4E は，mRNA やリボソームと結合する作用をもつタンパク質であり，mRNA の 5′ 末端のキャップ構造を認識して翻訳の開始を司る。

栄養欠乏状態や低酸素状態では，細胞内のエネルギー消費を抑えるために，eIF4 E の活性は抑制されている。eIF4 E の活性抑制にかかわる因子が，4 E 結合タンパク質 1（4E-BP1）である。4E-BP1 は，通常（脱リン酸）状態では，eIF4E と強固に結合して翻訳の開始を阻害している。mTORC1 は，活性化されると 4E-BP1 をリン酸化して，eIF4 E から遊離させ，翻訳の開始を促す。また mTORC1 は，S6 キナーゼ 1（S6K1）を活性化することによって，リボソームタンパク質を活性化して翻訳を促進する。

（３）mTOR を活性化させる条件

mTOR は，様々な刺激によって活性化される（図 4.12）。例えば，①インスリン様成長

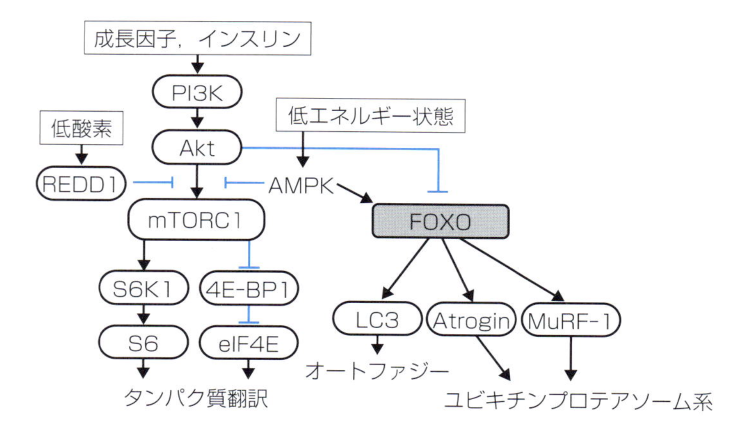

PI3k：ホスファチジルイノシトール-3-キナーゼ，Akt：プロテインキナーゼ B，
REDD1：DNA 損傷・発生調節分子，mTORC1：哺乳類ラパマイシン標的タンパク質複合体 1，
S6K1：S6 キナーゼ 1，4E-BP1：eIF4E 結合タンパク質 1，eIF4E：翻訳開始因子，
LC3：オートファゴソームマーカー，MuRF-1：リング型ユビキチン化酵素，
Atrogin：SCF 複合型ユビキチン化酵素

図 4.12　mTOR による筋タンパク質合成と分解

---

mTORC：mechanistic target of rapamycin complex,
REDD1：regulated in DNA damage and development 1，MuRF-1：muscle RING finger protein 1,
LC3：microtubule associated protein light chain-3

因子 1（IGF-1）やインスリンによって引き起こされ，PI3 キナーゼや Akt といったタンパク質のリン酸化を介した経路，②ロイシンを代表とする分岐鎖アミノ酸（BCAA）によって引き起こされる経路，③細胞内の ATP が豊富にあり，AMPK が不活性化している状態で mTOR は活性化される。これらに加えて，④筋収縮を感知する機構として，フィラミン（filamin），接着斑キナーゼ（FAK），PA（フォスファチジン酸）などが候補にあげられているが十分に明らかにされていない。上記 IGF-1 も筋収縮によって分泌が増加するホルモンである（p. 147 参照）。IGF-1 は主に肝臓から分泌されるホルモンであり，その分泌は成長ホルモン（GH）によって刺激される。GH は下垂体前葉から分泌され，その分泌は成長ホルモン放出ホルモン（GHRH）によって刺激される。GHRH は，睡眠，運動，アミノ酸，低血糖により分泌が刺激される。

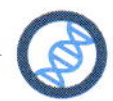
コラム

「筋肥大を促進する食事」

骨格筋肥大には，レジスタンストレーニング※による刺激が重要であるが，栄養状態も mTOR の活性を介して筋タンパク質合成を制御する。mTOR の活性化には，栄養と筋収縮が大きな役割を果たす。

ロイシンを中心とした分岐鎖アミノ酸は，mTOR 活性化の刺激になる。タンパク質合成においては，必須アミノ酸が充足することが重要であるため，ロイシンを含めて良質のタンパク質からアミノ酸を十分量，摂取することが必要である。タンパク質の量として，体重 1 kg 当たり 1.5〜2.0 g くらいが必要とされる。

摂取するタイミングで注意を払ったほうがよいのは，運動直後，睡眠前，朝食である。運動後は 20〜30 g のまとまった量のタンパク質を摂取することがタンパク質合成を促進する。運動後に時間が経つと，同じ量を摂取してもタンパク質合成活性が低下する。睡眠中には，GH 分泌が亢進して，タンパク質合成が亢進する。朝食は，1 日のうちでもっともタンパク質摂取量が少なくなることが多い。睡眠中には食事を摂ることができないので，朝食のタンパク質摂取が不十分であると，早朝から昼食までタンパク質の分解が亢進する。タンパク質だけでなく，食事の量を十分に摂取することも心がけた方がよい。エネルギー欠乏状態では mTOR の活性化が不十分になる。

※ レジスタンストレーニング：筋肉に抵抗（レジスタンス）をかける動作を繰り返し行う運動。スクワットや腕立て伏せ・ダンベル体操などの標的とする筋肉に抵抗（レジスタンス）をかける動作を繰り返し行う運動をレジスタンス運動という。10〜15 回程度の回数を反復し，それを 1〜3 セット無理のない範囲で行うことがすすめられる。

（4）ミオスタチンと骨格筋の萎縮

ミオスタチンは，骨格筋の増強を抑制するホルモンであり，主に骨格筋で合成される。すなわち，肥大した骨格筋を元のサイズに戻す方向に働きかける分子である。ミオスタチンは，骨格筋が著しく発達した肉牛から発見された。

ミオスタチンは不活性状態で骨格筋から分泌され，フォリスタチン（follistatin）と結合

FAK：focal adhesion kinase，PA：phosphatidic acid，GH：growth hormone，
GHRH：growth hormone releasing hormone

した状態で存在している。活性化されるとアクチビンⅡB受容体を介して骨格筋を萎縮させる作用を発揮する。

ミオスタチンによって活性化される転写因子にFOXO1がある。FOXO1は，4E-BP1を活性化してタンパク質翻訳を抑制し，ユビキチン化酵素であるAtroginやMuRF-1，オートファジーの転写を促進する。AtroginやMuRF-1は，タンパク質のユビキチン化を介して，タンパク質の分解，萎縮を促進する（p.145参照）。

引用文献

1）鈴木貫太郎：乳酸脱水素酵素アイソザイム．歯科基礎医学会雑誌，12(4)，293-306，1970.
2）Hearris MA *et al.*: Regulation of muscle glycogen metabolism during excrcise: Implications for endurance performance and training adaptations. Nutrients, 10(3), 2018.
3）Lira VA *et al.*: PGC-1α regulation by exercise training and its influences on muscle function and insulin sensitivity. Am J Physiol Endocrinol Metab, 299(2), E145-E161, 2010.
4）https://www.differencebetween.com/what-is-the-difference-between-nrf1-and-nrf2/
5）Yoon M-S: mTOR as a Key Regulator in Maintaining Skeletal Muscle Mass. Front. Physiol, 8, 788, 2017.
6）Morita M *et al.*: mTORC1 controls mitochondrial activity and biogenesis through 4E-BP-dependent translational regulation. Cell Metab, 18(5), 698-711, 2013.

第5章
分子栄養学最新研究手法

〔学習のポイント〕
- 分子生物学的解析に用いられる技術の種類
- モデル生物
- 分子生物学的手法による食品の改良

5.1. 分子生物学的解析の進歩

ゲノムは，ある生物が生命活動をするうえで必要な遺伝子情報の総体をさす。個々の生命体の特徴，生物種の形態，生理学的特性，生態学的特性を生み出すものである。ゲノムの構造は生物の種類によって異なるが，基本的な特徴は共通しており，DNA の配列が遺伝情報の核となっている。遺伝子から転写される mRNA および翻訳されるタンパク質量の発現解析と同様にゲノム DNA 配列の解析は疾患の原因究明や創薬，遺伝子治療の開発に重要である。

遺伝子解析はフレデリック・サンガーによって開発されたサンガーシーケンス法がはじまりである（1980 年ノーベル化学賞）。DNA 伸長に利用されるリボースの 3′ の水酸基をもたないジデオキシリボース（ddATP，ddGTP，ddCTP，ddTTP）を利用した画期的な方法であった。当初は平板を用いたゲル電気泳動を用いた方法であったが，キャピラリー電気泳動法が開発されたことによって，DNA 解読スピードが劇的に加速した。ヒトゲノムの全 3 億塩基対の解読を目的としたヒトゲノムプロジェクトがアメリカ国立衛生研究所（NIH）と国際的な研究機関が共同し，開始された。当初は 15 年計画であったが，ゲノムの約 90%をカバーするドラフト版が 2000 年に，2003 年に完全版が公開された。ゲノム情報を元にした生命科学の理解や疾患の原因解明が進み，現在では各個人のゲノム解析に波及して，個人の遺伝子情報を鑑みた健康管理や疾病リスクの評価するオーダーメイド医療（精密医療（プレシジョン）とも呼ばれる）の基盤がつくられつつある。これらを可能にしたのが，より早く DNA 配列を決定できる次世代シーケンサーであり，さらに高速かつ安価な第 3 世代シーケンサー（ナノポアシーケンサー）も開発されている。多人数の集団の遺伝子データを用いて，特定の疾病や体質などに関連する遺伝的な特徴を網羅的に調べるゲノムワイド関連研究（GWAS）※によって，特定の疾病や体質にかかわる遺伝子の一塩基多型

※ ゲノムワイド関連解析（GWAS）：genome-wide association study，ヒトゲノム全体をほぼカバーする 50 万個以上の一塩基多型の遺伝型を決定し，その頻度と病気や量的形質との関連を統計的に調べる方法のこと。
NIH：National Institutes of Health

（SNP）が探索されている。

ゲノムが解読されたことで，様々な生命活動が解明されると期待されたが，まだ多くは未解決のままであり，DNA，mRNA，タンパク質，代謝物質などを含めたポストゲノム研究が進められている。さらに様々な生命現象にかかわって，DNA 配列の変化を伴わないで遺伝子発現が変化する現象が多く報告された。それにより転写因子群の関与や DNA メチル化やヒストン修飾による調節機構が明らかになった。このようなゲノム上の DNA がメチル化などで修飾されたゲノムを，エピゲノムと呼ぶ。エピゲノムは次世代に遺伝するとも考えられており，個人の疾患を治療するオーダーメイド医療を実現するためにはエピゲノム解析が必要になる。そのため，次世代シーケンサーを利用したエピゲノムを解析する方法などが開発されている。

遺伝子からの転写産物の発現量を調べる手法は qRT-PCR 法が主流である。さらに網羅的な転写物解析（トランスクリプトーム解析）を可能とするマイクロアレイ解析，次世代シーケンサーを利用した RNA シーケンシング（RNA-seq）によって，食品摂取や栄養状態の変化に伴う遺伝子発現の変化を網羅的に解析されている。

5.2.　分子生物学的解析に用いられる技術

（１）次世代シーケンシング（NGS）

NGS 技術は DNA および RNA の高速かつ高効率なシーケンシングを可能にした。次世代シーケンサーでは，DNA もしくは RNA を超音波などで断片化して得られる数百万から数十億の短いヌクレオチド断片を同時にシーケンス（続けて処理）する。得られる大量の配列データを DNA データベースの参照配列と照合（マッピング）し，シーケンスした配列を繋ぎ合わせ（アセンブル）する。ナノポアシーケンサーは，膜上にあるナノメートルスケールの微細なポア（孔）をヌクレオチド鎖が通過する際に生じる電流の変化を測定する，新しい技術に基づいている。次世代シーケンサーでは短い断片を大量にシーケンスするのに対してナノポアシークエンサーは長いヌクレオチド鎖を読み取ることができる。

（２）PCR（ポリメラーゼ連鎖反応）

PCR 法は，1983 年にキャリー・マリスらによって考案された。これは微量の DNA をある領域で大量に増幅できる方法で，いまや塩基配列の決定，医学診断，親子鑑定，犯罪捜査や化石の検定などに広く使われている。

その特徴は，微量の DNA を加熱（90〜98℃）して 1 本鎖にし（変性），それぞれにプライマーと呼ばれる DNA に相補的な短い 1 本鎖の DNA を比較的低い温度でアニーリング（接着，40〜55℃）させ，耐熱性の DNA ポリメラーゼでプライマーの 3′ 末端から 5′ へ伸長させて 2 本鎖 DAN を合成させる（1 サイクル）。この操作，変性→アニーリング→合成，を繰り返して行い，遺伝子の増幅を図るものである。増幅される遺伝子は n サイクルすると 2^n となる。原理をアニメーション化した動画が Web 上で多数公開されている。

NGS：next generation sequencer，PCR：polymerase chain reaction，
qRT-PCR：quantitative reverse transcription-polymerase chain reaction

(3) qRT-PCR

mRNAを定量する方法である。mRNAを逆転写（RT）した後にPCRを実施し，PCR増幅中にリアルタイム（RT）にDNA量を測定する方法である。汎用性が高い二本鎖DNAに結合する蛍光物質を用いるインターカレーター法や，蛍光標識したプローブ（探針）を用いる5′-ヌクレアーゼ法やCycleavepPCR法などがある。CycleavepPCR法はSNP解析にも利用される。

(4) ウェスタンブロッティング

抗原抗体反応を利用して，特定のタンパク質を検出する方法である。SDSポリアクリルアミドゲル電気泳動（SDS-PAGE）によって分離したタンパク質を，ゲル内からニトロセルロース膜やポリフッ化ビニデリン（PVDF）膜上に電気的に移行（ブロッティング）させ，膜上に転写された検出したいタンパク質に対する抗体（一次抗体）を反応後，さらに二次抗体（ペルオキシダーゼなどで標識した一次抗体に対する抗体）で反応させ，目的タンパク質を検出する。

(5) レポーター遺伝子アッセイ（プロモーターアッセイ）

遺伝子はタンパク質をコードする領域と発現を調節するプロモーター領域（エンハンサーやサイレンサーを含む）からなっている。プロモーター領域の解析には，重要と思われるエレメントを除去や挿入，あるいは突然変異を入れて転写の効率をみる。目的の遺伝子のプロモーターにルシフェラーゼやクロラムフェニコールアセチルトランスフェラーゼ（CAT）などの遺伝子（レポーター遺伝子）をつなぎ，つないだ遺伝子が転写され，最終生産物のタンパク質の酵素活性の強さを定量し，プロモーター領域の機能を解析する方法である。

(6) *In situ* ハイブリダイゼーション

細胞や組織の中で，特定の遺伝子発現箇所を検出する方法である。組織切片が貼り付けられたスライドグラス上で標的となるmRNAをRT-PCRし，増幅されたDNAを可視化する方法である。

(7) RNAi（RNA interference）

RNAiは，1998年にFireらのグループが線虫に二重鎖RNAを導入して遺伝子発現を特異的に抑制する方法として紹介された。標的となるmRNA配列に対する合成siRNA（small interfering RNA）もしくはshRNA（short hairpin RNA）発現ベクターを細胞内に導入することで，siRNAやshRNAを細胞内でRISC複合体と会合させることで生成される一本鎖RNAが，標的mRNA認識して分解する。

(8) シングルセルRNA-seq

1細胞ごとの転写産物の種類と量が次世代シーケンサーを用いることで解析可能となっ

SDS：sodium dodecyl sulfate，CAT：chloramphenicol acetyltransferase，
RT：reverse transcription，RT：real-time，
SDS-PAGE：sodium dodecyl sulfate-polyacrylamide gel electrophoresis，
PVDF：poly vinyli dene fluoride，CAT：chloramphenicol acetyl transferase，
RISC：RNA-induced silencing complex

た。RNA-seqでは細胞集団全体でのRNAを解析するため，少数の細胞集団における転写産物情報の解析が困難であった。シングルセルRNA-seqによって細胞の多様性，各細胞タイプに特徴的な転写産物を明らかにすることができる。

（9）バイオインフォマティクス

DNAやRNA，タンパク質をはじめとする，生命科学研究から集積された情報を統計学などのアルゴリズムを用いた方法論で解析する生命科学と情報科学の融合分野である。それらを用いた*in silico*解析と呼ばれる手法から様々な生命現象の解明が期待されている。

（10）ゲノム編集（Genome editing）

従来の遺伝子組み換え技術では，遺伝子の組込み部位はランダムに決まり，組み込まれた部位によって予期せぬ表現型が生じる可能性があった。ゲノム編集は部位特異的ヌクレアーゼ（DNA切断酵素）を用いて標的遺伝子を可変する手法である。2010年に発表されたTALENにより実用的となり，細菌がウイルスから自らを防御するための免疫システムであるCRISPR-Cas9システムが主流となっている。

5.3.　分子生物学的解析に用いられるモデル生物

（1）大　腸　菌

大腸菌（*Escherichia coli*）は嫌気性のグラム陰性桿菌でE. コリ（*E. coli*）と呼ばれ，遺伝子解析技術には欠かせないものである。原核生物であるため，ゲノムは細胞質に1つの染色体として局在し，イントロンをもたないので，ゲノム構造とmRNAが一致する。分裂で増殖するが，接合や組み換えもする。そのゲノム構造は1997年に全塩基配列が決定され，4,300個ほどのタンパク質がコードされていることがわかった。プラスミド（核外遺伝子）やバクテリオファージなどに異種の遺伝子を導入してトランスフォーメーション（形質転換）し，導入した遺伝子を増幅することができ，また，タンパク質もつくることができる。初期のころの遺伝子に関する情報はこの大腸菌とそのファージによるものが多く，分子生物学の基礎をつくった。また，遺伝子の調節機構もオペロンの発見で大きく発展した。塩基配列の決定，組み換えタンパク質の産生，cDNAライブラリやゲノムライブラリの作成には欠かせない。また，インスリンやインターフェロン，成長ホルモンなどの実用的な医薬品の生産にも役に立っている。

（2）酵　母　菌

酵母菌には分裂酵母や出芽酵母など多くの種類があるが，出芽酵母のサッカロミセス属は食品加工と緊密に関係しており，パン，酒類，みそやしょうゆの醸造に古くから利用されている。分子生物学では真核生物のモデルとして重要であり，多くの情報や知見を提供している。生命科学の研究材料や遺伝子工学の道具として貢献しており，そのゲノム構造

TALEN：transcription activator-like effector nucleases

も明らかにされている。

(3) 線　　虫

線虫は土壌や動物体内などに生息する生物で，その中のC. エレガンス（*C. elegans*）は研究材料として多くの知見を提供している。C. エレガンスは長さが1～1.4 mmと小さく，約1,000個の細胞からなっており，受精卵からの細胞lineage（系譜）が明確にわかっている。雌雄同体（体細胞956個）と雄（同1031個）の個体が存在し，6本の染色体に1億個の塩基と19,000個の遺伝子をもっている。受精後3日で成虫となり，寿命は10～20日と短い。そのため老化と寿命の研究対象となっている。遺伝子はイントロンやジャンクDNAが少ないことから調節領域を含めた遺伝子をクローニングすることができる。さらに遺伝子導入や遺伝子ノックアウト，siRNAも容易に行える。線虫では卵から成虫までのタンパク質発現時期，細胞系譜，細胞内局在が系統的に明確であることから，アポトーシスの研究材料として大きく貢献した。

(4) キイロショウジョウバエ

キイロショウジョウバエは遺伝学の基礎をなした生物として，また発生・分化にかかわるヒトと共通する多くの遺伝子の発見に貢献した。T. H. モーガンはショウジョウバエの眼の突然変異体を遺伝学の対象として研究を進め，様々な変異体を用いて連鎖や組み換え現象を追究し，4種類の連鎖群をみつけ，各連鎖群について染色体上における配列状態を示し，染色体（連鎖）地図を完成させた。その後，トランスポゾン（動く遺伝子，P. エレメントなど）の発見が種々の遺伝子を組み込むことを可能にし，ショウジョウバエのトランスジェニック（遺伝子導入）法が確立され，遺伝子機能解析や分子機構の解明に大いに利用された。1980年代後半になるとショウジョウバエを使った形態形成因子が次々とクローニングされ，体軸（前後軸や背腹軸）遺伝子，パターン形成遺伝子である分節遺伝子やホメオティック遺伝子が発見された。これらはヒトや他脊椎動物にも共通するものであったことから発生学に多大の貢献をもたらした。

転写制御因子やシグナル伝達のメカニズムの研究も，ショウジョウバエを使って盛んに行われている。

(5) マ　ウ　ス

マウスも実験動物としてよく用いられ，マウスのゲノムも解明された。分子生物学では，ヒトに近いのでヒトのモデルとして使われている。

染色体は19対，それに性染色体の40本からなる。ヒトに近い遺伝子構造や疾患をもつのでほかの動物で得られないデータを提供している。病態モデルマウス，トランスジェニックマウス，ノックアウトマウス，キメラマウスなどがつくられ，疾患の原因遺伝子の同定や遺伝子の機能解析に重要な位置にある。

1）トランスジェニックマウス

トランスジェニックマウスは1980年代にアメリカで開発され，マウスの受精卵（1細胞期）に目的とする遺伝子を人為的に注入して，その遺伝子の発現を起こさせ新しい機能をもつマウスを生み出す（図5.1）。遺伝子の機能を調べたり，発現する細胞を特定するのに役立ち，また，アンチセンスDNA※で正常遺伝子の働きを抑制するのもこの方法のひとつである。

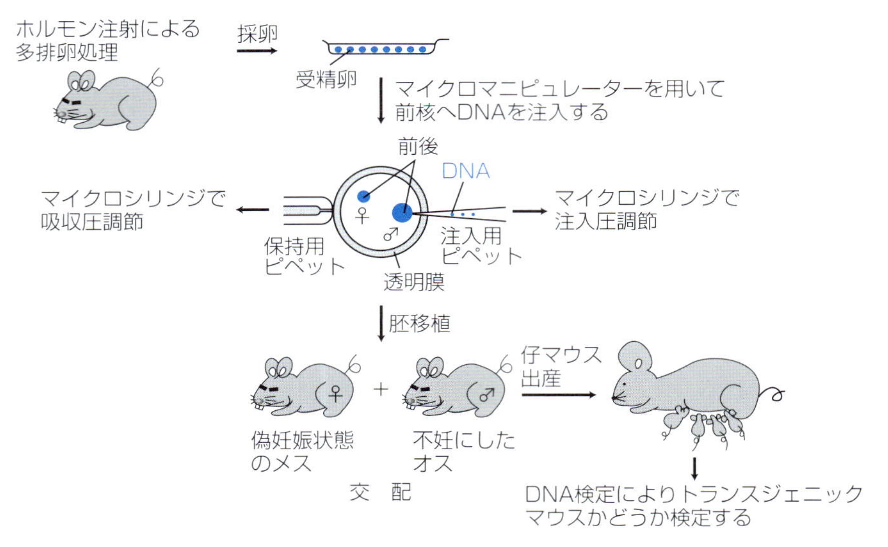

図5.1　トランスジェニックマウス作製法

2）ノックアウトマウス

ノックアウトマウスは特定の遺伝子を人為的に欠損させ，その遺伝子の機能を欠失させてつくったマウスで，それによって致死になったり，器官や組織に異常が発生する。英国のエバンスによって考案された。マウスのES細胞（胚幹細胞）を用いて行われ，今では多くの遺伝子がこの方法で解析され，その産物の機能が明らかになっている。

（６）その他の生物

前述の生物以外にも多くの生物が遺伝子解析あるいは生命現象の解明に使われている。植物ではシロイヌナズナ，イネや大豆など，動物ではアフリカツメガエル，ゼブラフィッシュ，ホヤ，昆虫のカイコ（カイコガの幼虫），プラナリアなどが研究材料として多くの情報を提供している。また，細菌，カビ，ウイルスといった病気や食品などに関連する微生物もその対象となっている。

5.4. 遺伝子組換え食品とゲノム編集食品とその課題

人類は古来，ヒトが利用しやすいように天然の植物や動物の品種を改良してきた。好ま

※ アンチセンス法：遺伝子が活性化され，転写・翻訳されるときDNAやRNAは一本鎖になる。この1本鎖をセンス（sence）側といい，その相補的な配列をもつもう一方の鎖や，その一部の配列をもつオリゴヌクレオチドをアンチセンス（antisense）という。センス側のDNAやRNAにアンチセンスは結合することができ，転写や翻訳を抑制する。
ES細胞：embryonic stem cell

しい形質がある品種同士を掛け合わせて，より表現型が強くなるように選抜が行われる。すなわち，遺伝子変異が生じた品種を選抜しているのだが，品種改良に要する時間は途方もない。γ線照射などで遺伝子変異の確率を高くすることも行われたが，遺伝子組換え技術を利用した作物も開発されてきた。しかし，遺伝子組換えを伴う新たな生物が環境に及ぼす影響が懸念されたことから，「生物の多様性に関する条約のバイオセーフティに関するカルタヘナ議定書」が採択され，遺伝子組換え生物の取扱いに関する国際協定が成立した。

日本で食品として安全性が確認されている遺伝子組換え食品には，とうもろこし，大豆，なたね，てん菜，ばれいしょ（じゃがいも），パパイヤなどがあるが，日本産の食品はなく，すべて海外からの輸入によるものである。

近年，ゲノム編集によって，作出された生物を利用した食品が販売されるようになった。ゲノム編集技術によって，本来もっていた遺伝子を除去することで作製された生物に由来する食品は，カルタヘナ法や食品衛生法の対象外となったが，依然として厚生労働省との事前相談が必要であり，簡単に市場に出回る環境にはなっていない。

1）**遺伝子組換え大豆**（genetically modified soybean）

遺伝子組換え大豆は，抗除草剤に対して耐性をもつ遺伝子を組み込まれたものが一般的である。遺伝子組換え大豆から製造された製品には，豆腐，大豆油，大豆タンパク質，豆乳などが含まれる。この大豆を使ったみそやしょうゆは，組換えタンパク質が分解されることから表示は免除される。

2）**遺伝子組換えトウモロコシ**（genetically modified corn）

遺伝子組換えトウモロコシには，害虫に対する抵抗力をもたせるための遺伝子が組み込まれている。遺伝子組換えトウモロコシからつくられた製品には，缶詰，粉，シロップ，動物飼料などがある。

3）**遺伝子組換えパパイヤ**（genetically modified papaya）

パパイヤの病気に対する抵抗力をもたせるために遺伝子組換えされたものである。この遺伝子組換えパパイヤは，ハワイなどで一般的にみられる。

4）**遺伝子組換えトマト**（genetically modified tomato）

病気に対する耐性や長期間の新鮮さを維持するために改良されたトマトである。

5）**ゲノム編集トマト**

日本で初めて発売されたゲノム編集食品である。機能性食品成分であるγ-アミノ酪酸（GABA）の含量が高くなるようにゲノム編集されている。

6）**ゲノム編集魚**

ミオスタチンは骨格筋の成長を負に調節するタンパク質であり，ミオスタチン機能を欠失するようにゲノム編集された，筋肉量の多いマダイが開発・販売されている。また，食欲抑制作用をもつレプチンの機能を欠失するようにゲノム編集された高成長トラフグ，高成長ヒラメも開発されている。

索　引

〔編著者〕　（執筆担当）

氏名	所属	執筆担当
叶内宏明（かのうちひろあき）	大阪公立大学生活科学部　教授	第1章・第2章2.3.
山内　明（やまうちあきら）	川崎医科大学医学部　教授	第3章3.7.
竹中重雄（たけなかしげお）	大阪公立大学生活科学部　教授	第2章2.4.

〔著　者〕（五十音順）

氏名	所属	執筆担当
飯塚勝美（いいづかかつみ）	藤田医科大学医学部　教授	第3章3.2., 3.3., 3.4.
石原健吾（いしはらけんご）	龍谷大学農学部　教授	第4章
大石勝隆（おおいしかつたか）	国立研究開発法人産業技術総合研究所 細胞分子工学研究部門食健康機能研究グループ	第2章2.7.
神戸大朋（かんべたいほう）	京都大学大学院生命科学研究科　准教授	第2章2.5.
窪薗琢郎（くぼぞのたくろう）	鹿児島大学大学院医歯学総合研究科　准教授	第3章3.1.
杉元康志（すぎもとやすし）	九州栄養福祉大学食物栄養学部　教授	第5章
瀬川博子（せがわひろこ）	徳島大学医学部　教授	第3章3.5.
立花宏文（たちばなひろふみ）	九州大学大学院農学研究院　主幹教授	第2章2.6.
平坂勝也（ひらさかかつや）	長崎大学海洋未来イノベーション機構　教授	第3章3.6.
藤村由紀（ふじむらよしのり）	九州大学大学院農学研究院　准教授	第2章2.6.
松村成暢（まつむらしげのぶ）	大阪公立大学生活科学部　准教授	第2章2.1., 2.2.

食品・栄養を学ぶ学生にゼロからわかる
分子栄養学

2024年(令和6年)9月5日　初版発行

編著者　叶内宏明
　　　　山内　明
　　　　竹中重雄

発行者　筑紫和男

発行所　株式会社 建帛社
KENPAKUSHA

112-0011　東京都文京区千石4丁目2番15号
TEL　(03)3944-2611
FAX　(03)3946-4377
https://www.kenpakusha.co.jp/

ISBN 978-4-7679-0750-5 C3047　あづま堂印刷／愛千製本所